건강을 위한 과학적인

수지침요가

(SOOJICHIM YOGA)

高麗手指鍼學會長　柳泰佑 著
大韓瑞金療法學會長·名譽東洋醫學博士
瑞金療法·手指鍼創始者·東洋醫學博士

高麗手指鍼

대뇌지도의 운동중추에서 손과 입의 크기 비교

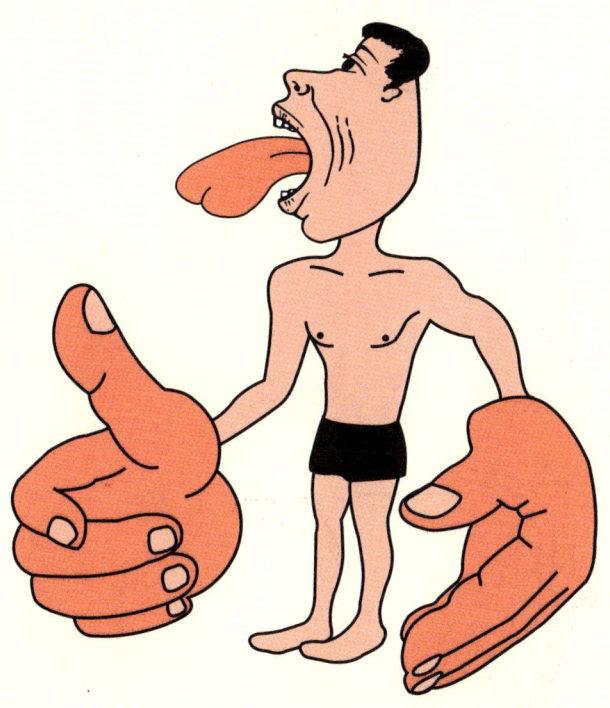

　대뇌반구에 있는 운동중추에서 손 부분이 제일 크므로, 손 운동은 대뇌 기능 조절, 면역력 증강에 큰 도움이 되며, 손 부위의 자극은 대뇌에 강력한 영향을 일으켜 건강 증진에 도움된다.
　다른 신체 부위보다도 손 자극이 대뇌에 미치는 영향이 가장 크다(감각 영역·운동 영역을 형상화한 그림).

대뇌지도(운동중추와 감각중추)

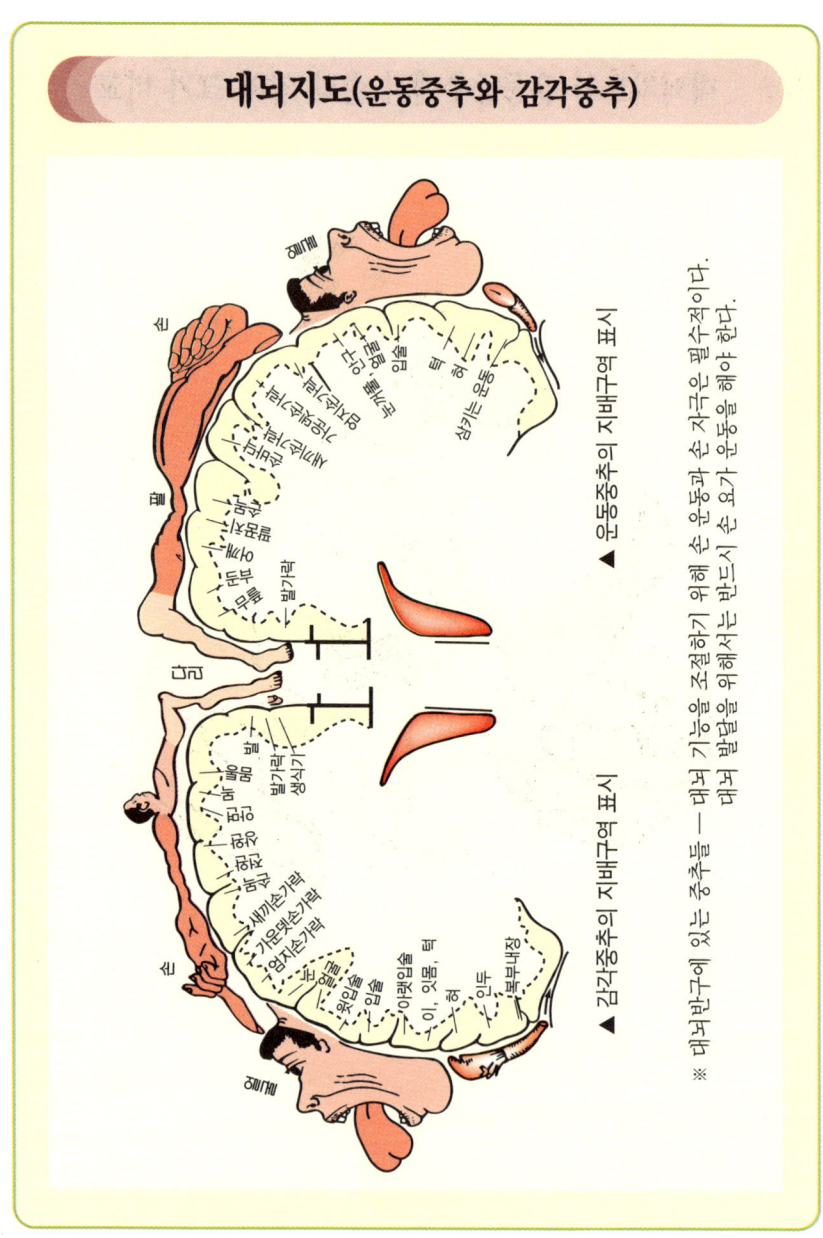

▲ 운동중추의 지배구역 표시

▲ 감각중추의 지배구역 표시

※ 대뇌반구에 있는 중추들—대뇌 기능을 조절하기 위해 손 운동과 손 자극은 필수적이다. 대뇌 발달을 위해서는 반드시 손 요가 운동을 해야 한다.

손에 있는 교감신경의 밀도를 형성화한 그림

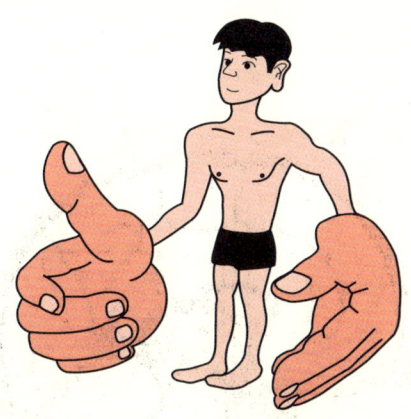

손에는 15,000개의 교감신경이 분포되어 있으며, 이는 전신에 분포되어 있는 교감신경과 비슷하다. 손 부위에 교감신경이 밀집 분포되어 있으므로 손 자극, 손을 이용한 자극은 전신의 교감신경을 조절한다.

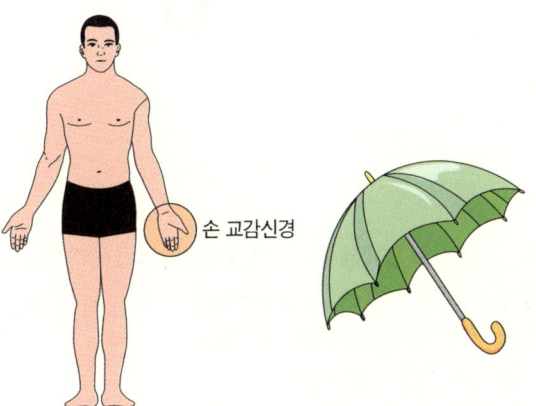

손 교감신경

손에 있는 교감신경을 신체에 있는 교감신경 밀도대로 펼치면 전신을 덮을 수 있는 큰 우산과 같다(日本大學, 谷津三雄 博士).

대뇌변연계의 구조

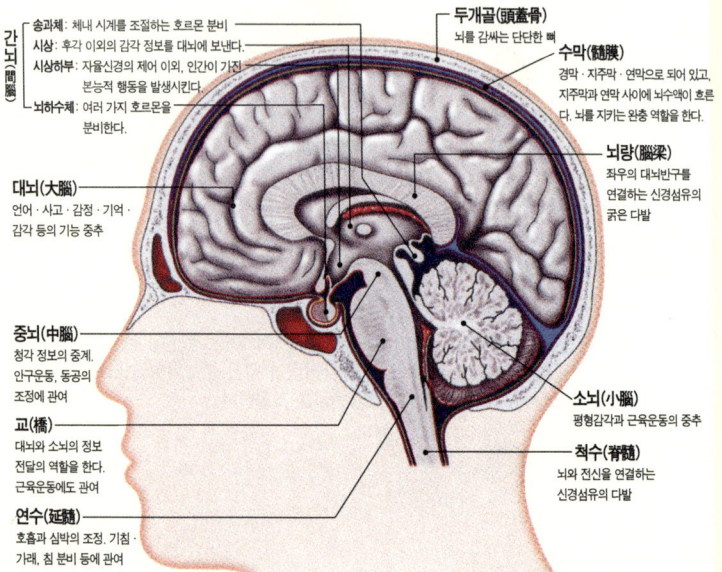

뇌간(간뇌·중뇌·교·연수) — 생명유지의 중추

간뇌(間腦)
- 송과체: 체내 시계를 조절하는 호르몬 분비
- 시상: 후각 이외의 감각 정보를 대뇌에 보낸다.
- 시상하부: 자율신경의 제어 이외, 인간이 가진 본능적 행동을 발생시킨다.
- 뇌하수체: 여러 가지 호르몬을 분비한다.

두개골(頭蓋骨): 뇌를 감싸는 단단한 뼈

수막(髓膜): 경막·지주막·연막으로 되어 있고, 지주막과 연막 사이에 뇌수액이 흐른다. 뇌를 지키는 완충 역할을 한다.

뇌량(腦梁): 좌우의 대뇌반구를 연결하는 신경섬유의 굵은 다발

대뇌(大腦): 언어·사고·감정·기억·감각 등의 기능 중추

중뇌(中腦): 청각 정보의 중계, 안구운동, 동공의 조정에 관여

교(橋): 대뇌와 소뇌의 정보 전달의 역할을 한다. 근육운동에도 관여

연수(延髓): 호흡과 심박의 조정, 기침·가래, 침 분비 등에 관여

소뇌(小腦): 평형감각과 근육운동의 중추

척수(脊髓): 뇌와 전신을 연결하는 신경섬유의 다발

    시각이나 생각의 자극을 변연계로 전달하여 시상하부에서 자율신경을 조절하고, 시상하부에서 뇌하수체를 거쳐 자극호르몬을 조절한다. 소뇌에서는 평형감각과 운동을 조절한다.
    뇌 조절이 곧 건강 조절이다.
    수지침요가는 대뇌혈류를 조절시키고 이어서 베타엔도르핀 등 수많은 호르몬을 분비·조절시킨다.

자율신경계

내장에 분포된 자율신경, 자율신경은 이외에도 전신에 분포한다.

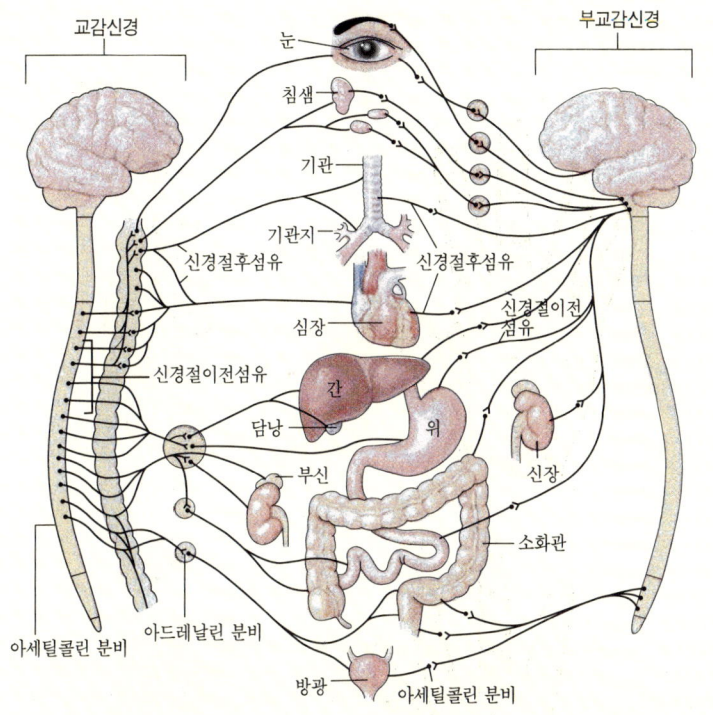

 경추·천골에는 부교감신경이 많이 분포되어 있고, 흉추와 요추에는 교감신경이 많이 분포되어 있다.
 자율신경들이 신체의 모든 기능을 조절하고 있다.
 자율신경을 조절하는 방법만이 건강을 조절할 수 있다. 자율신경을 조절하는 방법이 수지침요가이다.

고려수지침(高麗手指鍼)의 인체 상응도

신체에 교감신경이 분포되었듯이 동일하게 손에도 분포되어 있다. 손의 상응부는 교감신경 분포 지역이다. 질병처는 교감신경 긴장부위이며, 상응부도 교감신경 긴장점이다.

수지침요가의 손 자극은 곧 자율신경 조절이다.

*原著 柳泰佑

▲ 손바닥

▲ 손등

고려수지침(高麗手指鍼)의 14기맥 혈위도(穴位圖)

14기맥은 대뇌혈류를 조절해서 대뇌 기능을 조절하여, 시상하부에서 자율신경을 조절하여 전신 기능을 조절한다. 14기맥은 장부 기능 조절에도 우수하다.

原著 柳泰佑

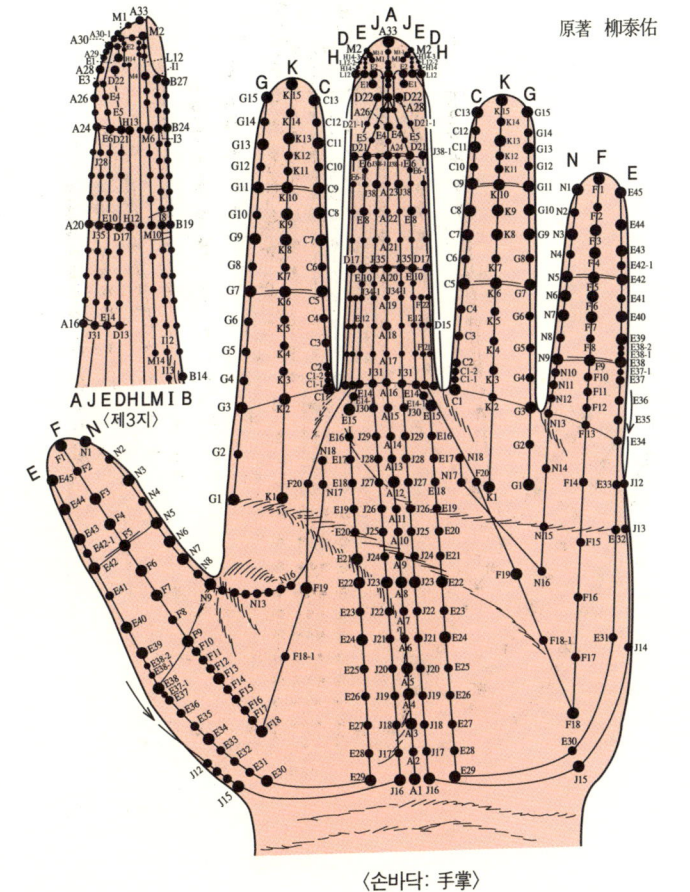

〈손바닥: 手掌〉

고려수지침(高麗手指鍼)의 14기맥 혈위도(穴位圖)

原著 柳泰佑

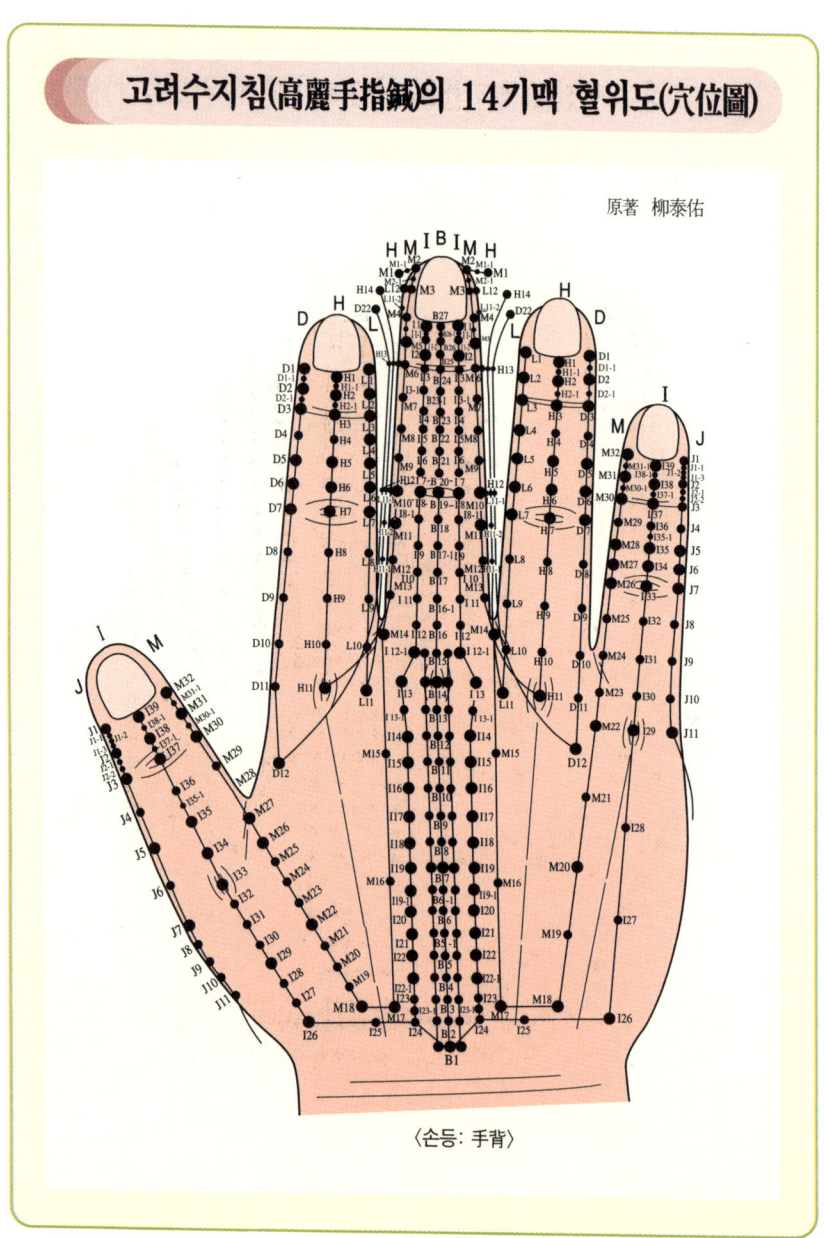

〈손등: 手背〉

금경금혈위치도(金經金穴位置圖) 전면

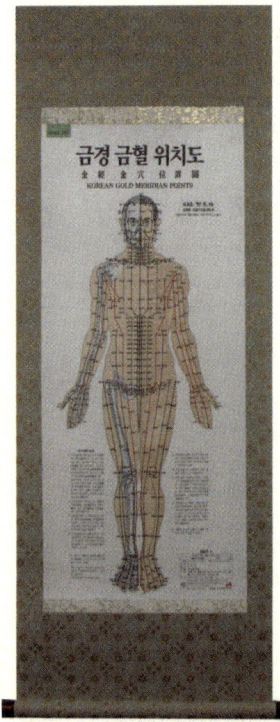

原·編著者 柳泰佑

〈전면〉

    약 2,000년 전의 경락설은 위대한 발견이었으나 당시의 수준으로는 완전하지 못했다. 음양맥진법으로 경락을 실험해서 개편·보완한 것이 금경이다.
    금경의 자극은 음양맥상 조절과, 대뇌 기능 조절, 자율신경 조절로 내장 기능 조절까지 이룰 수 있다.

※ 본 금경금혈위치도는 고급 한지에 특수 잉크로 인쇄하여 보관을 잘하면 1,000년도 가는 고급 한지이다.

금경금혈위치도(金經金穴位置圖) 후면

原·編著者 柳泰佑

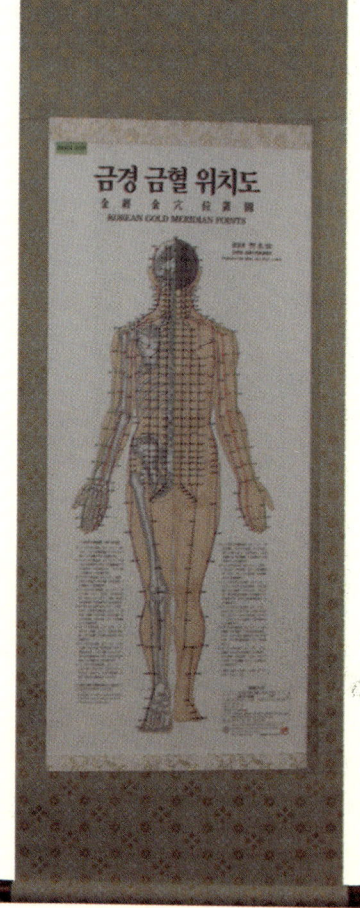

〈후면〉

금경금혈위치도(金經金穴位置圖) 측면

原·編著者 柳泰佑

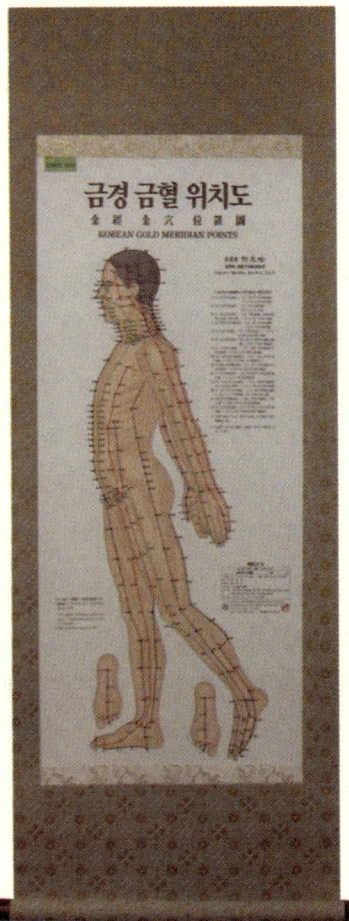

〈측면〉

『수지침요가』의 출간을 축하하면서

　뇌가 인간 활동에 중요함이 "뇌의 10년"을 주창한 때는 1990년 이후였습니다. 뇌의 기능이 신체의 모든 부위를 통괄하는 영역으로 이를 연구한다는 것이 결국 인간 연구가 된다는 것을 인식하여 나라마다 뇌 연구에 많은 투자를 하고 있지만, 그럼에도 아직까지 뇌는 아직 미지의 영역으로 남아 있어 21세기에는 어느 영역보다 활발한 연구가 이루어질 것입니다.
　인간의 대뇌의 영역 중에 손과 혀를 포함한 입이 차지하고 있는 영역이 어느 부위보다 넓다는 것이 밝혀졌습니다. 뇌의 운동영역과 감각영역 중에 손과 혀를 포함한 부위가 넓다는 사실이 밝혀졌습니다. 의료인들이 환자를 관리할 때도 장애부위를 자극함으로 대뇌를 활성화하고 있습니다. 여러 연구기관에서는 외부자극에 의해서 일어나는 뇌 부위의 활성화 연구를 하고 있습니다. 뇌 기능을 향상시키기 위해서 운동, 식이, 뇌 기능을 향상시키는 약물 등을 강조하지만 어떤 운동을 어떻게 해야 하는지, 어떤 식이를 해야 하는지, 어떤 약물을 복용해야 하는지는 앞으로 많은 연구를 통해 밝혀져야 할 것이라고 생각합니다.
　고려수지요법이 세상에 알려져 많은 이들의 건강 관리에 크게 기여해 왔다는 것을 많은 이들이 인정하고 세계 여러 나라에서도 임상에 응용하고 있습니다. 고려수지요법이 수지침을 사용하였지만 그 후 많은 연구에 의해서 여러 건강 관리 기구를 개발해서 침 사용으로 야기되는 문제점으로부터 벗어날 수 있게 발전했습니다. 이를

"서금요법"이라 명명하였습니다. 고려수지침의 요혈과 기맥을 이용하여 전신의 기능을 조절할 수 있다는 것을 발표하여 응용한 지도 40년이 되었습니다.

고려수지침의 이론이 뇌의 혈류를 개선함으로써 건강의 증진, 유지, 질병의 예방, 질병의 치료에 관여한다는 이론과 원칙을 바탕으로 하고 있으므로 고려수지침의 요혈과 기맥을 이용해서 대뇌의 일정한 영역을 활성화시킬 수 있다는 것은 쉽게 이해할 수 있습니다.

그렇다면 고려수지침의 요혈과 기맥을 포함하는 손의 전신 자극(수지체육, 수지운동)으로 전신의 운동 효과를 낼 수 있다고 하면 앞으로 건강인의 건강 증진, 질병 예방뿐 아니라 질병이나 통증을 완화하는데 용이하게 이용할 수 있을 것입니다.

유태우 회장은 손의 모든 관절과 부위, 손의 요혈과 기맥을 이용하여 건강을 지키는 것을 일컬어 "수지침요가"라고 세상에 발표하였습니다. 이는 어떤 환경에서도 이용하여 건강을 지킬 수 있는 쉬운 건강 관리 지침이 될 수 있을 것입니다. 고려수지침 이론을 확실히 이해해서 모든 이들의 건강을 지킬 수 있다면 이를 생활습관화하면 좋지 않을까 합니다.

금경과 금혈을 이용해서 신체의 각 부위에 염기(念氣)를 해서도 효과를 얻을 수 있는 것도 같은 원리인데 금경의 원리를 이용하면 많은 분들에게 유용함이 있을 것입니다.

2012년   5월   일

부산대학교 의학전문대학원 신경과 박 규 현

서 언(序言)

고려수지침을 1975년 10월 처음 개발·창시하여 「고려수지침과 14기맥혈위도」에 발표한 지도 올해로 37년째다. 37년간 고려수지침에서는 수많은 새로운 건강법과 이론·기구·치방들을 연구 개발하였다.

이처럼 새로운 이론과 기구, 방법들을 개발할 수 있었던 가장 근본적인 것은 '음양맥진법'이라는 실험 방법이 있었기 때문이다.

선진국과 후진국의 차이는 곧 실험 방법이 있고 없고의 차이이며, 과학적이란 것은 실험 방법을 제시하여 반복과 재현이 가능하고, 누구든지 실시해서 동일한 효과를 보아야 한다.

고려수지침에서는 음양맥진법을 중심으로 많은 방법들을 실험해서 확실하게 입증되는 방법들만을 개발하여 이용한다.

최근의 연구에서는 호르몬과 자율신경의 작용과 조절에 대한 이론과 조절 방법을 고려수지침과 서금요법·금경술과 결부시키면서 과학적 기반을 확고히 할 수가 있었다. 특히 인체를 다루는 모든 의술은 현대 의학이나 과학으로 이해와 설명이 가능해야 하며, 나아가 과학적 입증이 되어야 한다.

이러한 고려수지침의 이론을 바탕으로 현대 의학의 약물요법과 한방약, 전래 침·뜸과 수많은 대체의학들을 실험하고 판단할 때 놀라운 사실들을 발견하게 되었다. 현재의 양약이나 한약, 특히 전래 침·뜸, 각종 대체의학들은 교감신경을 더욱 긴장시키거나 항진시켜서 환각작용이나 마약과 같은 현상을 일으켜서 낮은 단계에서 느껴지는 병 증상들을 느끼지 못하게 하는 것이 주류가 되고 있다는 사실이다.

　이 중에서 양의학은 질병의 원인 물질을 밝혀서 그 원인 물질을 제거하거나 억제하여 질병을 다스리고 있으나, 한방약이나 침·뜸 등은 원인 물질의 제거나 질병 치료의 구체적인 방법이 없는 것이 큰 문제이다.

　만성적인 모든 질병들은 약물요법으로는 완전하게 치료하기 어렵고, 양약·한약을 장기 복용하거나 사용 시에는 중독·습관성과 부작용까지 심해져 치료에 한계가 있음도 알게 되었다.

　그러므로 우리 주위에는 수많은 난치병·고질병·성인병을 가지고 수많은 부작용에 시달리고 고통받는 사람들이 많아지고 있다. 질병이 없는 사람이 없고, 고령이 될수록 질병은 더 많아져 2011년도 건강보험의 이용자를 보면 고령자들이 전체 의료비의 약 1/3을 차지하고 있다.

　국민들은 의식주가 향상되고 평균수명, 기대수명이 늘어나면서 건강 장수에 대한 욕구가 늘어 가고 있지만 상대적으로 난치병·불치병으로 고생하는 사람들은 크게 증가하고 있다.

　이제는 질병을 치료하는 방법보다 성형수술, 보톡스 주사, 비만 관리, 항노화 연구 등으로 발전되어 질병을 고치는 의료와 거리가 멀어지고 있다.

　국민들은 양약·한약·침·뜸으로 건강 욕구가 충족되지 않아 스스로 대체의학이라든가 경험에서 얻어지는 건강법 등에 의존하고 있으나, 이것 역시 올바른 방법들이 아닌 것이다.

　1970년대부터 인도의 요가가 우리나라에 들어오면서 꾸준한 연구와 이용을 하고 있고, 외국에서의 연구와 관심, 그리고 방송에서의 취미, 인기 위주로 요가 체조 등을 방영하고 있으므로, 최근 몇 년 사이에 요가 춘추전국시대를 맞이하고 있다.

요가를 하는 목적은 체형 관리와 운동이라고 하지만, 거의 모두가 건강 증진에 그 목적을 두고 있다. 인도의 요가는 매우 신기하고 건강에 도움을 주고, 체형 관리에 매우 좋은 것이라고 생각하고 있다. 최근의 요가는 주로 호흡과 명상·스트레칭(체조·운동) 등으로 요약할 수 있다.

그러나 인도에서 발원한 요가를 살펴보면 요가의 근본 목적은 해탈을 위한(모든 번뇌와 고통을 잊기 위함이고, 마음의 자유를 얻기 위함이다?) 하나의 수행법이라고 정리할 수 있다.

요가는 인도의 힌두교·불교에서 승려나 신도들이 행한 수행법이다. 요가가 처음 시작된 것은 2,000~5,000년이 된다고 하나, 문헌상의 기록은 2,000여년 또는 1,000년 전이라고 한다.

당시의 인도는 왕조 시대의 농경 사회로 과학이나 의학이 발달되어 있지 않았을 때이며, 수많은 질병이 있었을 것으로 추측된다. 농경 사회에서는 풍족한 식량을 공급받을 수 없어 굶주림과 가난 그리고 질병이 최악의 상태로 이어갔을 것이며, 왕조 시대는 왕의 절대 권력 아래서 수많은 사람들의 탄압과 폭정과 인권유린을 당하는 어려운 시기였을 것이다.

그러므로 모든 대중들은 배고픔을 해결하고 건강하기를 원했고, 폭력과 탄압을 벗어나기를 원했을 것이다. 이러한 상태에서의 인간관계는 최악의 상태가 되므로 인생을 산다는 것 그 자체가 고통이었을 것으로 생각된다.

그래서 석가모니도 해탈과 중생을 구할 목적으로 입산수도하여 불교를 창시하였던 것처럼, 모든 사부대중들은 해탈을 위해서 요가를 수련한 것 같다.

해탈을 목적으로 한 요가는 호흡·명상·운동(체조)·기도·주문 식사법·고통 참는 법·비밀 수련법·요가 경전 등을 연구한 것이다.

다시 말하여 인도 요가의 특징은 해탈과 정신적인 마음의 자유에 있었던 것이지, 현대인들이 간절하게 원하는 건강 증진이나 건강 회복은 아니었다.

인도 요가의 방법들은 건강 증진에 있다고 강변하고 있으나, 당시의 의학적 수준에서 볼 때 당시의 요가는 의학적이거나 과학적인 방법들은 아니었다. 현대인들이 요구하는 건강 증진과 건강 장수의 목적이었다면 당연히 과학적이거나 현대 의학, 고려수지침의 방법으로 이해나 설명, 입증이 되어야 한다.

고려수지침은 음양맥진법이라는 근거 중심으로 연구되고 있으므로 고려수지침의 원리·이론은 과학적이며, 현대 의학적으로 이해와 설명과 입증이 가능하다. 고려수지침의 이론을 기초로 하여 새로운 호흡법과 손 운동법과 금경술을 이용한 건강법, 염기법 등을 정리한 것이 수지침요가이다.

과학적인 수지침요가를 연구·수련함으로써 보다 더 나은 건강 관리와 건강 증진과 질병 회복을 할 수 있는 방법이 탄생된 것이다.

수지침요가에서는 과학적 기초 위에서 이론을 정리하고, 그 방법들을 자세하고 구체적으로 제시하였으므로, 누구든지 수지침요가를 연구한다면 건강 장수와 난치성 질병을 속히 회복하거나 낫게 하는데 큰 도움이 될 수 있을 것으로 확신한다.

또한 수지침요가의 목적은 신선이나 도인이 되기 위한 방법도 아니고, 신(神)이 되거나 해탈이나 특이한 기인이나 묘기를 하려는 것도 아니고, 순수한 건강 차원에서 건강 증진과 질병의 완전한 회복에 있다.

건강하면 스트레스를 덜 받고 스트레스를 받아도 곧 해소가 가능하다. 허약자는 스트레스에 극히 민감하다.

새로운 건강 시대, 수지침요가 시대를 맞이하여 모두가 더욱 건강해지기를 바란다. 건강을 위한 진정한 요가는 수지침요가이다.

본서를 연구함에 있어서 지도와 교열을 하여 주시고 서문을 써 주신 부산대학교 의학전문대학원의 교수이자 통합연구소 소장이신 박규현 박사께 감사드린다. 그리고 모든 본 학회 학술위원과 지회장과 편집부 직원들에게도 감사한다.

2012년 5월 일

高麗手指鍼學會長
大韓瑞金療法學會長·名譽東洋醫學博士
手指鍼·瑞金療法創始者·東洋醫學博士

瑞岩 柳泰佑 識

차 례

- 추천사 ·· 14
- 서언 ·· 16

제1장 수지침요가의 개요

1. 수지침건강법의 개요 ··· 27
2. 요가의 개요 ··· 29
3. 요가의 종류 ··· 31
4. 인도 요가의 문제점과 수지침요가의 필요성 ············· 34

제2장 수지침요가의 원리

1. 올바른 건강법의 실천 ··· 44
2. 평정심(平靜心)을 갖기 위한 금경 자세 ····················· 53
   - (1) 선 자세, 걸음걸이 자세/ 57
   - (2) 앉은 자세/ 58
   - (3) 서 있는 자세/ 61
   - (4) 운전 중의 자세/ 61
   - (5) 입안 혀의 자세/ 61
   - (6) 대뇌와 눈동자의 자세/ 62
   - (7) 금경에서의 손의 자세/ 65

(8) 금경 정좌 호흡 시 손의 자세/ 69
　　(9) 서금합장과 손가락을 잡는 법/ 71
　　(10) 서금합장 시 손가락의 자세/ 73

3. 호흡법 ··· 77
　　(1) 수지침 호흡법/ 79
　　(2) 오음 호흡법(음·아·어·이·우)/ 80
　　(3) 서암 호흡법/ 84
　　(4) 수지침 호흡법을 하면서 금경을 운행시킨다/ 89
　　(5) 독금경(督金經)의 제1단계 소금경법(Ⅰ)/ 91

제3장　수지침요가의 운동법

1. 수지침요가의 손 체조 ································· 97

2. 수지침요가의 손가락 운동법 ························· 105
　　(1) 모든 손가락을 뒤로 젖히는 운동/ 105
　　(2) 양손 깍지 껴서 손목 돌리기 운동/ 105
　　(3) 주먹을 쥐었다 놓는 운동/ 106

3. 맥 조절 손목 운동법(손 기강운동) ················· 107
　　(1) 손바닥을 위로 향한 상태에서 손목 굽히기 운동/ 107
　　(2) 손바닥을 아래로 향한 상태에서 손목 굽히기 운동/ 108
　　(3) 양 손바닥을 마주 대고 손목 굽히기 운동/ 109
　　(4) 양 손등을 마주 대고 손목 굽히기 운동/ 109

4. 수지침요가의 상응부위 비빔 운동(Ⅰ) ············· 110
　　(1) 손 관절을 비비는 운동/ 111

(2) 제4지 끝부분을 비벼 주는 운동/ 113
   (3) 제5지를 비벼 주는 운동/ 116
   (4) 제2지를 비벼 주는 운동/ 118
   (5) 제1지(엄지)를 비벼 주는 운동/ 121

5. 수지침요가의 비빔 운동(Ⅱ) ································· 124
   (1) 손바닥을 밀면서 비비는 운동/ 125
   (2) 손등에서의 밀고 비비는 운동/ 126

6. 수지침요가의 굴신운동 ·· 128
   (1) 수지침요가에서 손가락을 굽히고 펴는 운동/ 130
   (2) 손가락 악력 키우기 운동/ 134
   (3) 손가락의 힘 키우기 운동/ 139
   (4) 주먹을 쥐었다 펴면서 하는 팔운동/ 142

7. 금경 추동법(금경과 혈관 순행에 따라서 밀어 주는 운동) 143
   (1) 좌측 팔 밀어 주는 운동/ 144
   (2) 우측 팔 밀어 주는 운동/ 145
   (3) 하지에서도 왼발부터 밀어가는 운동/ 146
   (4) 허리를 약간 굽히고 두드리는 운동/ 147

8. 금경 단련 운동(하지 관절·근육 단련 운동) ············· 148
   (1) 일어서 앉는 운동/ 149
   (2) 결가부좌·반결가부좌 운동/ 150
   (3) 무극좌(기마 자세)로 오래 있기/ 150
   (4) 하체 근육 단련·충실하게 하기 위한 운동/ 151
   (5) 전신 관절 풀기 운동/ 153
   (6) 금경기강운동/ 153

제4장 기구를 이용한 수지침요가법

1. 호흡을 할 때 금봉 이용법 ································· 166
2. 기구를 이용한 손 비비는 운동 ························· 168
   (1) 지압봉으로 퇴행성 질환이 해소된 사례/ 171
   (2) 지압봉의 마사지 방법/ 172
   (3) 지압봉의 압박자극 방법/ 174
   (4) 지압봉의 상응점 압박자극법/ 175
   (5) 지압봉을 쥐는 방법/ 175

3. 지압봉으로 이용되는 기구들 ···························· 177
   (1) 압진봉/ 177   (3) 특제 지압봉/ 180
   (2) 침봉 지압봉/ 180   (4) 기타 지압구의 운동법/ 188

제5장 건강 이상을 조절하는 수지침요가

1. 기능을 강화시키는 수지침요가법 ····················· 191
2. 장부 기능을 강화시키는 수지침요가의 요혈 ·········· 193
   (1) 기모혈/ 193
   (2) 기유혈/ 195
   (3) 기전혈/ 196
   (4) 12근혈 - 급격한 증상 처치, 응급 처치의 위치/ 197

3. 건강 회복법 ·· 198
4. 건강을 위한 단련(축적) ··································· 222
5. 대뇌의 호르몬과 건강법 ··································· 237

제6장 금경금혈의 염기(炎氣) 자극법

1. 소금경(小金經) 염기법 ·················· 273
2. 대금경(大金經) 염기법 ·················· 276
3. 금경 금혈의 이해 ·················· 278
   (1) 12금경 금혈의 특성/ 278
   (2) 금혈의 요혈 — 염기 자극 위치/ 278

   ① CC 폐금경/ 279   ⑦ CI 방광금경/ 285
   ② CD 대장금경/ 280   ⑧ CJ 신금경/ 286
   ③ CE 위금경/ 281   ⑨ CK 심포금경/ 287
   ④ CF 비금경/ 282   ⑩ CL 삼초금경/ 288
   ⑤ CG 심금경/ 283   ⑪ CM 담금경/ 289
   ⑥ CH 소장금경/ 284   ⑫ CN 간금경/ 290

   (3) 금혈의 염기 자극 방법/ 291
   (4) 장부 허승에 따른 염기 자극법/ 291
   (5) 병처 · 통증처 · 증상 부위의 염기 자극법/ 293
   (6) 상대 금혈의 염기 자극/ 294
4. 상대 장부론(相對臟腑論) ·················· 296
   (1) 간장과 담낭의 건강에 이상이 있을 때/ 299
   (2) 심장과 소장의 건강에 이상이 있을 때/ 300
   (3) 심포와 삼초의 건강에 이상이 있을 때/ 301
   (4) 비(췌장)와 위장의 건강에 이상이 있을 때/ 302
   (5) 폐와 대장의 건강에 이상이 있을 때/ 303
   (6) 신장과 방광의 건강에 이상이 있을 때/ 304

5. 염기(念氣) 자극의 효과성을 높이기 위한 방법 ············ 305
6. 기구를 이용한 염기(念氣) 자극법 ······················ 307
　(1) 금추봉의 자극/ 307
　(2) 은추봉의 자극/ 308
　(3) 요혈에 금봉을 부착시키는 방법/ 310

제7장　염기법(念氣法)의 치방

1. 소화기 질환 ································· 312
　(1) 급성 체증, 소화불량일 때/ 312
　(2) 만성 소화불량/ 313
　(3) 만성 위장 질환/ 314
　(4) 구내염/ 315
　(5) 입안에서 침이 잘 나오지 않을 때/ 316
　(6) 발열·고열·염증을 해소하는 치방/ 317
　(7) 쇼크·인사불성 회복법/ 318
　(8) 감기의 퇴치법/ 319
　(9) 두통이 있을 때/ 325

● 수지침요가 ― 새로운 인본주의, 새로운 건강 시대를 열어 간다　331

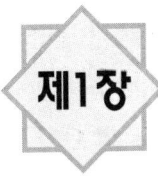 # 수지침요가의 개요

*수지침을 손에 찌르지 않는 건강법
수지침 원리, 이론을 이용한 모든 건강법

1. 수지침건강법의 개요

 수지침요가는 수지침의 원리와 금경의 이론을 이용한 종합건강법을 말한다(수지침으로 피부를 찌르지 않는 최신 건강법이다).

 수지침은 원래 고려수지침을 말하는 것으로, 1971~75년에 한국의 유태우(柳泰佑)가 세계 최초로 발견한 원리와 이론과 방법으로서 전 세계적으로 유명한 건강요법(健康療法)이다.

 고려수지침에는 원리와 이론과 방법들이 있다. 수지침의 원리는 대뇌의 혈액순환을 조절시켜(음양맥진법으로 확인한다) 대뇌 기능을 활성화시키고 대뇌와 전신의 호르몬 조절, 자율신경 조절, 병인 조절, 면역력 증진과 장부 기능을 조절하고, 각 기관의 기능을 활성화시키고, 전신의 관절과 근육 기능을 정상화시키고 강화시켜서 건강을 증진하고 질병을 예방하고 회복시키는 방법이다.

수지침의 이론은 상응(相應) 이론이 있어서 전신의 건강 이상을 조절하고, 14기맥 이론이 있어서 각 장부의 기능과 각 기관의 기능과 관절·근육·혈액순환을 조절하고, 오지는 장부와 관련되어 있어 장부 기능을 조절하는 방법과 기구가 있다. 또한 요혈이 있어서 구체적인 기능 조절과 건강 회복, 자율신경을 조절하는 이론이다.

금경(金經)이란 약 2,000년간 전래되는 경락의 문제점을 발견하여 보완·개편한 것으로 2008년경 유태우(柳泰佑)가 정리한 이론이다. 금경은 기맥과 같이 전신 기능 조절에 탁월하다.

수지침요가는 정신 수련법인 호흡법·정좌법·체온 증진법·신체 단련법과 손 체조·손 운동·손 자극법과 손 자세 정좌법·인체 기능 강화법·섭생법·절제법·건강 이상 조절법·수행법 등의 신체 운동법이 있다.

2. 요가의 개요

일반적인 요가는 인도에서 전래된 명상·호흡이나, 일종의 신체 단련법인 스트레칭으로 알려져 있다. 요가에 대한 책자도 대단히 많이 나와 있고, 요가의 방법이 너무나 광범위하여 정확한 이론이나 방법을 한마디로 정의하기도 어렵고 모든 방법을 알기도 어렵다.

요가 철학을 연구한 이태영 박사가 쓴 『히타요가』 책자를 보면, 요가에 대해서 체계적으로 정리를 하고 있다. 히타요가를 참고하여 보면 요가는 인도의 고대 문화에서 시작되었고, 불교와 힌두교의 각 종파의 수행자들의 수행법을 총칭해서 요가라고 부르는 것이라고 한다.

요가라는 말 자체도 인도 고대어의 일종인 산스크리트어로서 '결합' 또는 '억제'라는 뜻으로 사용을 하였고, 한자로 표기할 때는 유가(楡伽)라고 하고, 번역하면 상응(相應)이라고 한다는 것이다.

요가가 명상을 뜻하는 술어로 쓰이기 시작한 것은 기원전 300~500년경에 쓰여진 『우파니샤드』라는 문헌에서 쓰이기 시작했다고 한다.

이 문헌에서 요가는 심신을 조절하여 진정한 자아를 자유롭게 하는 방법, 즉 해탈을 이루는 수행법으로 쓰였다. 고대 유물을 통해서 추정하면 요가는 기원전 2,000~3,000년경에 일어난 고대 문명으로까지 소급된다.

문헌상으로는 기원전 1,000년경에 나왔고, 이때의 요가는 음식·수면·욕망을 억제하고 호흡을 조절하여 의식을 한 곳에 집중하는 방법이었다. 기원전 500년경부터 유가 고유의 수행과 철학 체계를 갖추기 시작했다.

　기원전 200년경에는 명상뿐만이 아니라 철학적 사색, 윤리적 실천, 종교적 헌신 등을 요가에 포함시켰다. 이러한 내용을 기록한 문헌이 『바가바르기타』이다. 기원전 4~5세기경 요가 경전의 하나인 『요가수트라』에서 형이상학과 불교심리학을 혼합하여 수행 체계는 계율, 육체 조절, 의식 집중의 단계로서 요가 사상이 된다. 13~17세기에는 육체적인 수행을 중심으로 하타요가 또는 쿤달리니요가가 크게 발달하였다. 또한 에로티시즘이 포함된 탄트라요가도 발달되었고, 실행 방법을 달리하는 여러 종류의 요가가 형성되었다.

　요가는 모든 수행법을 총 결합하여 인도인들이 추구하는 해탈이라는 궁극 목표에 도달하기 위한 보편적인 행법으로 자리잡고 있으며, 각 종파나 학회에서 각자의 교리에 맞추어 요가를 수용하여 건강과 심신 단련에 이용하고 있다.

　위에서 보는 것과 같이 인도의 힌두교나 불교에서 수천 년간 모든 종파나 학파에서 각종 수행법을 총칭하여 요가라고 하면서 수많은 수행법들이 나오게 된 것이다. 이들 방법이 현재에는 명상법·호흡법·신체 단련법으로 요약되어 시행되고 있다. 이와 같은 보편성 때문에 각 종교나 철학, 종파에서 거부감 없이 받아들일 수가 있었다.

3. 요가의 종류

인도의 고대에서 내려오는 힌두교, 불교의 각 종파에서 수행하는 방법들이며, 그 종류와 방법들은 다양하다. 요가의 유파를 명확하게 세분하기는 어려우나 일반적으로 현대 인도 철학자들은 다음과 같이 5유파로 분류하였다.

(1) 라자요가

요가의 고전인 '요가수트라 사상'을 중심으로 하는 요가이며, 이 유파에서는 고뇌의 원인을 마음의 작용이라고 보고 심리적인 명상을 통하여 고뇌에서 벗어나고자 한다.

(2) 갸나요가

'바가바드기타'에 근원을 둔 유파로서 고뇌의 원인을 무지라고 보고, 바른 지식을 얻기 위한 철학적 지식 습득과 사색을 수행으로 삼는다. 지혜에 의해서 진정한 자아를 발견하고 자아를 구현하려는 것이다.

(3) 카르마요가

바가바드기타에 근원을 둔 유파로서 고뇌의 원인을 과거에 행한 자신의 행위(karma業)의 결과에 의한 윤회라고 본다. 행위나 동기의 결과에 대한 욕망을 포기하여 업보를 남기지 않도록 한다. 무집착 행위로 자신에게 주어진 의무를 완수함으로써 과거의 업을 소멸시키고 또다른 업을 쌓지 않는 실천을 중시하는 요가이다.

(4) 박타요가

바가바드기타에 근원을 둔 것으로 윤회에서 벗어나는 길은 신의 자비에서 찾으며 신에 대한 헌신을 수행 중심으로 한다.

(5) 쿤달리니요가

밀교적인 히타요가로서 인간을 하나의 소우주로 생각하는 사상이다. 인체 내에 있는 힘을 샤크티라고 하며 쉬바신의 아내로 여기고 이를 쿤달리니라고 한다.

쿤달리니는 우주를 움직이는 에너지이며, 동시에 개인의 생명을 유지하는 힘이다. 이 에너지를 일깨워 모든 장애를 버리고 쉬바신과 하나되게 하려는 요가이다.

이와 같은 유파가 있으며, 이외에도 주문(만트라)을 염송하는 만트라요가, 육체 단련과 호흡을 중심으로 하는 하타요가, 고행과 주문, 그리고 신에 대한 헌신을 중심으로 하는 크리야가, 명상을 중심으로 하는 디야나요가·사미리요가, 힌두교나 불교계의 우주관에 따른 다양한 요가들이 있다.

또 탄트라요가라는 것이 있어서 정신적인 지식을 연구하는 유파도 있다. 이 요가는 대우주와 소우주와 인간은 본래 하나라는 인도의 전통적인 사고로 돌아가자는 실천 운동이다. 일반적인 탄트라요가라고 하면 고대 인도인들의 생활 속에 묻어 있는 비밀스러운 요가적인 행법, 신(神)에 대한 찬가 의례·제사 의식, 종교적인 행위·연금술, 화학·의학·약학·천문학·자연과학, 요술·주술·강신술·점성술·복점 등의 신비 현상까지를 포함한다. 이 탄트라요가의 배경에는 힌두교·불교·자이나탄트라에 속한다.

요가는 고대 인도에서부터 내려오는 힌두교나 종교, 전통신앙과 생활 속에 들어 있는 모든 수행·풍습·학문 등을 포함하는 것으로, 깊이 들어가면 인도 고대 종교의 색채가 깊다.

위와 같이 요가는 모든 종파의 보편적인 수행법을 총망라한 것으로 종교적 색채가 짙으며, 종교적인 해탈을 얻고자 하는 데에 목적을 두고 있다. 이러한 종교적 수행과 해탈을 이루기 위한 방법으로서 우주관과 인간론의 수행 요건, 신체 단련, 수행 체위·호흡법, 무드라(비밀스럽게 수행하는 방법), 명상법, 식사법과 요가를 잘 수행하기 위한 계율 등이 있다.

우리가 단순하게 인도 철학이나 요가 이론만 접하면 그 나름대로의 오랜 경륜과 이론과 방법이 매우 우수한 것 같으나 현대 의학적인 사고방식이나 수지침의 원리나 이론적인 측면에서 볼 때 인도의 요가는 과학적 방법이 크게 부족한 수련 방법임을 알 수가 있다.

4. 인도 요가의 문제점과 수지침요가의 필요성

인도 요가의 종류는 매우 다양하고 많으나, 최근 소개되는 내용들은 호흡·명상·스트레칭·경전 등으로 요약할 수가 있다.

(1) 요가의 흉식호흡은 위험할 수 있다

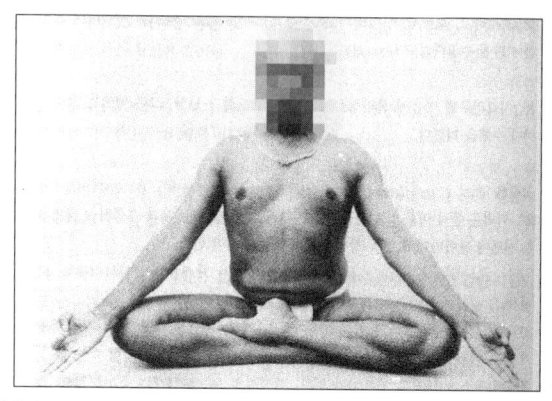

※ 이러한 요가 자세는 양증을 악화시키는 것으로 교감신경을 항상 긴장시킬 수 있다(양증이면 부돌맥을 지나치게 굵게 하여 건강에 나쁘다).

인도요가에서는 호흡하는 자세와 방법이 소개되어 있다. 요가에서 하는 호흡법은 주로 흉식호흡을 하고, 일부에서 복식호흡을 하고 있는 것 같다.

호흡은 견식호흡·흉식호흡·복식호흡·단전호흡법 등이 있으나, 요가에서는 견식호흡과 흉식호흡을 주로 실시하고 있다.

흉식호흡(가슴 호흡)에서도 상식(견식)호흡·협륵중간호흡·협륵하호흡이 있어서 폐활량을 최대한 늘려서 공기·산소를 최대한 들이마시는 데 있다. 들이마시는 숨도 서서히, 내쉬는 숨도 서서히 내쉬며, 숨쉬는 자세는 결가부좌, 누워서 숨쉬는 법과 경전(經典)에서 여러 가지의 수행 방법을 소개하고 있다.

　이 흉식호흡을 하게 되면 심장을 압박하여 지나치게 과민하게 하고, 교감신경을 자극하여 긴장 또는 항진시켜서 심장병을 일으킬 수 있는 요인이 되고, 나아가 심부전증·부정맥까지 일으킬 수 있다. 흉식호흡은 늑골통·견통·흉통까지 일으킬 수 있고, 폐포를 지나치게 늘려 폐·기관지를 확장시켜 기관지 확장이나 폐 확장을 일으킬 수 있으므로 주의를 요한다.

　그리고 숨을 서서히 들이쉬고 내쉬면서 늑막을 자극하면 늑막염이나 기흉증을 일으킬 수 있다. 이러한 흉식호흡은 일반에서 가장 꺼리는 호흡으로서 흉식호흡은 쉬지 말라는 것이다. 그래서 인도 요가의 호흡은 위험하다고 볼 수 있다.

　그리고 복부를 지나치게 등쪽으로 밀착시켜 복부 근육이 너무나 빈약하고 잔주름이 많게 보이는 것은 내장에 질병이 있음을 의미한다(그림 참조).

　이와 같은 복부 형태는 내장에 질병이 있음을 의미하기 때문이다.

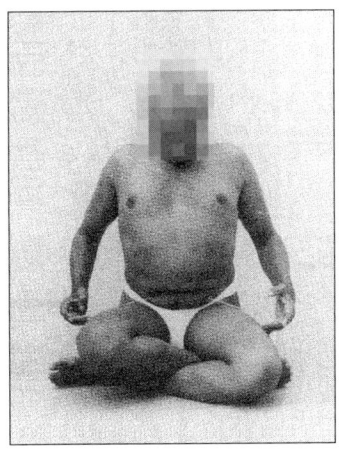

〈흉식호흡의 자세〉
※ 이 호흡은 심장·폐·횡격막과 늑간신경·미주신경을 자극하여 교감신경을 흥분시킬 수 있어 위험하다.

(2) 명상을 할수록 정신력·의지력이 약해질 수 있다

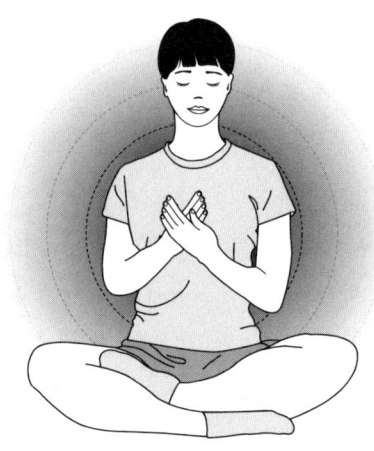

호흡 다음에 널리 실시되는 것이 명상이다. 결가부좌나 반결가부좌 자세를 취하고, 눈을 지그시 감고 흉식호흡을 하면서 한 사물만을 조용히 생각하는 것이다.

조용하고 깨끗한 장소에 담요를 깔아 놓고 눈을 살짝 감고 심호흡을 하면서 다른 생각은 모두 끊고 오직 한 가지 사물만을 생각한다. 예를 들어 하늘만을 집중적으로 계속 생각하고 그 하늘에서 무엇인가를 알고 깨닫기도 한다. 땅이나 바다·산·하천이나 집·그림·조각품 그리고 존경하는 성인이나 훌륭한 사람 등등을 생각한다.

명상이란 '조용히 생각을 떠올리는 것'으로서 대단한 인기를 얻고 있는 것 같다. 불교에서의 화두는 한 가지 명제를 끊임없이 스스로 문답하면서 어떠한 이치를 생각해 낸다. 이러한 명상은 우울증이나 만성·신경성 질병까지 낫게 할 수 있고, 정신 집중에 좋다고 한다.

　대뇌는 대단히 예민하고 생각이 많고, 이 순간에도 대뇌는 수많은 작용을 한다. 대뇌가 예민한 상태에서 지속적으로 생각하는 것은 수많은 에너지가 소모되는 것을 의미한다. 끊임없는 생각과 명상은 수많은 에너지 손실로 정신력이 약해져 정신 집중이 잘 안되고, 어지럼증〔眩暈〕 등이 올 수 있어 대뇌는 더욱더 피곤해져 혈액순환 장애가 일어나고, 좋지 않은 호르몬들이 분비된다.

　명상이란 말이나 행동에서는 그럴듯하나, 뇌 과학적 차원에서는 결코 좋은 방법이 아니다. 최근의 뇌 운동법이라는 것도 대뇌를 많이 움직일수록 정신력은 약해져 대뇌는 더욱 혼란스러워질 수 있다. 모름지기 예민한 것은 둔하게, 둔한 것은 활발하게 움직이는 것이 건강 증진의 비법이다.

　사람의 대뇌는 대단히 민감하므로 복잡한 생각은 끊어야 하며, 일체의 생각을 떠올리게 해서는 안 된다. 신체는 둔하기 때문에 활발하게 움직여야 한다.

　따라서 명상이란 어떤 생각을 갖게 하는 것으로는 좋을지언정 대뇌 건강·신체 건강을 위해서는 바람직하지 않고, 오히려 대뇌를 혼란스럽게 할 수 있어 주의해야 한다.

(3) 요가 운동은 질병을 발생·악화시킬 수 있다

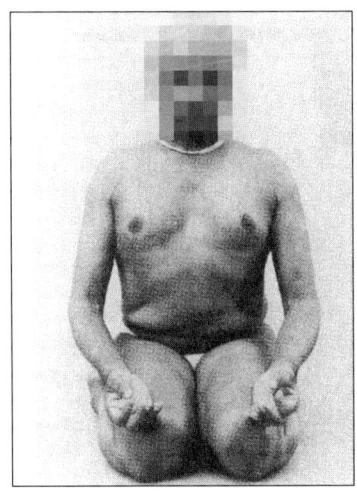

※ 이러한 요가 자세는 하지 무력증·저림, 관절·근육에 무리를 주고, 실생활에 도움이 되는 운동이 아니다.

인도 요가의 가장 큰 특징은 스트레칭, 즉 운동이다. 인도 요가에서의 운동인 스트레칭은 체형 관리, 관절·근육의 이완과 자유로운 운동을 위하고 질병을 낫게 한다고 하나, 『인도 전통 요가 아사나백과』의 내용을 보면 문제가 많다.

젊은 사람들도 따라 하기 어려운 동작을 한다는 것은 특정한 스트레칭 선수들을 위한 운동이라면 몰라도, 일반인들이 요가 동작을 따라 한다는 것은 대단한 무리이다.

설사 그와 같은 동작과 체형을 따라 했을 때 건강에 좋아지는 것이 있다면 몰라도, 단순한 체형 관리나 해탈의 목적에만 있다는 것은 건강상으로는 가치가 없다고 본다.

젊은 사람들도 그와 같은 요가 동작을 하는 경우 관절·근육에 극심한 무리가 생기고, 근육·관절 통증들이 심하게 발생하게 된다. 질병을 낫게 하는 이론이나 실험 방법이나 근거는 거의 없는 상태이다.

이러한 요가 운동은 50대 이상에서는 거의 불가능한 정도의 운동이고, 무리한 요가 운동은 인체에 근육통과 관절통 같은 많은 질병을 일으킬 수가 있다.

그림에서 보는 것과 같이 이러한 요가 운동은 일상생활에서 꼭 필요한 운동이라고 볼 수 없고, 질병 치료나 건강 증진에 특이한 결과가 없다고 할 때 무리한 요가 운동은 생각할 필요가 있다.

운동이나 스트레칭은 간단해야 하고 인체에 큰 무리가 생기지 않아야 하며, 근육·관절의 긴장을 이완시키는 선에서 끝나야 하고, 질병을 낫게 하는데 도움을 주고, 실생활에서도 도움을 주는 운동이어야 한다.

과거 인도에서 힌두교나 불교에서의 승려들이 해탈과 고행을 위해서 하는 운동이라면 몰라도, 일반인이나 환자들의 요가는 건강에 큰 도움되지 않는 운동이라고 생각한다. 오히려 요가 운동을 지나치게 실시하면 질병을 발생시키거나 악화시킬 수 있다.

그러므로 수많은 체조와 스트레칭을 하다가 근육·관절에 이상이 생기거나 올바르지 못한 호흡법으로 흉통·견통·호흡곤란 등이 발생될 수 있고, 불필요한 명상으로 대뇌 기능을 혼란스럽게 하여 어지럼증·무기력증이 발생할 수가 있다.

(4) 요가 경전(經典) - 정신 수양법도 현대인에게는 맞지 않아

요가는 호흡·명상·스트레칭·고행·단련·주문 등 다양한 방법을 행하면서 요가 경전이라 불리는 파탄잘리·요가스트라가 있어서 수행 방법상의 많은 경전 문구를 만들어 내었다.

이것은 힌두교나 불교의 수행자들이 행하는 하나의 격언이나 명언은 될 수 있을 것이나, 현대인들에게는 너무나 거리가 멀고 현실성 없는 내용들이 많다.

"요가 경전은 요가 이론들을 과학적인 방법이라고 말하고, 인간 존재에 대한 연구와 토대가 되고 있으며, 영혼을 비추는 거울, 미래를 내다보는 능력, 철학적 씨앗의 의미로 요가 철학의 기원이 되고 있다"고 하나, 이러한 말 자체가 현대인들에게는 과학적으로 맞는 말들이 아니다.

여기에서 말하는 영혼이라는 것, 미래를 내다보는 능력 등등의 말들은 잘 알 것 같으면서도 이해가 안 되고, 현실성 없는 허구적인 말에 지나지 않는다. 그 내용들을 더 보면 다음과 같다.

- 요가란 마음의 작용을 멈추게 하여 사라지게 하는 것이다.
- 기억은 경험한 대상을 잊지 않고 마음 속에 갖고 있는 것이다.
- 마음의 작용을 지우는 두 가지 방법은 수행의 실천과 욕심을 버리는 것이다.
- 닦는다는 것, 즉 수행은 마음의 움직임을 멈추어 고요하게 하려는 노력이다.
- 육체를 떠나 근원적 요소로 다시 돌아간 사람들과 신령들에게는 자연발생적으로 무상삼매(無相三昧)가 된다.

- 마음의 산란함을 없애기 위해 어떤 하나의 대상에 집중하는 수행을 해야 한다.

위와 같은 수많은 내용들이 있는데, 이러한 내용들은 21세기의 첨단 우주과학 시대에는 맞지 않을 뿐더러 실생활에서 도움도 되지 않고, 현대인의 철학과 사상, 종교적으로도 애매모호하다. 수많은 경전을 연구할 가치가 있는지 의문이다.

이처럼 전통적인 인도 요가의 핵심이라고 할 수 있는 요가 호흡법, 요가 명상법, 요가 운동, 요가 경전 등은 과거 몇백 년이나 몇천 년 당시의 힌두교나 불교의 수행과 해탈의 목적으로 이용할 가치는 있을 것으로 생각되나, 건강적인 측면이나 현대 과학적인 차원에서는 큰 도움이 안 되고, 오히려 신체에 무리를 주고 질병을 악화시킬 수 있다.

이제 현대인들은 전근대적이고 비과학적인 방법들을 신비주의 생각에 사로잡혀 무작정 요가 방법을 연구하기보다는 건강에 확실한 도움을 주는 과학적인 건강 요가를 연구해야 한다.

그러므로 전래적인 동양의학인 소위 한방이나 전통 침·뜸·마사지나, 일반에서 일부 이용하는 단전호흡 등은 반드시 실험방법을 정해서 그 방법들이 인체에 어떠한 영향을 주는지 확인해서 이용해야 한다.

과거 몇백 년, 몇천 년간 전래되었다고 하여 무조건 좋다는 생각은 버려야 한다. 2,000년 전의 사고방식은 대부분이 비과학적인 사고방식이기 때문이다. 비과학적인 내용을 이용하려는 것은 큰 모순이며, 건강에 위험을 줄 수가 있다.

서금요법(고려수지침) 차원의 실험을 통해서 소위 동양의학

등을 실험해 보면 한방약의 80~90%가 교감신경 긴장이나 항진이 나타나는 위험한 물질이 많고, 침·뜸으로 고려수지침의 혈자리를 제외한 모든 자극은 교감신경을 긴장 내지는 항진증상을 일으키고 있어서 질병을 크게 악화시킬 수가 있다.

만약에 효과가 있다면 그것은 위약효과일 뿐이며, 일시적 기분상의 효과(각성반응을 일으키는 모든 의술은 문제 있다)일 뿐이며, 계속 자극하면 위험하다.

이제는 실험 방법을 정해서 실험에서 입증·확인되는 방법만을 선정해서 건강 관리에 이용할 때 가장 효과적인 도움을 얻을 수가 있다.

이러한 차원에서 개발된 것이 수지침요가이다. 어떠한 호흡이나 명상·스트레칭·좋은 경전이나 방법들이 있어도 과거와 현재와는 그 목적이 다르고, 건강에 미치는 영향도 크게 차이가 난다.

고통에서 벗어나려는 것도 중요하고, 해탈과 도의 경지에 도달하는 것도 중요하나, 더욱 중요한 것은 일상생활에서 신체를 자유자재로 활동하는데 불편함이 없고, 대뇌 건강에 도움을 줄 수 있는 방법이어야 한다.

호흡이라는 것도 폐활량을 늘리고, 산소 섭취를 극대화시키고, 내장 운동을 극대화시키면서, 심신을 안정시키는 방법이어야 한다. 그리고 명상도 잡다한 수많은 생각보다는 뇌 건강을 위해서는 불필요한 잡념은 버리고 무아지경의 상태로 유지하여 정신 집중과 뇌의 휴식과 창의력·기억력을 높이는 것이 더욱 효율적이다.

여러 가지 수많은 운동이나 경전보다는 건강에 이상이 있을 때 조속한 건강 회복과 건강 증진과 건강 이상을 해소하는 방법들이 더욱 필요한 실정이다.

현재의 모든 의술은 급성·아급성에는 약물요법이나 치료로서 큰 도움을 주고 있으나, 만성이나 고질적인 질환을 가지고 있는 사람들은 몇 년에서 몇십 년간 치료와 약물요법으로 인한 부작용에서 또 부작용을 낳아 수많은 고통에 시달리고 있다. 이러한 고질적 질환들은 현대 의학으로서는 해결의 방법이 없는 실정이다.

수지침요가를 꾸준히 실천함으로써 스스로가 대뇌 기능을 조절시키고, 자율신경을 조절시켜서 모든 기능을 회복하고, 질병을 물리쳐서 완전한 건강을 회복하여야 한다.

이제는 인도 전통 요가의 차원을 떠나서, 현대적이고 과학적이며 실용적인 수지침요가를 연구하여 자기 스스로 실천하고 단련하여 모두가 완전하게 건강이 회복되는 방법이어야 한다.

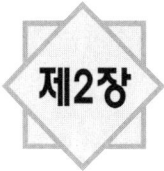 제2장 수지침요가의 원리

1. 올바른 건강법의 실천

인도에서 전래된 요가는 원래 힌두교·불교의 신자들이 수년간 또는 평생 동안 해탈을 목적으로 한 수행법이므로 현대적인 건강법과는 차이가 많다.

그러나 수지침요가는 수지침 원리에 입각한 건강법이므로 먼저 수지침 원리와 이론을 알아야 올바른 건강법을 실천할 수가 있다.

(1) 인체는 항온동물이므로 반드시 정상 체온을 보호·유지해야 한다

인체는 36.5~37.2℃가 정상 체온이다. 정상 체온이 되면 우선 자율신경이 조화를 이루어 모든 기능을 정상으로 유지하고 혈액순환도 잘된다. 그러므로 백혈구 중에서도 대식세포·과립구·림프구의 비율이 적정량으로 조절되어 대식세포는 인체에 들어온 굵고 큰 세균들을 제거하고, 과립구는 작은 세균들을 제거하며, 림프구는 각종 미세 세균과 바이러스나 암세포를 제거한다.

신체에 체온이 떨어지면 혈액순환이 안 되면서 맨 먼저 림프구가 줄어들고 활동을 하지 않아 미세 세균·바이러스·암세포를 제거하지 못하여 각종 질병들이 발생한다.

정상 체온을 유지한다면 지구상에 있는 어떤 세균이나 바이러스도 모두 제거할 수 있는 능력이 있다. 그러므로 초능력적인 건강을 관리할 수가 있다. 그러나 사람은 여러 가지 생활상의 부주의로 말미암아 정상 체온을 관리하지 못하여 보통 35.5℃를 유지하고 있다.

그러므로 면역력이 약해져서 감기·염증이 발생하여 질병이 생기고, 35℃에서 암세포가 가장 많이 발생한다. 인체에서 열이 가장 높은 심장이나 소장에는 암이 별로 발생하지 않는다. 인체에서도 찬 곳에서 암이 많이 발생한다.

여성의 경우 가장 찬 곳인 유방·자궁 그리고 남녀간에 가장 체온이 낮은 곳인 갑상선과 위장·대장·폐·전립선 등의 순서로 암 발생이 많아진다. 체온이 점점 떨어져 32~33℃가 되면 인사불성·쇼크·졸도가 발생하며, 27~28℃가 되면 사람은 사망한 것으로 판단한다.

체온이 정상일수록 건강하고 질병을 낫게 할 수 있으나 체온이 떨어질수록 질병이 생기고 급기야는 사망한다. 하루 중 기온이 가장 낮은 새벽녘에 사망률이 가장 높으며, 가을·겨울철에 사망률이 높다. 그러므로 사람은 정상 체온을 보호·유지하기 위해서 각종 노력을 해야 한다.

① 항상 따뜻한 기후가 건강 생활에 도움이 된다.

세계적인 휴양지나 장수촌은 기후가 항상 따뜻하여 1년의 평균기온이 20℃ 내외이다. 기온이 낮은 한대지역은 잔병이 많고 단명하며, 열대지방도 장수자가 적다.

그러므로 건강 장수를 하려면 따뜻한 지역을 선택하는 것이 첫 번째 방법이다. 우리나라에서는 남쪽 지역의 기후가 제일 높은 지역으로서 따뜻하여 장수자가 가장 많다. 세계적인 장수촌은 모두가 초가을 날씨에 해당한다.

② 옷을 적당히 입어서 체온을 관리한다.

우리나라는 4계절이 뚜렷하나 일교차가 심한 편이다. 항상 옷을 따뜻하게 입어서 체온 관리에 최선을 다해야 한다. 체온이 곧 생명이기 때문이다.

③ 실내 온도를 항상 22~25℃를 유지한다.

실내 온도도 매우 중요하다. 실내에서 활동할 때는 20~22℃가 적당하고, 가만히 있을 때는 25℃가 적당하다. 환자가 있는 방은 반드시 25℃를 유지해야 한다.

④ 체온 유지를 위해 따뜻한 음료수 · 음식을 먹는다.

찬 음식(아이스크림 · 냉수 등)은 가급적 줄이고 될 수 있으면 따뜻한 음료수와 음식을 먹는다.

⑤ 운동을 매일 실시하여 체온 보호에 힘쓰자.

운동은 근육을 활발하게 하여 열을 발생시키고 혈액순환을 왕성하게 조절하여 활력을 생기게 하고, 냉증 제거와 근육 · 관절을 강화시키고 신진대사를 촉진시킨다.

운동 방법은 서금건강법에서 자세히 소개하였다.

⑥ **체온 보호를 위한 목욕·사우나·신체 뜸질·열자극·원적외선 자극 등은 모두 주의한다 – 교감신경 긴장증상이 나타난다.**

목욕탕에 들어가거나 반신욕 또는 냉·온탕을 하는 순간 교감신경이 긴장되므로 조금만 지나치면 피곤해진다. 사우나도 교감신경이 긴장되므로 바람직하지 않다. 목욕이란 신체의 땀이나 때를 벗기려는 것 외에 장시간 목욕을 하는 것은 피로 유발, 교감신경 긴장, 심장 부담 등을 유발시키므로 주의한다.

이외에도 신체에 뜸뜨는 것, 열·원적외선 등의 모든 열자극은 교감신경을 긴장시키므로 절대 주의한다. 특히 환자들은 이와 같은 반신욕, 냉·온탕, 목욕을 많이 하는 것은 반드시 주의한다. 평소에도 목욕을 지나치게 좋아하는 것은 엔도르핀이 분비되는 것으로 습관·중독성이 나타나고, 교감신경 긴장이나 항진이 나타나므로 성격이 급하거나 흥분을 잘하게 되므로 주의한다.

⑦ **체온 보호·상승·유지를 위해서는 반드시 수지침 이론에 따라서 서암뜸을 기본방에 떠야 한다.**

서암뜸 중에서도 황토서암뜸이나 신서암뜸을 뜬다. 이들 뜸도 손을 제외한 신체에 뜨면 절대로 좋지 않으며, 손에서도 수지침의 원리에 따라서 떠야 한다. 수지침 원리에 의한 뜸법이 아니면 위험하다.

수지침요가에서는 신서암뜸 2개짜리로 A5·8·12번에 뜨는 방법부터 시작한다. 신서암뜸을 뜰 때는 너무 뜨겁지 않게, 타지 않게 떠야 한다.

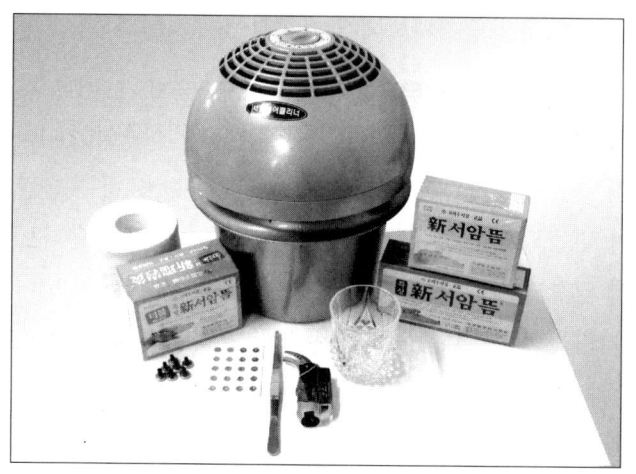

〈신서암뜸 뜰 때의 준비물〉

　신서암뜸·라이터·촛불·재떨이·물통·서암에어클리너를 먼저 준비한다.

　뜨는 방법은 왼손부터 A5·8·12번을 정하고 뜬다. 그 위에 신서암뜸에 터보 라이터로 불을 붙인다. 그리고 핀셋으로 신서암뜸을 집어서 A5·8·12번에 올려놓는다. 다 탄 다음에 오른손에 올려놓고 뜨기를 반복해서 숙달되면 양손에 모두 올려놓는다. 양손에 모두 올려놓을 때는 A5·8·12번에 신서암뜸을 올려놓고 촛불에 대고 불을 붙인다. 양손에 신서암뜸을 올려놓고 뜨면 냄새·연기가 덜나고 쑥진도 적으면서 온열자극이 풍부하다.

　손바닥이 따뜻해지면 기분이 편안해지면서 심신이 안정되고 전신에서도 따뜻한 기운을 느끼게 된다. 처음에는 1개씩 뜨다가 숙달되면 2개, 3개, 5개로 뜰수록 신체가 따뜻해짐을 느낄 수 있다.

　이와 같은 온열요법은 생명을 살리고 질병을 물리치고 건강을

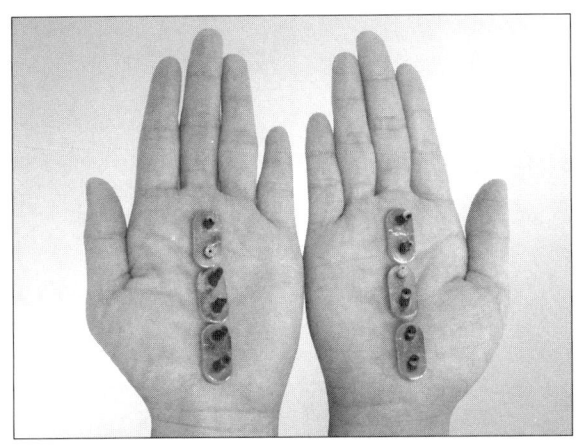

〈양손에 신서암뜸 뜨는 모습〉

회복시키는 기본이 된다. 신서암뜸도 따뜻한 곳에서 뜰수록 좋다.

　수지침요가의 각종 수련에서 먼저 신체를 따뜻하게 체온을 증가시킨 다음에 실시한다.

　신체는 자율신경이 있으며, 그중에서 교감신경은 항상 긴장상태로 되어져 있다. 인체 질병의 80~90%가 교감신경 긴장이나 항진에서 발생되고, 각자는 무의식이든 의식적이든 항상 긴장하고 있다.

　교감신경이 긴장되면 신경과민·심장과민·근육 긴장·관절 긴장·내장 긴장이 일어나며, 신체의 모든 모세혈관이 수축되고 혈액순환이 안 된다. 이어서 손발·신체 냉증이 일어난다.

　교감신경을 가장 속히 긴장 완화·저하시키는 방법은 온열 이상 좋은 것이 없다. 온열 중에서도 손 부위(교감신경이 제일 예민·과민하다)에 온열자극을 줄 때 교감신경의 저하가 일어나기 때문이다(신체 다른 곳의 뜸은 교감신경을 긴장시키는 반응이 나

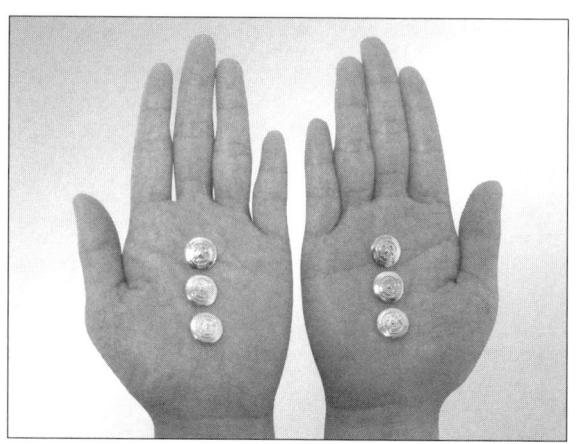

〈금봉 은색 대형을 양손에 붙인 모습 – 금색을 붙여도 좋다〉

타나 좋지 않다).

만약에 서암뜸을 뜰 수가 없다면 A5 · 8 · 12에 금봉 은색 대형을 양손에 붙이고 호흡법이나 정신 집중을 실시한다면 더욱 효과적이며, 은봉의 은 재질은 열전도가 잘되어 손이 따뜻해지고 호흡도 매우 잘된다.

(2) 항상 마음을 평정시켜야 한다

요즘 현대인의 수많은 성인병(생활 습관상의 질병, 또는 대사장애증후군)인 고혈압 · 심장병 · 동맥경화증 · 뇌혈관 질환 · 당뇨 · 암 · 퇴행성 질환 등은 스트레스로 인해서 많이 발생된다고 한다.

모든 기분 나쁜 자극이나 생각은 즉시 교감신경을 긴장 · 항진시켜 신경과민, 눈 · 귀 · 입 · 코의 모세혈관을 수축시키고, 위장의 근육도 긴장되어 운동장애와 소화효소 분비가 위축되어 위장병의 원인이 된다.

이러한 교감신경 긴장이나 항진으로 인하여 성인병이 발생되거나 악화되는 비율이 가장 높다. 자율신경은 무의식 신경이고 사람의 의지대로 조절할 수 없고, 어떤 약도 안전하게 자율신경을 조절(교감신경 저하·억제)할 수가 없다. 교감신경을 가장 강력하게 저하시킬 수 있는 것은 그 사람의 마음먹기에 달려 있다.

나쁜 생각·교만·질투·시기, 이기려는 생각·욕심 등을 갖는 순간 교감신경이 긴장되면서 도파민(글루탐산 분비 과다)·노르아드레날린·아드레날린 등의 긴장·항진, 신경전달물질이 과잉 분비된다.

이러한 도파민·아드레날린 물질들은 각성 물질·환각 물질·마약 물질로서 처음에는 반짝하고 정신이 나고 긴장하지만, 심할수록 교감신경 항진 현상을 일으켜 질병을 악화시키거나 발생시킨다.

교감신경을 진정·억제하기 위한 첫 번째가 신체를 따뜻하게 하면서 평정심을 갖는 것이다. 마음을 안정시키고 진정시키면 교감신경도 자연히 저하·진정된다. 마음을 다스리지 않으면 교감신경을 진정시킬 수가 없다. 마음이 안정될 때 부교감신경이 우위로 올라간다.

마음의 안정·평정심을 갖기 위해서는 모든 아집·고집·욕심·교만·자만심·신경과민·흥분·시기·질투·우월감·욕설·잘못된 생각, 타인에게 피해를 주는 것, 타인이 싫어하는 행동을 일체해서는 안 된다. 모든 욕심·사심을 버리고 겸손한 생각과 행동, 마음을 부드럽게 하고 칭찬·존경하는 말·행동·생각을 갖는다. 종교생활도 도움이 된다(양보하고 타인을 도와주고 기도해 줄 때이다). 그러면 교감신경은 저하되고 부교감신경이 우위로 올라가 자율신경이 조절되어 질병을 예방하고 낫게 하는데 결정적인 작용을 일으킨다.

　인도의 요가에서도 마음을 다스리는 방법이 핵심이다. 요가의 각 경전에서도 마음을 다스리는 수많은 방법들이 소개되어 있고, 기타 각 종교에서도 마음을 다스리는 방법들이 소개되어 있다. 그 방법들은 모두가 교감신경을 진정시키기 위한 방법인 것이다.

　그러나 신체를 차게 하는 순간 교감신경이 긴장되므로 항상 따뜻한 환경에서 심신을 다스릴 때 심신 안정이 잘되고 완전하다.

2. 평정심(平靜心)을 갖기 위한 금경 자세

　금경 자세란 대뇌 기능을 안정시켜서 무념무아 상태를 갖게 하기 위한 올바른 자세를 말한다.
　올바른 신체에서 올바른 정신이 나오고, 건강한 신체에서 건전한 정신과 생활이 나온다. 올바르지 못한 자세에서 삐뚤어진 사상이나 생각이 나오므로 사람은 항상 올바른 생각을 갖기 위해서 올바른 자세, 건강한 신체를 만들어야 한다.

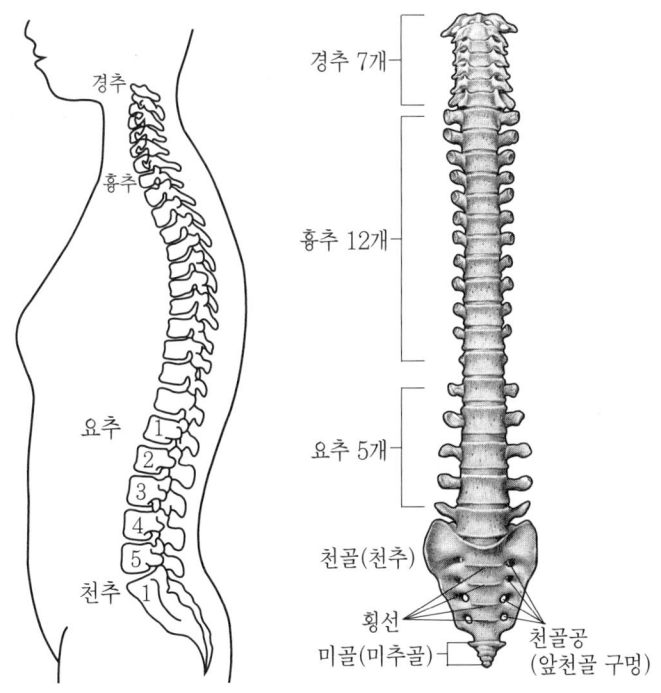

〈인체의 척추〉

※ 옆에서 보면 S자형이며, 나이가 들면 직선으로 나타나고, 고령이 되면 요추가 등 뒤쪽으로 굽어져 앞으로 굽어진다. 척추를 보면 건강 나이를 판단할 수 있다.

자세가 올바르면 척추가 바르고 척추가 바르면 천골·경추에 많이 분포되어 있는 부교감신경이 올바르고, 흉추·요추에 많이 분포되어 있는 교감신경도 올바르게 되며, 대뇌로 상행하는 혈관도 정상적 분포가 가능해진다. 그러면 대뇌의 혈류량도 좋아지면서 대뇌변연계와 대뇌 중추 기능들이 정상적으로 좋아지면서 좋은 호르몬이 분비되고, 자율신경도 조절된다. 그러므로 건강해지면서 건전한 정신과 생각이 나온다.

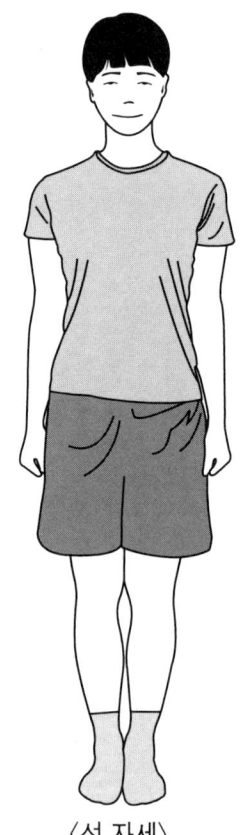

〈선 자세〉
※ 너무 긴장해서는 안 된다.

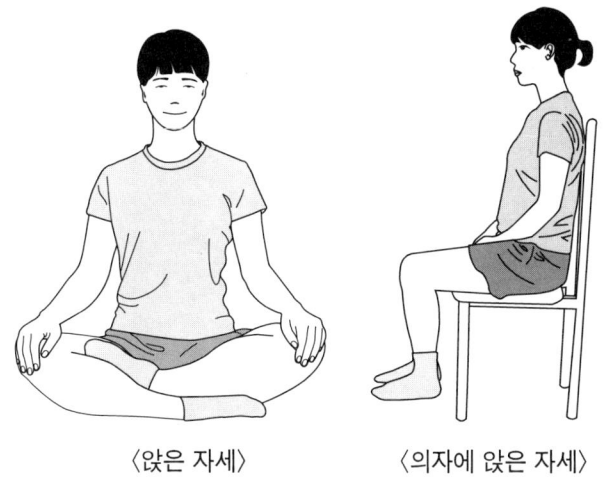

〈앉은 자세〉　　　〈의자에 앉은 자세〉

자세가 삐뚤면 척추에 있는 자율신경들이 부조화되고 대뇌에 혈액순환이 잘 안되면서 대뇌변연계에 있는 자율신경기능, 호르몬 분비도 비정상적이 되면서 신경과민·흥분·분노·참을성이 없고, 이해심이 부족하고, 남의 실정을 이해하지 못하고 삐딱한 생각으로 분노를 하게 된다.

그러므로 평정심(平靜心)을 갖기 위해서는 마음만 안정시킨다고 안정되는 것이 아니라 각자가 올바른 자세를 갖도록 해야 한다. 올바른 자세를 갖기 위해서는 여러 환경과 자세가 중요하다. 여기에서의 환경이라 하면 집이나 실내, 주위의 환경을 말한다. 주위의 환경이 아름답고 조용하고 공기 좋고 물이 맑으면 신체도 자연히 주위 환경에 따라서 허리가 펴지고 바르게 되어진다.

그러므로 주위 환경은 조용하고 경치 좋은 산세를 찾아야 하고, 산업 공해 물질이 없는 지역이 좋다. 가급적 풍수지리를 이용하여 길을 선택하는 것도 좋다.

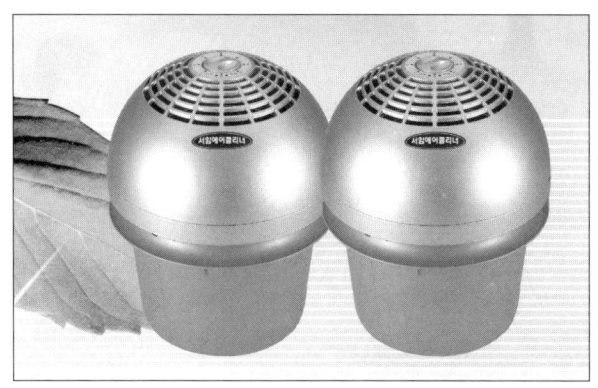

〈서암에어클리너〉

집의 환경도 중요하다. 양택(陽宅)의 이치를 살펴서 동사택(東舍宅)·서사택(西舍宅)을 구별하고, 방위를 결정한다. 집의 환경이 좋을 때 기분이 안정되므로 자세와 정신도 바르게 된다(풍수지리의 원리를 연구한다.『명당입문』참조).

실내의 경우도 중요하다. 동·서사택에 따른 배치와 유해 물질이 없어야 하고, 환기가 잘 되고 평안한 위치 등이 좋다. 그리고 실내 온도는 22~25℃를 유지한다. 실내 공기가 탁하면 가습기를 사용하는데 가습기는 습도가 너무 높아 습병(濕病: 관절통·신경통·호흡기 질환 등)이 발생할 수가 있고, 항균제를 넣을 경우 기관지염·호흡곤란·폐염을 일으킬 수 있다. 이때는 가장 이상적인 서암에어클리너를 틀어 놓아 강력한 흡입력으로 먼지를 물 속에 침전시키고 모든 생활 냄새도 제거시킬 수가 있다. 그리고 바람에 의한 가습이므로 자연 상태의 습도 조절이 된다.

이와 같은 주위 환경, 집 구조, 실내 환경을 개선한 다음에 수련을 하기 위해서는 정좌(靜坐) 자세가 좋다. 정좌 자세는 반드시 위와 같은 조건 아래에서만 하는 것이 아니라 평상시에 생활할 때도 필요하고, 위와 같은 조건을 갖추면 정좌 자세를 취하기가 자연스럽고 평정심으로 돌아가기가 쉽다.

자세는 선 자세와 앉은 자세, 누운 자세로 구분한다.

(1) 선 자세, 걸음걸이 자세

① 눈 자세

항상 정면을 똑바로 쳐다보고, 목적한 목표를 쳐다보아야 하며, 눈은 반개(半開)한다. 눈동자를 이리저리 굴려서는 절대 안 된다(눈 체조에서 눈을 아래·위·옆으로 굴리는 것은 어지럼증을 유발한다).

② 목 자세

역시 똑바른 자세이어야 한다. 좌우 또는 앞뒤로 지나치게 굽어 있어도 안 된다.

③ 어깨 자세

어깨는 가슴을 쫙 펴고 약간 거만한 자세를 취한다(마음까지 거만해서는 안 된다. 뒤로 당기도록 하고, 좌우·전후로 삐뚤어진 자세는 반드시 교정을 해야 한다.

④ 척추 자세

척추는 똑바로 펴서 직선으로 유지한다.

⑤ 허리 자세

허리를 앞뒤 또는 좌우로 굽혀서는 안 된다. 배를 앞쪽으로 튀어나오게 한다. 허리의 요추는 복부 쪽으로 들어가게 한다.

⑥ 걸음걸이

가급적 보폭을 넓게 하며 똑바로 걷는다(흔들흔들 걸어서는 안 된다).

자세는 곧 마음이다. 자세가 바르면 마음도 바르게 되고, 자세가 바르지 않으면 마음도 바르지 못하기 쉽다.

(2) 앉은 자세

① 의자에 앉은 자세

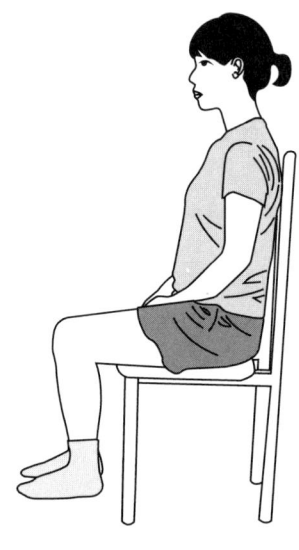

〈의자에 앉은 자세〉

의자 안쪽에 엉덩이를 바짝 대고 앉되 척추를 똑바로 펴고 앉는다. 걷는 자세처럼 복부는 앞으로, 요추는 복부 쪽으로 당겨서 앉는다. 척추는 똑바로 세워 앉고, 목은 앞으로 숙이지 않고 앞뒤·좌우로 삐뚤어지지 않게 한다. 어깨를 뒤쪽으로 펴고 단정하게 앉는다. 가급적 다리는 꼬지 않으며, 무릎은 벌리지 않도록 한다.

② 바닥에 앉은 자세

바닥에 앉은 자세는 여러 가지가 있으나 기준은 골반을 평평하게 앉고, 척추를 곧바르게 하되, 역시 어깨는 쭉 펴도록 한다 (너무 긴장하지 않도록 한다).

• 양반 자세

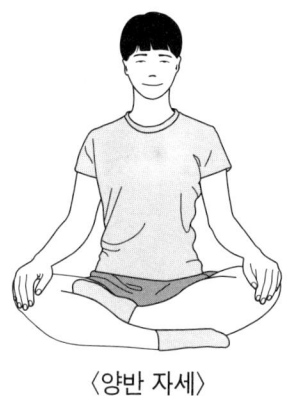

〈양반 자세〉

한국인들이 가장 많이 앉는 자세이다. 그래도 골반을 평평하게 하여야 척추가 곧바로 세워진다.

• 반결가부좌

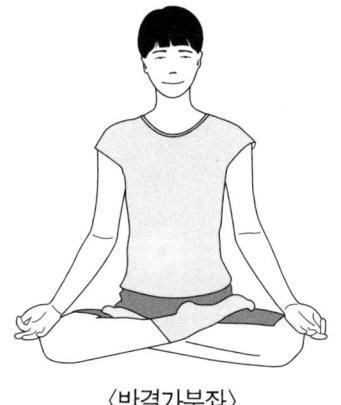

〈반결가부좌〉

양반 자세에서 한쪽 발을 반대쪽 무릎 위 허벅지에 올려놓고 발바닥이 위로 가게 앉는 방법이다. 처음에는 불편하나 반복하면 편하다. 그래도 척추는 곧바로 세우되 너무 긴장하지 않도록 한다. 반결가부좌는 왼발을 올렸다가 다시 오른발을 올리는 방법으로 교대로 하면 편하다.

• 결가부좌

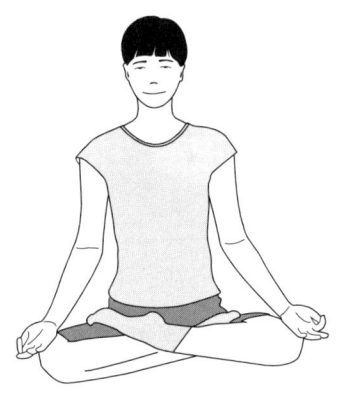

〈결가부좌〉

반결가부좌는 한쪽 발을 반대쪽 허벅지 위에 올려놓는 것이라면 결가부좌는 양발을 반대쪽 허벅지에 올려놓는 방법이다.

양반 자세로 앉는 한국 사람들은 쉽게 자세를 취할 수 있다. 양반 자세로 앉지 않는 서양인(젊은 사람, 중·장년·노년층)에서는 대단히 불편할 수가 있다. 그러나 자주 반복하면 가능하다. 가장 이상적인 척추 자세를 유지할 수가 있다(단, 처음부터 너무 오래 있으면 발이 저리고 무력해지므로 처음에는 조금씩 반복한다).

(3) 서 있는 자세

많은 사람들의 서 있는 자세를 보면 특징이 있다. 왼쪽 다리에 힘주고 있는 사람, 오른쪽 다리에 힘주고 있는 사람, 기대어 있는 사람, 구부리고 있는 사람 등 다양하다.

서 있을 때 척추를 바르게 하기 위해서는 양발에 무게를 골고루 나누고 똑바로 선 자세이어야 한다. 만약 다리가 피로하면 약간 무릎을 굽힌 자세로 서 있는 것이 좋다.

(4) 운전 중의 자세

운전 중에도 자세가 각각 다르다. 운전대 앞으로 허리를 바짝 굽힌 자세, 뒤로 너무 젖혀진 자세, 또는 약간 삐딱하게 옆으로 기대고 운전하는 자세 등 다양하다. 운전 중에는 의자에 앉아 있는 것이므로 골반을 올바르게 해서 척추를 곧바르게 하여야 경추가 바르고 대뇌가 올바로 위치한다.

모든 자세에서 척추 · 경추 · 대뇌를 바르게 유지하는 것이 평정심 · 올바른 마음을 갖게 한다. 특히 골반의 자세에 따라서 척추 자세가 왜곡되므로 주의한다.

(5) 입안 혀의 자세

정좌를 할 때는 입안의 혀는 가볍게 움직여서 침샘에서 침이 많이 나오도록 한다. 침을 한데 모아 입안 주위를 골고루 돌려 양치질을 한 후에 조금씩 목구멍으로 넘긴다. 옛 선도술에서는 이 침만 먹고서 살았다는 말도 있다.

입안의 침은 껌을 씹거나 사탕을 먹어서 생기는 침은 썩 좋은 것이 아니고 자연적으로 샘솟는 침이어야 한다. 교감신경이 긴장되거나 항진되면 침샘에서 침이 잘 나오지 않는다. 부교감신경이 우위될 때 자율신경이 조절되어 침샘에서 침이 잘 나온다. 이러한 침을 금진옥액(金津玉液)이라고 했다.

이러한 침을 많이 생기게 하고 입안에서 양치질을 한 다음 조금씩 계속 삼키면 소화작용이 잘되고 신체가 건강해져 무병장수의 기본이 된다고 한다. 조금이라도 사심을 갖거나 스트레스에 시달리면 침이 나오지 않는다.

(6) 대뇌와 눈동자의 자세

사람의 대뇌는 대단히 민감하여 한시도 가만히 있을 수가 없다. 의식·무의식 중에도 대뇌는 작용을 하고 있다. 그러므로 대뇌의 상태는 무념·무아의 상태를 유지해야 한다. 일체의 잡념·생각을 하지 말고, 새로운 잡념·생각이 생기면 없애도록 노력을 해야 한다.

대뇌는 일체의 생각·잡념을 끊을 때 교감신경을 저하시키고 부교감신경 중 미주신경을 우위로 조절할 수가 있다. 그러나 잡념·생각을 없애는 것이 쉽지 않다. 곧 수련이란 것은 잡념 없애는 것이 수련이다.

수련을 많이 한 사람은 모두 생각·잡념을 완전히 끊는 무념·무아의 상태에 들어가 모든 정신을 안정시키고 집중시킬 수가 있는 것이다. 이때에 어떤 문제점을 생각하면 종합적으로 정리되어 새로운 아이디어가 떠오르는 것이다.

최근에 일부 수련 단체에서 뇌 훈련이라 하여 대뇌를 의념적(意

念的)으로 이리저리 움직이게 하는 것은 매우 위험하다. 대뇌는 가만히 있어도 도파민이 분비되고, 교감신경이 긴장되어 있는데 의념적으로 후뇌·두정엽·측두엽·전두엽 등으로 움직이게 하면 대뇌를 너무 활성화시켜 대뇌에서 에너지 소모가 지극히 많아져 피로해지고 집중력이 떨어지며(도파민의 과다 분비), 피로가 심하게 된다. 인체 중에서 에너지 소모가 가장 많은 곳이 대뇌와 심장이다. 대뇌는 의념적으로 움직일수록 에너지 소모가 크게 증가한다.

명상에서도 생각을 많이 하면 해가 된다. 불교에서는 화두를 정하고 한 가지 명제만 갖고 끊임없이 생각·추리를 하는 것이 좋기는 하나, 뇌력이 급격히 허약해지므로 보통 사람에게는 바람직하지 않다. 좋은 아이디어가 나오게 하려면 많은 지식을 연구한 다음 무념·무아 상태를 오래 유지하면 모든 기억력이 되살아나고, 창의력이 생겨 기발한 아이디어가 발생되고 모든 이치가 정리된다.

대뇌에서 수많은 잡념·생각을 없애고, 무념·무아가 이루어질 때 모든 피로가 없어져 정신력과 신체가 강건해진다. 그래서 왕숙화의 『맥경(脈經)』에서도 잡념이 많은 것은 귀신의 활동이고, 사람은 잡념과 무념이 왔다 갔다 하는 것이며, 신선(神仙)은 일체의 잡념이 생기지 않고 오직 무념·무아가 되는 것이라 했다.

수지침요가에 있어서도 일체의 잡념·생각을 없애고 오직 정신 집중과 무념·무아의 상태를 유지해야 한다. 또한 눈동자의 놀림도 마찬가지이다.

눈은 대뇌중추와 직접 연결되어 있어서 대뇌에서의 작용이 즉시 눈에 나타나므로 눈동자는 한시도 가만히 있을 수가 없다. 수시로 눈동자는 움직인다. 눈동자가 너무 예민하여 움직이는 것만큼 에너지를 소모시키고, 결국 눈의 피로·정신 피로·중추신경 장애와 어지럼증·두통·동통 등이 나타난다. 눈은 반개(半開)하고 눈동자는 한 곳만 응시하고 쳐다보아야 한다. 그래야 눈과 대뇌에서 에너지 소모를 방지하는 만큼 에너지가 절약되어 원기와 정기가 형성되는 것이다.

과거에는 면벽(面壁)이라고 하여 벽을 쳐다보고 앉아 벽면의 한 점을 응시하여 집중하라고 하였다. 과거의 벽면에는 많은 점이 있어서 그중 한 점을 응시하지만, 요즘에는 응시 물체를 찾기 어려울 때가 있다.

일반에서는 흰 종이에 점을 찍고 쳐다보라고 하나, 그보다는 약 3~5m 거리에 기마크를 붙이고 응시하면 기마크의 맥상 조절, 자율신경 조절반응을 얻을 수 있다. 기마크는 1개만 붙이면 된다. 기마크는 여러 가지 종류가 있다.

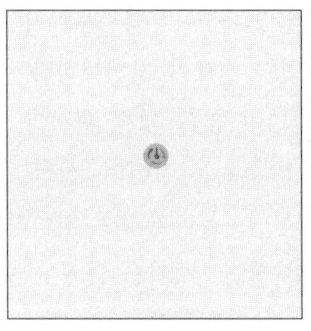
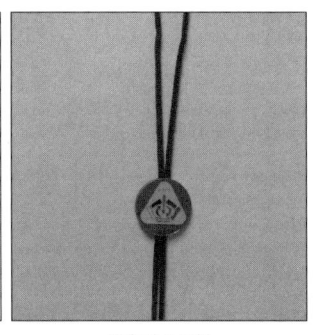

〈특제 기마크를 붙인 모습〉　　〈타이스링〉

민감한 교감신경을 저하시키려면 모든 생각을 끊고 눈을 가만히 응시하고 있어야 한다. 그리고 응시할 때 너무 긴장하지 않도록 한다.

(7) 금경에서의 손의 자세

일부 종교에서 손의 자세에 따라서 많은 의미를 부여하고 있으나 건강과는 직접 연관되거나 설명되어 있지는 않다. 음양맥진으로 확인하여 보면 손의 자세에 따라서 음양맥상에 큰 영향을 주고 있다.

그러므로 손의 자세는 반드시 지도사로부터 음양맥상을 분별한 다음에 손의 자세를 취해야 한다(손의 자세도 여러 가지 형태가 있으므로 참고한다).

① 합장 자세 — 양증맥을 조절시킨다

고도비만증이나 운동을 지나치게 많이 하는 사람들을 제외하고는 거의 모든 사람들은 양증자가 많다. 양증자라고 하면 손목에 있는 요골동맥의 촌구맥보다 목 부위에 있는 총경동맥 부위의 부돌맥이 굵은 경우이다. 이 경우는 6부상에 질병이 있다. 이때 합장을 하면 부돌맥이 가늘어지는 작용을 한다. 그러나 팔을 벌리면 부돌맥이 더욱 굵어진다.

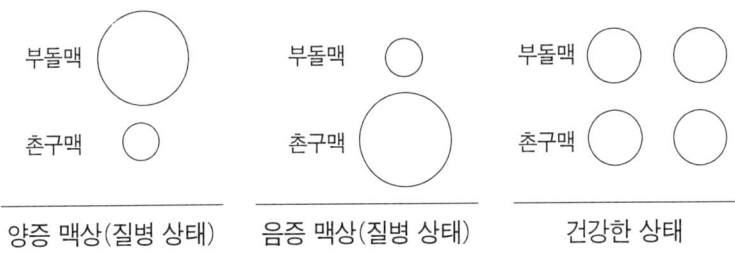

양증 맥상(질병 상태)   음증 맥상(질병 상태)   건강한 상태

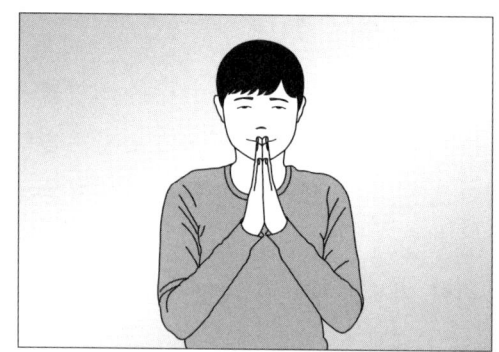

〈양손 합장〉

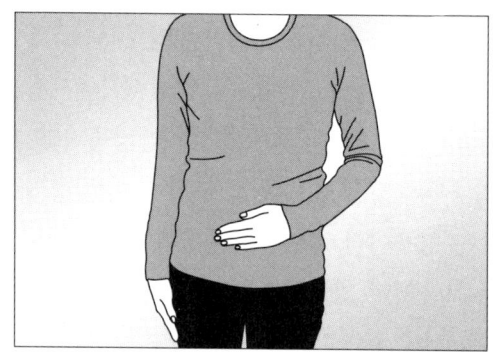

〈왼손 자세〉

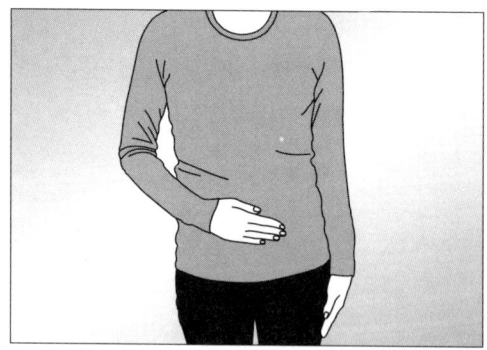

〈오른손 자세〉

그러므로 질병이 있는 자가 수련을 할 때 양증일 때는 합장 자세를 많이 하도록 한다. 좌측만 양증이면 왼손만 앞가슴 중앙에 오게 하여 손바닥을 세운다. 우측만 양증이면 오른손만 앞가슴 중앙에 오게 하여 손바닥을 세운다.

일상 생활에서 항상 합장을 할 수는 없으나 수면을 하거나 질병을 낫게 하려는 행동을 할 때는 반드시 합장을 하도록 한다.

만약 합장을 할 수가 없으면 양손을 한데 모아 하복부 단전(丹田) 부위에 지그시 위치하는 것도 좋다. 왼쪽이 양증이면 왼손을 배꼽 주위에 대고, 오른쪽이 양증이면 오른손을 배꼽 주위에 대면 좋다.

② 건강맥이면 손을 가지런히 한 자세가 좋다.

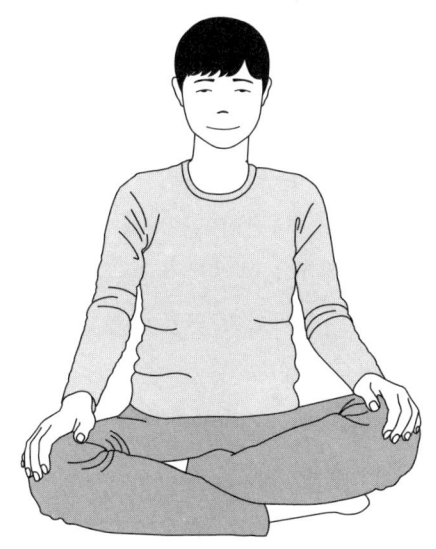

양손은 무릎에 가지런히 자연스럽게 올려놓는다.

③ 음증맥이면 손을 벌린 자세가 좋다.

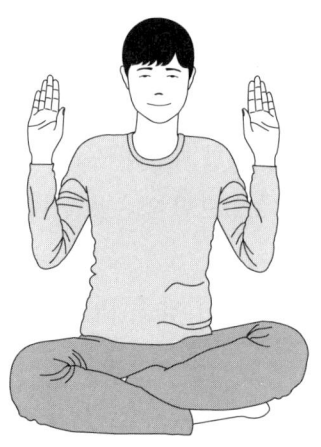

〈좌우 음증맥일 때〉

음증이면 총경동맥의 부돌맥이 미약하거나 박동되지 않는 상태를 말한다. 이때는 양팔을 나란히 한 자세에서 외측으로 벌린 자세를 취하는 것이 좋다. 나란히 한 자세에서 외측으로 벌리면 부돌맥이 굵어지면서 맥상이 분명하게 박동한다(심장 협착·심근경색증 환자는 부돌맥이 거의 박동하지 않거나 미약하다. 이것은 죽상동맥경화증 때문이다).

왼쪽만 음증이면 왼손만 항상 벌린 자세가 좋고, 오른쪽만 음증이면 오른손만 항상 벌린 자세가 좋다.

이 자세는 평상시에는 잘 취하지 않으나 수련할 때 취하거나 질병 회복에 이용한다.

(8) 금경 정좌 호흡 시 손의 자세

금경 정좌하고 호흡법을 할 때의 손 자세가 중요하다. 정좌를 하고 가만히 앉아 있을 때 양증자는 합장을 하거나 양손을 포개서 하복부에 대거나 대퇴부 안쪽에 자연스럽게 내려놓으면 좋다.

그러나 음증자는 손바닥을 펴거나 주먹을 가볍에 쥐고서 양무릎 바깥 쪽으로 올려놓는다. 그래야 정좌 시 호흡이 잘되고 건강이 회복되어 정신 집중이 잘된다. 만약 좌측이 양증이고, 우측이 음증이라면 왼손은 허벅지 위쪽에 올려놓고 오른손은 우측 무릎 바깥쪽 위에 올려놓는다.

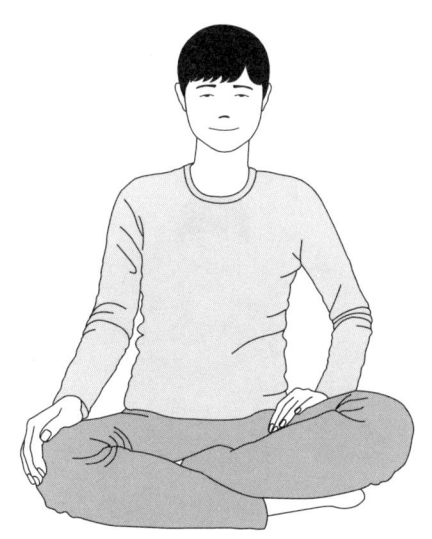

※ 좌 양증·우 음증이면 왼손을 허벅지 위에,
오른손은 무릎 바깥쪽에 올려놓는다.

또 좌측 음증·우측 양증이면 왼손은 무릎 바깥쪽 위에 자연스럽게 올려놓고, 오른손은 허벅지 위쪽에 자연스럽게 올려놓는다.

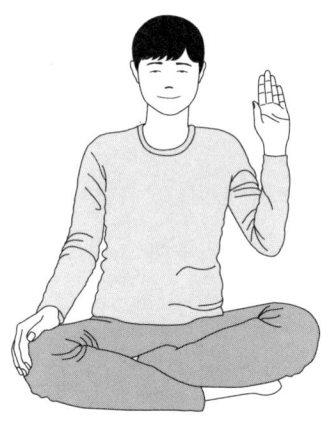

〈좌측이 음증맥일 때〉
※ 우수는 무릎 위에 올려놓는다.

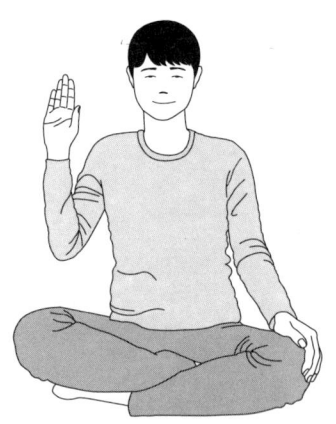

〈우측이 음증맥일 때〉
※ 좌수는 무릎 위에 올려놓는다.

(9) 서금합장과 손가락을 잡는 법

금경 자세, 손 자세는 전신을 가리킬 때이며, 서금합장은 손(손가락)을 이용할 때이다. 불상의 손 모양을 보면 매우 다양하며 그 모양마다 특징이 있으나 역시 건강과는 연관성이 없는 것 같다.

수지침의 이론에서는 오지가 장부와 관련되어 있다. 즉 엄지는 간·위·대장에 관계하고, 제2지는 심·심포·방광·대장과 관계하고, 제3지는 비·췌장과 방광·담낭과 관계하고, 제4지는 폐와 담낭·삼초·소장과 관계하며, 제5지는 신장과 위장·삼초·소장과 관계있다.

각 손가락에 기형이나 상처·색택 등이 있으면 대개의 경우 승증으로 나타난다. 예를 들면 엄지손가락에 상처가 있으면 대개

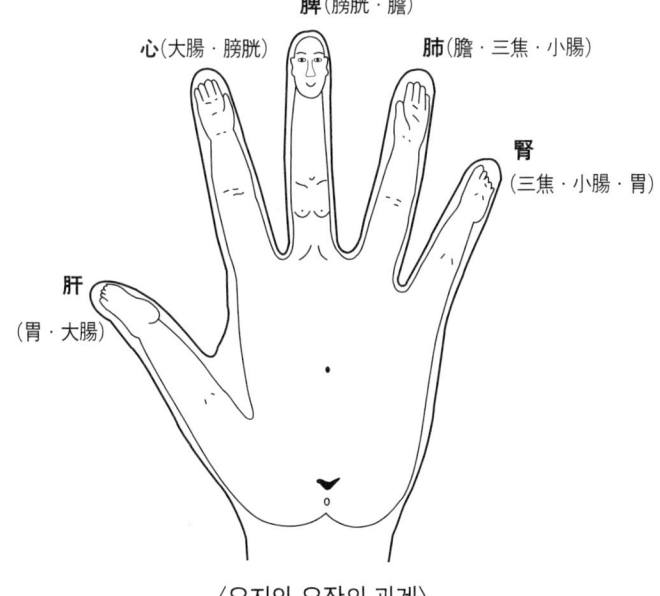

〈오지와 오장의 관계〉
오지는 상응 이론과 오지·오장 관련 이론이 있다.

간승·위승·대장승으로 이들 계통에 질병이 있다. 이때 반지요법을 이용할 때 신침봉반지를 엄지에 끼면 간장의 건강 조절과 질병을 낫게 할 수 있다.

제2지에 상처가 있다면 심장·대장·방광에 질병이 생길 수 있다. 이때 반지는 제2지에 끼면 도움이 된다.

제3지의 상처는 비장·췌장·담낭·방광·심장 계통의 질병이 생길 수 있다. 이때에 제3지에 신침봉반지를 끼우면 건강에 큰 도움이 된다.

제4지의 상처는 폐·삼초·소장과 자궁 질환을 일으키거나 악화될 수 있다. 이때 제4지에 신침봉반지 등을 끼우면 건강 조절과 질병을 낫게 하는데 도움이 된다.

제5지의 상처는 신장·자궁·소장·전립선 질환을 일으키거나 악화시킬 수 있다. 이때 제5지에 이온서암반지나 신침봉반지를 끼우면 질병을 낫게 하는데 도움이 된다.

호흡법이나 정좌법·오음 호흡법을 할 때 신침봉반지를 끼고 실시하면 호흡이 잘되고 가슴이 편안하고 기관지·가슴에 무리를 덜 준다.

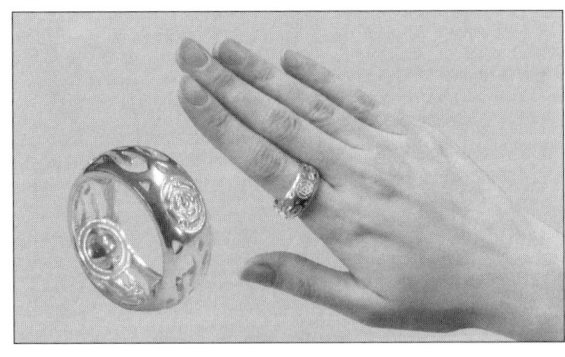

〈신침봉반지〉

신침봉반지는 특수은합금으로 만든 것으로 음양맥상 조절에 우수하며, 피로 예방과 회복에 도움이 되고, 특히 각 장부 기능 조절에도 도움이 된다. 주야로 끼고 있을수록 좋다. 침봉이 너무 날카로우면 날카로운 면을 돌에 갈아서 둔하게 한다.

(10) 서금합장 시 손가락의 자세

1990년경 한일고려수지침학술대회 때 일본대학 고(故) 야쓰 미쓰오(谷津三雄) 교수가 서모그래피(themography) 체열 촬영으로 고려수지침의 과학성을 발표한 바가 있다. 그 후 야쓰 미쓰오 박사의 초청으로 일본대학 마쓰도치학부(松戶齒學部)를 방문하여 서모그래피 실험을 실시했다. 당시에 필자도 직접 실험에 참가하여 손가락을 서모그래피로 촬영해 보면 각 손가락마다 온도에 차이가 있었다. 대체로 상처나 실증(승증)의 손가락은 열이 많아 빨갛거나 노랗게 나타났고, 허증의 손가락은 열이 떨어져 푸르스름한 색으로 나타났다.

실증의 손가락에서 열을 해열시키기 위해 열전도가 우수한 은반지를 연구하였다. 그러나 허증의 손가락에 금반지를 끼우면 좋은 반응이 있기는 하나, 손가락이 붓는 현상이 있어서 순금반지 요법은 문제가 있었다. 반지요법 중에서도 순은은 알레르기 반응이 심하고, 이상 증상이 나와서 서암이온반지를 연구하고, 나아가 금봉 은색 재질을 연구하여 개발하고 신침봉반지까지 나오게 되었다.

허증의 손가락에는 혈액순환이 잘 안되므로 허증의 손가락을 잡고서 합장 자세를 취하는 것이다. 양증 환자가 합장할 때는 제

4지나 제5지를 잡고서 합장한다. 좌측에서 대장승이 심하면 제2지는 열이 많은 편이고, 제4·5지는 허하므로 체온이 떨어져 있는 상태가 된다. 그러면 오른손으로 왼손의 제4지나 제5지를 그림처럼 감싸고 정좌 호흡법을 수련하는 것이다. 제4지나 제5지를 감싸면 따뜻하게 온보시키므로 폐 기능과 신장 기능을 보강할 수가 있는 것이다.

 또한 우측에서 신실증으로 소장실(승)이 심하면 우수의 제2지가 심장허에 해당하므로 좌수로 우수 제2지를 감싸고 수련하면 심장을 보할 수가 있다. 또한 위승이면 비허일 때 제3지를 감싸고 수련하는 것이다. 간허이면 엄지손가락으로 감싸는데 좌우에서 심한 쪽의 손가락을 이용한다〈장부 허승을 먼저 구별해야 한다(운기체형 중심으로 구분한다). 그리고 질병이 심한 쪽을 중심으로 손가락을 감싼다〉.

① 간허일 때 제1지(엄지손가락)를 감싼다.

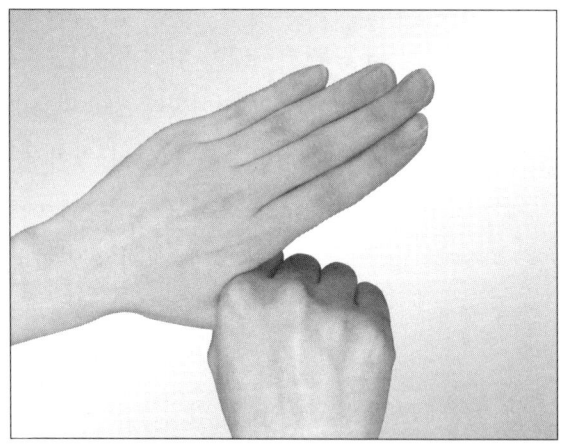

② 심허일 때 제2지를 감싼다.

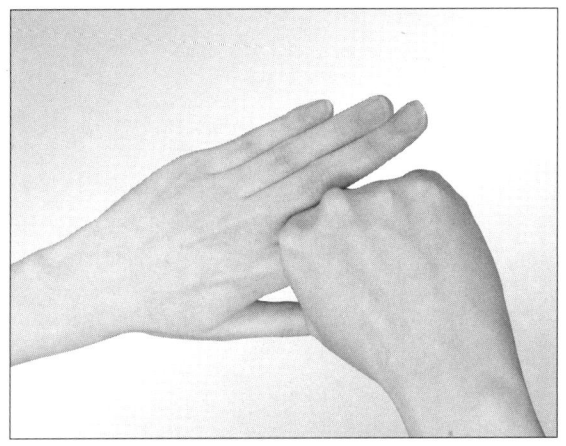

③ 비허일 때 제3지를 감싼다.

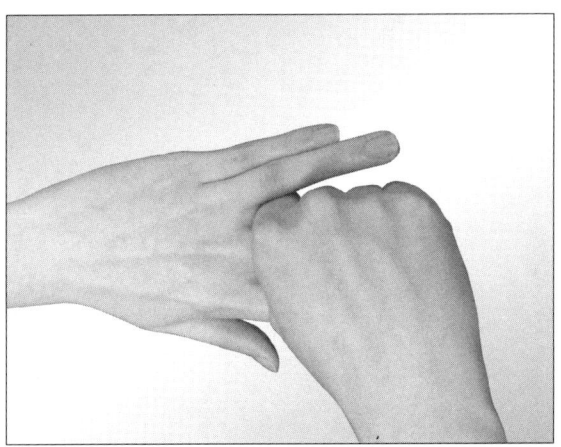

④ 폐허일 때 제4지를 감싼다.

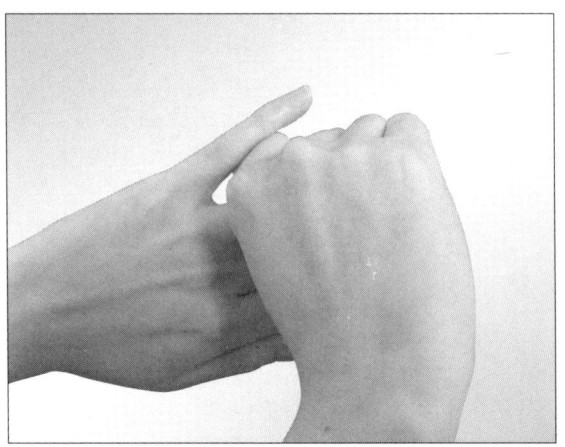

⑤ 신허일 때 제5지를 감싼다.

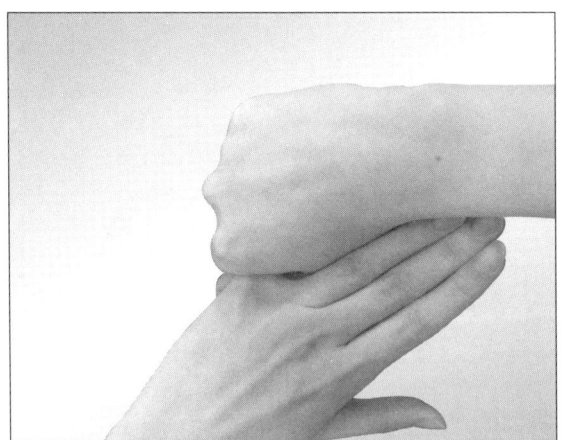

3. 호흡법 — 단전호흡은 위험하다
수지침 호흡·오음 호흡법이 좋다

한때 단전호흡이 대단히 유명했었다. 단전호흡에서 출발한 수련 단체들이 재벌 기업까지 된 경우도 있다.

인간의 질병을 치료한다고 각종 비과학적인 방법으로 국민들을 현혹시키고 있는 것은 문제가 있다. 모든 수련 방법들이 과학적이지 않거나 비상식적인 방법으로 현혹하는 것에는 특별한 주의가 필요하다. 그리고 사이비 종교화하여 국민들을 현혹시키는 것도 조심해야 한다.

수련하는 목적이 질병을 다스리기 위함이라면서 모든 진단·치료·투약도 하지 말고 숨만 쉬라든가, 숨만 쉬어서 낫지 않으면 천도제를 지내게 하여 수백만 원씩 거두어들이고 있다.

또 조상이 구천에서 헤매고 있으므로 제사를 지내면 질병이 낫는다면서 한 번으로 낫지 않으면 2급 귀신, 3급 귀신 타령을 하면서 끝도 없이 지내게 하고, 그것도 안 되면 위단계 사람을 만나게 해 기도를 하거나, 고가의 헌금을 바치게 하거나, 기도를 했다는 물건들을 고가에 판매하는 수법 등이 매우 다양하다. 한 번 수련하려면 온 가족이 나오게 하여 평생 수련비를 내라고 하든가, 특정 종교나 우상을 믿으라는 등 문제가 많다. 최근에는 단전호흡법에 문제가 있으므로 스트레칭을 하지만 그래도 문제가 있고 건강 증진과는 관련이 없거나 근거가 부족하다.

단전호흡은 정좌한 다음 복식호흡을 한다. 숨을 잔뜩 들이마실 때 폐를 확장시키고 횡격막을 아래로 밀어 내려서 위장·소장·대장을 압박하고, 하복부·옆구리로 튀어나오게 하고, 최대한 오래 멈추었다가 천천히 내쉬는 숨은 축구공 펑크 난 것처럼 조금씩 내쉬며 1분 이상 내쉬어야 좋다는 것이다. 이러한 방법들이 한때 유행하여 지금도 대기업이나 관공서 등에서 많이 실시되고 있다. 몇 년 전 모 그룹의 회장이 이러한 단전호흡에 심취하였지만 폐암으로 일찍이 사망하였다.

위와 같이 단전호흡을 하면 폐에 산소 섭취량이 크게 줄어들어 뇌에 산소 부족증으로 현기증·두통, 심하면 간질성 경련·정신 이상까지 나타나는 예가 있었다. 심장을 강력하게 압박하므로 심장 비대·부정맥 증상이 나타나고(실제로 심장 비대증에 걸려 고생하거나 사망한 사례도 있다), 숨을 내쉴 때 적게 내보내야 하므로 기관지 폐색증이 생기면서 견통·흉통·늑간통·기흉·혈흉 등이 나타나서 고생하는 사례가 대단히 많다. 그리고 위장을 압축하므로 위장하수·대장하수·치질·탈장 같은 증상들도 나타난다.

단전호흡에서 위와 같이 억지로 숨 쉬는 인위적인 단전호흡은 건강에 절대 좋지 않으므로 주의한다.

수지침 호흡법은 일반 단전호흡의 문제점을 개선하여 실시한다(반드시 무리하면 안 된다). 수지침 호흡법을 하기 위해서는 먼저 정좌(靜坐)하고 실시한다. 정좌를 할 수 없을 경우는 똑바로 선 자세나 의자에 앉는 자세, 똑바로 누워 있는 자세 등을 취하되 가장 편안한 상태에서 수지침 호흡법을 한다.

수지침 호흡의 가장 큰 특징은 복식호흡을 하되 들이쉬는 숨을 속히 최대한 마시며 절대로 멈추지 않고 최대한 서서히 내쉰다. 이때 최소 30초 이상은 내쉬도록 노력한다. 숨을 들이쉴 때는 복부 특히 하복부가 튀어나오게 쉬고, 완전히 숨을 내쉴 때는 복부는 쏙 들어가게 한다. 즉, 복벽이 척추에 붙을 정도로 한다.

수지침 호흡을 하면서 오음 호흡법이 있고, 손 자세 호흡법인 무극 호흡법이 있다. 더 나아가 무극 호흡법에서 소금경(小金經) 호흡법과 대금경(大金經) 호흡법이 있다. 수지침 호흡에서는 명상이 아니라 완전한 무념·무아의 상태를 유지해야 한다. 그리고 실천편에서는 수지침요가 호흡법을 하면서 금혈을 자극하는 염기 자극법도 한 가지씩 연구하여 건강에 도움되게 한다.

(1) 수지침 호흡법

수지침 호흡은 먼저 정좌를 한 다음에(또는 가장 편안한 자세, 복식호흡하기 좋은 자세일 때) 복식호흡을 한다.

호흡은 숨을 들이마시고 내쉬는 방법을 말한다. 호흡에는 견식호흡·흉식호흡·복식호흡·단전호흡이 있다.

견식호흡은 어깨로 숨쉬는 것을 말한다. 몹시 숨이 찰 때는 견식호흡을 하지만 가급적 어깨숨은 쉬지 않는다. 흉식호흡은 복부 숨을 쉬지 않고 가슴의 폐만으로 숨쉬는 방법으로 좋지 않다.

단전호흡은 인위적인 호흡이므로 절대 위험하다. 단전호흡은 들이마시는 호흡을 속히 최대한 들이마시고, 숨을 멈춘 상태에서 최대한 오래 있는다(1~2분 이상). 그런 다음에 가장 서서히 내쉬는 방법이며, 복식호흡과 비슷하다.

수지침 호흡은 숨을 들이마실 때 폐를 확장시키면서 횡격막을 아래로 밀어서 내장을 위에서 아래로 압축해서(압축될 때 내장을 움직일 수 있다) 하복부가 볼록 튀어나오게 하고, 내쉴 때 하복부가 튀어나온 것을 들여보내면서(복벽이 내장을 수축시켜 내장을 움직이게 한다) 숨을 내쉰다. 즉, 숨을 들이마시면 복부·하복부가 튀어나오고 숨을 내쉴 때에는 복부·하복부가 최대한 쏙 들어가게 하고 내쉰다. 수지침 호흡에서 들이마시는 숨은 짧게 많은 숨을 마시고, 내쉬는 숨은 가급적 적게 오래 내쉬는 것이 좋다. 수지침 호흡은 지도를 받으면서 숨쉬기를 숙달하도록 하되 절대로 무리해서는 안 된다. 수지침 호흡에서는 숨을 멈추지 않는다. 이러한 수지침 호흡이 잘 되도록 많은 실습을 하기 바란다.

　수지침 호흡을 하면서 잡념을 없애야 하는데 잡념이 잘 없어지지 않을 때에는 오음 호흡법을 실시한다. 수지침 호흡을 하면서 입안의 혓바닥을 움직여서 침을 많이 나오게 하고, 그 침을 모아서 입안을 적시고 양치질을 한 다음 조금씩 목구멍으로 넘긴다. 상고시대의 옛 신선들도 침만 먹고 살았다고 한다.

(2) 오음(五音) 호흡법(음·아·어·이·우)

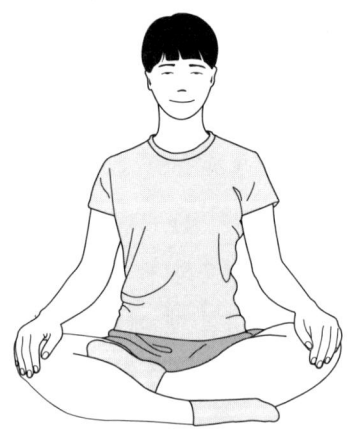

오음 호흡법은 수지침 호흡법 중에서 가장 중요한 호흡법이다. 호흡하는 자세는 앞에서 언급을 하였지만 모든 힘을 빼고서 호흡을 하여야 한다. 선학이나 도학의 수련법은 대단히 광범위하여 팔만대장경보다 많을 정도라고 하니, 그 내용이 얼마나 많고 복잡한가를 알 수가 있을 것이다.

필자도 선학·도학 책자들을 보아도 단전호흡이라는 말은 찾아보기 어렵다. 단전호흡이란 용어는 근자에 일본에서 만들어 낸 방법으로서 대단히 위험한 호흡법이므로 주의한다. 다만, 우리 조상들은 복식호흡에 오음을 추가한 오음 호흡법을 비전(秘傳)하고 있었다.

과거 정역(正易)의 전수자였던 고(故) 백문섭 선생이 필자에게 전해 준 방법 중에 오음법이 있었다. 과거 선비들이나 일반 도가에서 많이 이용하였다고 한다.

오음(五音)이란 '음·아·어·이·우'로서 오장인 간·심·비·폐·신에서 나오는 소리라고 한다. 소리를 크게 하거나 중간 또는 극히 미약하게 조절해서 수련할 수 있으며, 오음은 빠르게 하거나 느리게 서서히 오음을 낼 수 있으므로 어느 경우든 모두 응용이 가능하다.

우선 정좌를 하고 심신을 안정시키고 숨을 최대한 들이마신다. 이때 복부는 최대한 튀어나오게 하고 특히 하복부가 더 많이 튀어나오게 숨을 들이마신 다음 '음' 소리를 내면서 숨을 가능한 한 최대의 서서히 내보내는 숨을 쉬게 한다. 이때 복벽은 등줄기에 닿을 정도로 숨을 내보낸다. 폐포 속에 남아 있는 공기까지 모두 내뿜는다.

다시 복식호흡으로 숨을 최대한 들이마신 다음에 '아' 소리를 길게 내면서 서서히 내쉰다. 가급적 30~60초 이상 서서히 내쉴수록 좋다. 복부의 내장을 최대한 수축시키면서 내쉰다.

다시 복식호흡으로 숨을 들이마신 다음에는 '어' 소리를 길게 내면서 숨을 서서히 최대한 내쉰다.

또다시 숨을 최대한 들이마시고 '이' 소리를 길게 내면서 숨을 최대한 내쉰다(복부는 등쪽으로 완전히 밀착시킨 상태에서 해야 한다).

다시 숨을 최대한 들이마시고 '우' 소리를 길게 내면서 숨을 최대한 내쉰다(복부는 등쪽으로 완전히 밀착시킨 상태에서 해야 한다).

이러한 오음 호흡법을 최대한 30~60분 이상 반복 호흡한다. 오음 호흡법을 실시하면 모든 잡념이 없어져 정신 집중에 대단히 좋다.

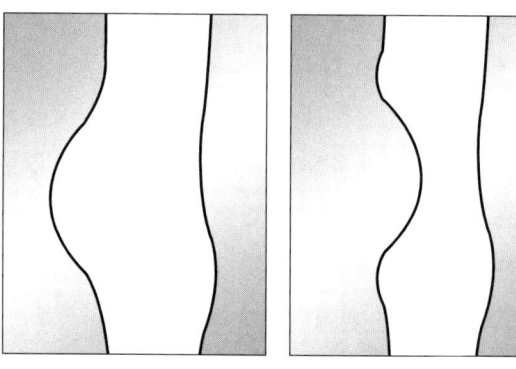

※ 숨을 최대한 내쉰다. ※ 숨을 최대한 들이마신다.

오음 호흡법은 다음과 같이 한다.

① 소리를 내지 않고 입속에서만 소리를 낸다.

주위가 조용하거나 환경이 적당치 않은 경우는 소리를 내지 말고 입속이나 마음속으로만 오음의 소리를 내면서 숨을 내쉰다.

② 산속이나 주위에 사람이 없을 때 - 이때는 오음의 소리를 크게 내면서 복식호흡을 실시한다.

③ 이 오음 호흡법은 30~60분 이상을 실시하면 정신 집중, 시선 집중, 정신 안정, 심신 안정이 되면서 신체가 건강해지는 것을 느낀다.

④ 오음 호흡법을 하면 목소리도 안정이 되고 정신 안정에 큰 도움이 된다.

⑤ 25°C의 실내에서 오음 호흡법을 실시하면 전신에서 땀이 정도이다.

⑥ 30~60분간 정좌하고 있을 때

반결가부좌를 하면 좌우 다리를 바꿔 가면서 정좌를 실시한다. 한참 동안 실시한 다음에 다리를 폈다가 굽히는 운동을 몇 차례 실시한다.

⑦ 효과

정신 집중과 시선 집중 · 의식 집중이 잘되고, 전신이 따뜻해지고, 모든 고통이 없어지고 마음은 지극히 평안해진다. 모든 번뇌 · 고민 · 잡념 등을 잊는데 특히 좋다.

이 오음 호흡법을 실시하면 세로토닌 · 멜라토닌이 잘 분비되어 정신 건강, 항노화 작용, 정력 증진, 신체 건강에 매우 큰 도움이 된다. 계속 실시하면 건강 증진 효과가 대단히 크다.

(3) 서암 호흡법

수지침 호흡법은 호흡의 기준이 되고, 나아가 오음 호흡법은 단련과 정신 건강과 수련의 첫걸음이 된다.

여기에 서암 호흡법을 추가하면 음양맥상을 조절하여 대뇌혈류량을 강력하게 조절하고자 하는 방법이다. 음양맥상 조절은 손의 자세에 따라서 다르기 때문이다.

오음 호흡법을 실시하면서 손의 자세법을 추가한 것을 서암 호흡법이라고 한다.

① 좌우 양증자의 합장(合掌) 호흡법

촌구맥에 비하여 부돌맥이 성대하고 굵을 때 하는 합장법이다. 주로 마른 사람이나 고령층, 6부(六腑)에 이상이 있는 사람들의 호흡법이다.

㉠ '음' 호흡을 할 때는 먼저 숨을 최대한 들이마신 다음에 합장 자세를 취하고, 합장한 손은 입의 높이에 위치하고 호흡한다.

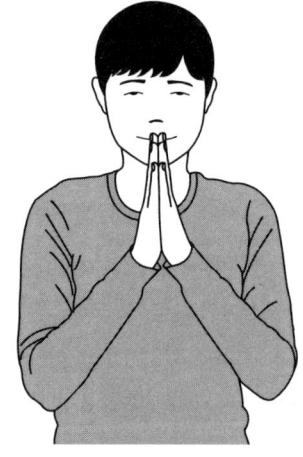

ⓛ '아' 호흡을 할 때는 숨을 최대한 들이마신 다음에 합장 자세를 취하되, 양손은 CA20 높이에 위치하고 호흡한다.

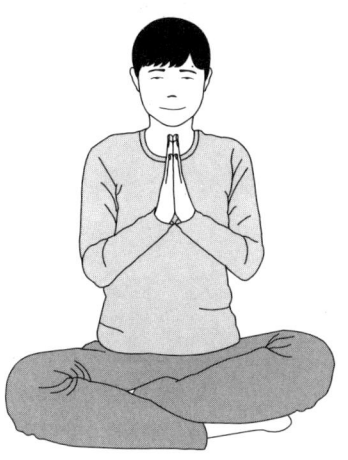

ⓒ '어' 호흡을 할 때는 숨을 최대한 들이마신 다음에 합장을 하되, 양손은 CA18 높이에 위치하고 호흡한다.

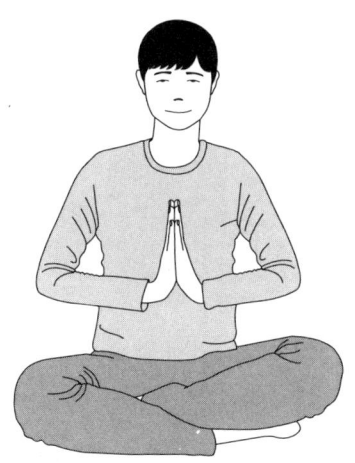

㉣ '이' 호흡을 할 때는 숨을 최대한 들이마신 다음에 양손을 펼쳐서 포갠 다음 CA6 위치에 가볍게 올려놓는다.

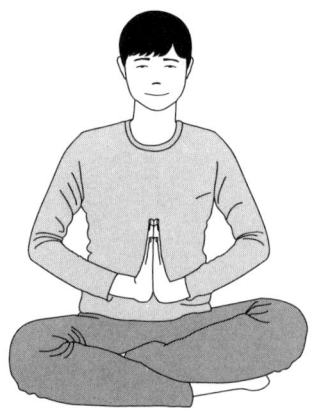

㉤ '우' 호흡을 할 때는 숨을 최대한 들이마신 다음에 양손을 무릎 위에 올려놓되 손바닥이 아래로 향하게 올려놓는다.

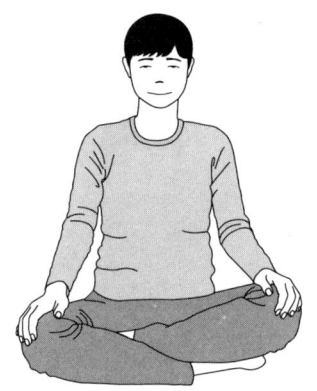

㉥ 정신 안정, 심신 안정, 신체 단련에 너무나도 호흡법이 우수하다.

매일 60분 이상의 오음 호흡법을 실시해야 건강해진다. 매일 수련·단련하도록 한다.

② 음증자의 손 자세

음증(陰症)이란 촌구맥과 부돌맥을 비교해서 부돌맥보다 촌구맥이 굵을 때를 말한다. 이때는 주로 죽상동맥경화증자로서 심장질환이있거나 위험성이 높은 사람을 말한다.

이때는 다음의 호흡법을 통해서 혈액순환을 조절시킬 수 있다. 숨을 최대한 들이마신 다음에 호흡을 하면서 내쉴 때 양손은 반드시 어깨 바깥에 위치하여야 한다.

앞의 합장 자세와 같이 '음'에서는 어깨 높이 밖으로 손을 올리고 손바닥을 마주 보게 한다. '아'에서는 손의 높이가 CA20 높이에서 손바닥을 마주 보게 하고, '어'에서는 밖으로 벌리고 손바닥을 마주 보게 하고, '이'에서는 손의 높이가 CA6 높이에서 양쪽으로 벌리고 손바닥을 마주 보게 하고, '우'에서는 양 무릎에 올려놓는다. 또는 서 있을 때, 의자에 앉아 있을 때는 고관절 옆의 위치에 놓고 위의 방법을 반복한다. 반드시 긴장해서는 안 된다.

③ 좌 양증·우 음증자의 손 자세

사람은 양증·음증이 일정하지가 않다. 좌우 양증·좌우 음증이 있는가 하면 좌는 양증, 우는 음증인 사람도 많다. 그러나 우 양증·좌 음증인 사람은 많지 않다.

수지침 호흡처럼 숨을 쉬면서 오음에 따라서 손의 자세는 위 '①과 ②'와 같이 합해서 실시한다.

'음'에서 좌수는 목구멍 높이에서 손은 합장 자세로 하고, 우수는 어깨 높이(좌수와 같은 높이)에서 숨을 내쉰다.

'아'에서 좌수는 CA20 위치에 합장 자세로 하고, 우수는 CA20 위치에서 옆구리 외측에 위치한다.

'어'에서 좌수는 CA18 위치에 합장 자세로 하고, 우수는 CA18 위치에서 옆구리 외측에 위치한다.

'이'에서 좌수는 CA6 위치에 합장 자세로 하고, 우수는 CA6 측방에서 옆구리 외측에 위치한다.

'우'에서 좌우수 같이 양 무릎에 가볍게 올려놓는다. 그리고 서 있거나 의자에 앉아 있을 때는 양손은 고관절 옆에 내려놓는다.

④ 좌 음증 · 우 양증자의 손 자세

좌 음증 · 우 양증은 많지는 않으나 앞 '③'의 손 자세와 좌우를 바꾸면 된다. 이러한 손 자세를 취하는 이유는 음양맥상과 대뇌 혈류를 조절하기 위함이다.

호흡을 하면서 맥 조절을 하는 것은 건강 회복과 증진에 대단히 중요하다. 이러한 목적은 대뇌 혈류 조절에 있다. 그러나 다른 호흡법이나 손의 자세 등은 음양맥진법을 모르는 상태이므로 건강과는 관련성이 없다고 판단하는 것이다.

⑤ 건강한 사람의 손 자세

음증 · 양증 없이 건강한 경우(반드시 음양맥상을 보아서 판단한다)에는 양손을 양어깨 안쪽으로 양 손바닥을 마주 보게 하고 자세를 취한다.

'음'에서는 CA24 높이, '아'에서는 CA20 높이, '어'에서는 CA18 높이, '이'에서는 CA6 높이, '우'에서는 편하게 아래로 내려놓는다. 또는 그대로 양손을 합장 자세로 취해도 좋다.

이러한 오음에 따라서 손의 높이를 정하는 것은 오음(五音)을 잊지 않기 위함이고, 오음 호흡법이라도 정신을 100% 비우는 것이 아니라 약 10~20%는 정신을 차리고 있어야 하기 때문이다. 100% 무념 상태에서 잘못하면 졸음이 올 수도 있다.

(4) 수지침 호흡법을 하면서 금경(金經)을 운행시킨다

 단순한 단전호흡을 하면서 소주천(小周天)이나 대주천(大周天)하면서 경락을 의념적(意念的)으로 움직여 경락을 운행시킨다고 하나, 단전호흡 자체가 문제점과 부작용을 일으킬 수가 있다.

 또한 호흡하면서 의념적으로 경락을 움직이면 뇌력이 분산되어 정신 혼란을 일으킬 수 있다. 그러므로 초보자는 절대로 해서는 안 된다. 어느 정도의 수준에 도달하면 그때 다시 시작한다. 모든 수련은 욕심을 내면 안 된다. 수련을 하다 보면 숙달되어 차츰 다음 단계로 진입할 수 있다. 자연적으로 진입할 때까지 내공을 쌓아야 한다.

 경락의 부족한 점을 개편하고 보완한 것이 금경이나, 수지침 요가에서는 경락을 움직이는 것이 아니라 금경을 의념적으로 움직이되 반드시 수지침 호흡법을 실시하면서 운행시켜야 하고, 특히 금혈을 움직여야 한다.

 의념적으로 금경을 움직이는 데는 소금경(小金經)과 대금경(大金經)이 있다. 소금경은 CB 독금경과 CA 임금경을 의념적으로 운행시키는 방법이다. 대금경은 12금경을 움직이는 방법인데 12금경을 자세히 알아야 한다. 다음 과정에서 대금경을 연구한다.

 소금경은 독금경·임금경을 운행시키는 방법인데 금경의 순서는 임금경 다음에 독금경이나, 소금경 호흡법에서는 독금경을 먼저 상행시키고, 이어서 임금경을 하행시킨다.

 이유는 생식기 부근의 기운을 독금경에 따라서 위로(두뇌 쪽으로) 기운을 올리고, 두뇌에서 다시 안면 중앙으로 하여 흉부·복부로 해서 심화(心火)의 기운을 하복부·생식기로 내리는 호흡법으로서 음승양강(陰昇陽降)의 호흡법이다.

  호흡은 수지침 호흡법을 실시하면서 의념적으로 움직인다는 의미이다. 먼저 오음 호흡법을 20~30분 이상 실시하여 정신 집중과 원기가 충전된 다음에 소금경을 운행시킨다.

  독금경은 미골·천골·요추·흉추·경추를 거쳐서 후두부의 후두 옆 두정엽까지 유주된다. 이들 미골과 천골에는 부교감신경이 분포되어 있고, 요추·흉추에는 교감신경이 분포되어 있고, 경추에는 부교감신경인 미주신경이 분포되어 있다. 후두부의 후두엽을 지나서 두정 옆, 정수리 끝까지 올라오는 독금경이다.

  이들 독금경은 자율신경을 조절하기 위함이고, 하복부와 생식기를 의념적으로 근육 수축·이완을 반복하여 움직이고, 다시 항문에서 수축·이완 작용을 일으켜 그 기운을 독금경으로 올리는 방법이 음승(陰昇)이다.

  처음에는 아무런 느낌도 없으나 자주 실천해서 숙달되면 의념적인 미세한 감각을 느끼고 그 기운을 증폭시킨다.

  독금경에서도 중요한 요혈처를 기억하고 그 곳으로 의념을 집중시킨다.

(5) 독금경(督金經)의 제1단계 소금경법(Ⅰ)

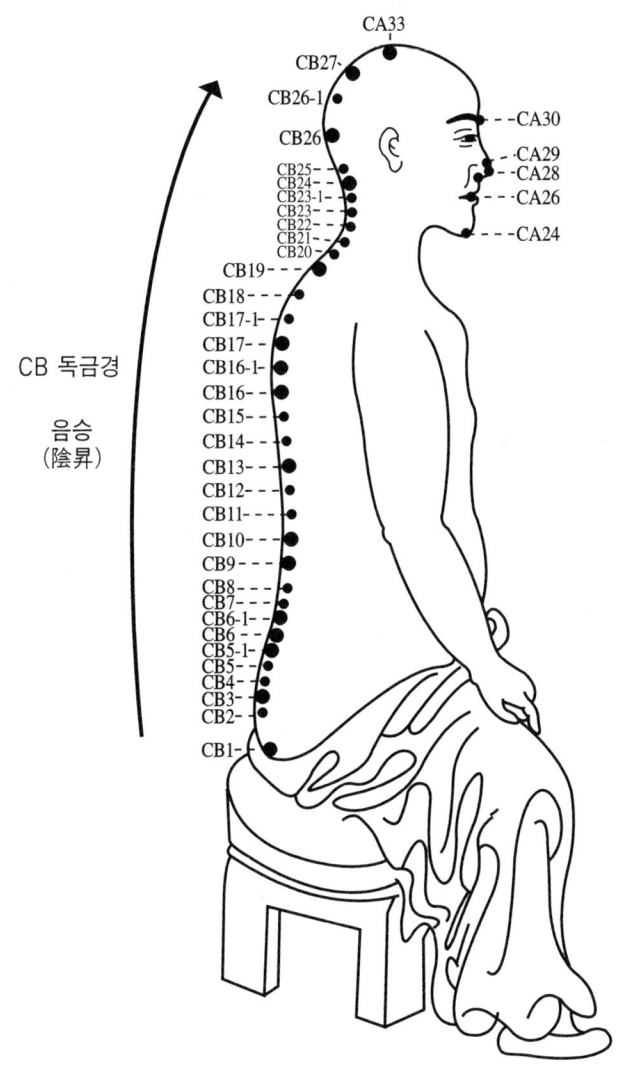

〈CB 독금경의 음승(陰昇)〉

CB 독금경은 CB1~27까지로 되어 있으나 처음부터 이 모든 금혈을 의념 자극하지 말고 가장 중요한 금혈을 먼저 의념 자극한다.

의념 자극하려면 먼저 수지침 호흡법을 마음속으로 실시하면서 독금경의 제1단계 요혈을 외우고, 의념적으로 집중시키면서 근육을 움직인다. 반드시 독금경혈의 해부학적 위치를 외우면서 실시해야 효과적이다.

① CB1은 미골 끝이며, 항문을 수축·이완하기를 10~20회 이상 실시하고 호흡하면서 의념 자극한다.

② CB5는 제1~2천골 사이이며, CB5 위치를 외우면서 의념 자극한다. 또는 침봉이나 손끝으로(옷 위에서라도 좋다) CB5에 의념 자극한다.

제1~2천골은 여자는 자궁·하복부·생식기 기능을 조절하고, 남성은 하복부와 전립선·생식기 기능을 조절하는 위치이며, 손가락(특히 엄지손가락 끝)으로 잡고 실시해야 의념 집중이 잘 된다. 골반내장 질환의 위치이다.

③ CB5-1은 제5요추와 제1천골의 중앙으로 방광 기능을 왕성하게 하는 위치이며, 요통 관리의 요점이며, 심장 기능 강화, 교감신경 저하 위치로서 중요하다. 침봉이나 엄지손가락으로 잡고서 의념 자극하거나, 금봉을 붙이고 수지침 호흡법을 실시한다.

④ CB6은 제4~5요추 사이로서 대장 기능을 왕성하게 하는 위치로서 대장승으로 인한 디스크 조절·예방·회복의 요혈처이다.

역시 침봉이나 손으로 잡고서 수지침 호흡을 하거나 금봉을 붙이고 의념 자극한다. 디스크·대장 조절, 자율신경 조절에 필수 요혈이다.

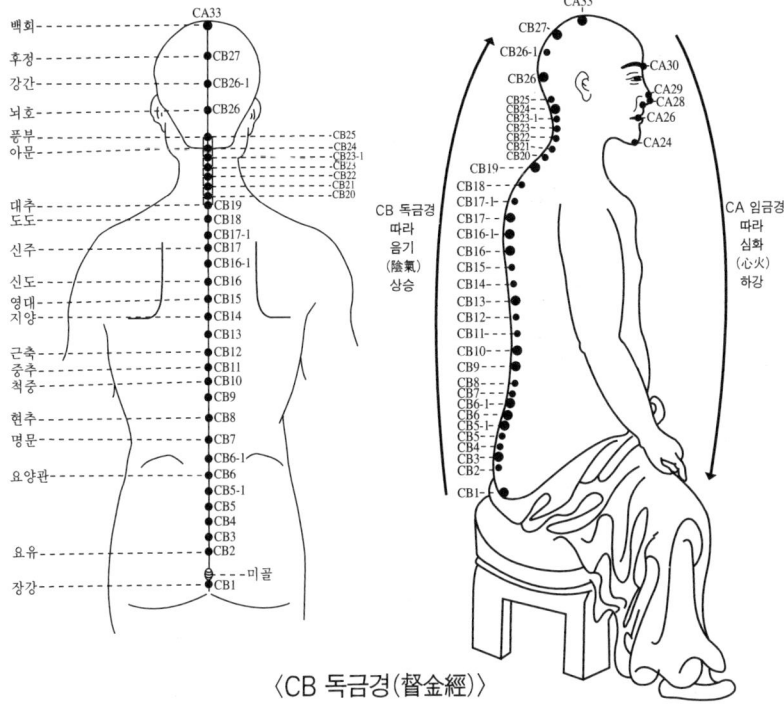

〈CB 독금경(督金經)〉

　⑤ CB8은 제1~2요추 중간으로서 부신 중간 위치이다. 부신 기능은 자율신경 조절과 신장 기능 조절의 핵심 기관이다. 특히 피로 회복과 스테로이드 조절 기관이다.

　⑥ CB14는 제7~8흉추의 중간에 있으며 횡격막 기능을 조절한다.

　⑦ CB16은 제5~6흉추의 중간에 있으며, 심장 기능을 조절하는 위치로서 의념 자극을 준다.

　⑧ CB17은 제3~4흉추의 중간에 있으며, 폐 기능을 조절하는 위치로서 의념 자극을 준다.

　⑨ CB19는 제7경추와 제1흉추의 중간에 있어서 자율신경 조절과 어깨·팔과 기관지 기능을 조절하는 위치이다.

93

⑩ CB24는 제1~2경추 중간에 있어서 경추·후두·대뇌 혈류 조절, 대뇌 기능 조절에 중요한 위치이다.
⑪ CB27은 후두융기 상방에 있어서 후두엽과 두정엽의 기능을 조절하는 위치로 의념 자극을 준다.

반드시 요혈의 위치를 정확히 알아서 의념적으로 자극하며 집중한다. 숨을 크게 들이마시고 내쉬면서 CB1을 정확히 부르면서 기(氣)를 집중한다. 그 다음에 숨을 들이마시고 서서히 내쉬면서 CB3 위치를 부르면서 내쉰다. 요혈은 정확히 표시하면서 외운다. 그래야 대뇌가 정확한 위치를 기억하고 기를 느낀다.

이와 같이 호흡법을 하면서 CB 독금경을 위로 상행시킨 다음 대뇌에서 다시 집중시킨다. 그리고 CA 임금경을 거꾸로 하행시킨다.

CA 임금경을 의념 자극할 때도 금혈을 외우는 것만으로는 기 집중이 미약하다. 그러므로 위치를 외우고 침봉이나 자신의 손끝으로 접촉하거나, 기마크봉이나 금봉을 붙이고 호흡하면 기 집중, 의념 자극이 잘된다. 요혈마다 의념 자극할 때 미리 1호흡 이상을 실시하고 반복한다. 각 요혈마다 2~5회씩 실시한다.

- CA33에서 두뇌 기운을 집중시키고 호흡한다.
- CA30인 전두엽에서 의념을 집중시키고 호흡한다.
- CA28에서 코 호흡에 의념을 집중 호흡한다.
- CA26에서는 의념을 집중시키고 금진옥액(金津玉液)을 될수록 많이 만들어 서서히 넘기고 호흡한다.
- CA24에서는 금진옥액을 조금씩 넘긴다. 이것을 양강(陽降)이이라고 하며, 상기된 노화(怒火)를 하강시키면서 호흡한다.
- CA20에서도 금진옥액을 넘기고 기관 기능에 의념을 집중시키고 호흡한다.

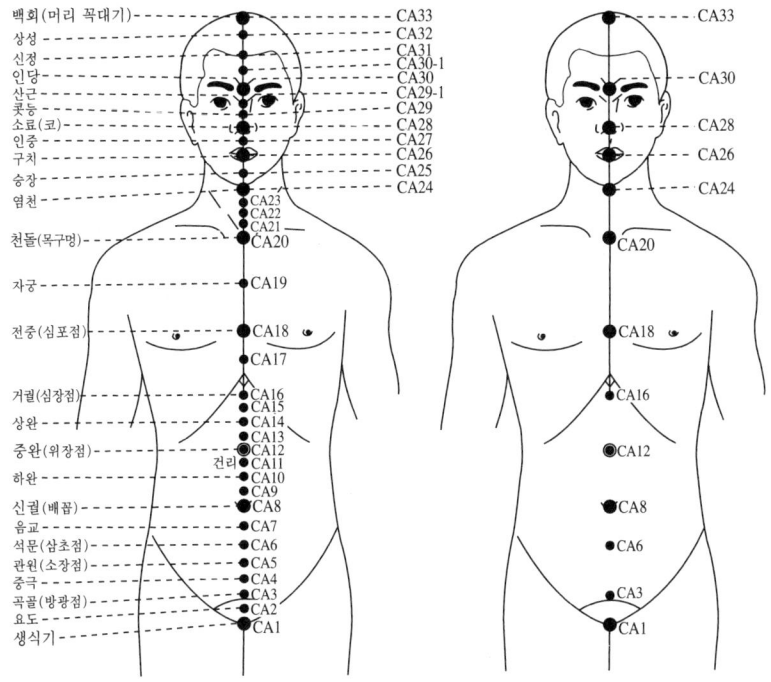

〈CA 임금경(任金經)〉

- CA18에서 심장의 기운에 의념을 집중시키고 호흡한다.
- CA16에서 횡격막에 의념을 집중시키고 호흡한다.
- CA12에서 위장에 의념을 집중시키고 호흡한다.
- CA8에서 대장·소장에 의념을 집중시키고 호흡한다.
- CA6에서 삼초와 자궁에 의념을 집중시키고 호흡한다.
- CA3에서는 방광에 의념을 집중시키고 호흡한다.
- CA1에서도 기운을 집중시키고 수축작용을 일으키면서 호흡한다.

※ 집중시킨다는 것은 의념으로 그 부위를 자극한다는 의미이다. 의념 자극을 할 때 근육을 움직이면 더욱 좋다.

CB 독금경과 같이 숨을 크게 속히 들이마시고 서서히 내쉬면서 CA33의 정확한 위치를 부르면서 숨을 서서히 내쉬는 것이다. 나머지도 마찬가지이다.
  이러한 소금경 호흡법을 실시하여 독·임금경을 자극하여 자율신경을 안정시키려는 방법이다.
  정확한 혈처는 CB 독금경·CA 임금경을 연구한다.

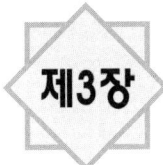 # 제3장 수지침요가의 운동법

1. 수지침요가의 손 체조

 손을 부드럽게 하기 위한 가벼운 운동을 손 체조라고 하고, 손에 힘을 주어 단련시키는 것을 손 운동이라고 분류한다.
 고려수지침에서는 그간에 손 체조에 대한 연구들이 많이 있어왔다. 그 방법도 연구자에 따라서 다양하게 개발되었다. 다만, 건강 증진에 직접적인 관련이나 효과성이 적어 널리 이용하지는 못했다.
 여기에서의 손 체조는 손 운동을 하기 위한 준비운동이다. 손 체조는 건강 증진에 도움이 된다.
 손 체조는 다음과 같은 순서대로 하되 구령을 붙이면서, 가급적 가볍게 운동을 한다. 손 체조를 막연하게 하는 것이 아니라 수지침 이론에 따라서 실시한다. 수지침 이론의 인체 상응도(相應圖)를 이해하면서 체조를 한다.
 손에는 전신의 구역이 모두 배당되어 있는데, 이것을 상응부라고 한다. 상응부위는 신체의 각 부위별로 분포되어 있는 교감신경이 손 부위에도 동일하게 배열되어 있다. 상응도는 단순한 신체 부위의 배당이 아니라 질병반응이 있을 때 교감신경의 긴장반응이 손 부위에도 동일하게 분포되어 있는 위치이다. 자율신경은 교감신경과 부교감신경이 한 쌍씩 분포되어 있으나, 손의 상응점 부위는 교감신경이 과민, 긴장된 부위이다. 상응점 부위가 아닌 지점은 교감신경이 긴장되어 있는 지점이 아니다.

상응점 부위가 교감신경 긴장 분포 지역이므로 정확한 위치에 자극하여야 효과가 좋다. 이들의 자율신경 분포는 수지침 자극을 주면서 음양맥진법으로 실험하면 입증이 된다.

수지침은 유해 중금속인 스테인리스이므로 자율신경을 자극하면 손상되어 자율신경이 저하된다. 교감신경에 수지침을 찌르면 교감신경이 저하되고, 부교감신경에 수지침을 찌르면 부교감신경이 저하된다. 상응점 부위를 정확히 정하고 음양맥상을 분별한 다음에 수지침을 찌르면 교감신경의 손상으로 교감신경이 저하되어 음양맥상에 효과반응이 나타난다.

그러나 상응점 부위가 아니거나 14기맥 요혈이 아닌 위치의 수지침 자극은 부교감신경을 자극하여 손상을 주어 부교감신경이 저하되므로 질병악화반응이 즉시 나타난다. 그러므로 손 부위에서의 정확한 수지침 이론을 알아야 한다(상응도를 잘 이해하기 바란다). 본론에서는 상응도를 잘 이해하고 구체적으로 연구하도록 한다.

손바닥은 사람의 전면이고, 손등은 사람의 후면이다. 중지는 사람의 머리에 해당되고, 제2·4지는 양쪽 팔에 해당하고, 제1·5지는 양쪽 다리에 해당한다. 그리고 손바닥의 중앙은 배꼽 부위이며, 손목의 A1은 생식기 부위이며, 제3지 제1절은 명치 끝, 제3지 제2절은 목구멍 상응부, 제3절(끝마디)은 턱밑 관절에 해당하고, 제3지 끝부분은 사람의 얼굴에 해당한다. 그리고

■ 고려수지침 · 서금요법의 인체 상응도(相應圖) ■

*原著 柳泰佑

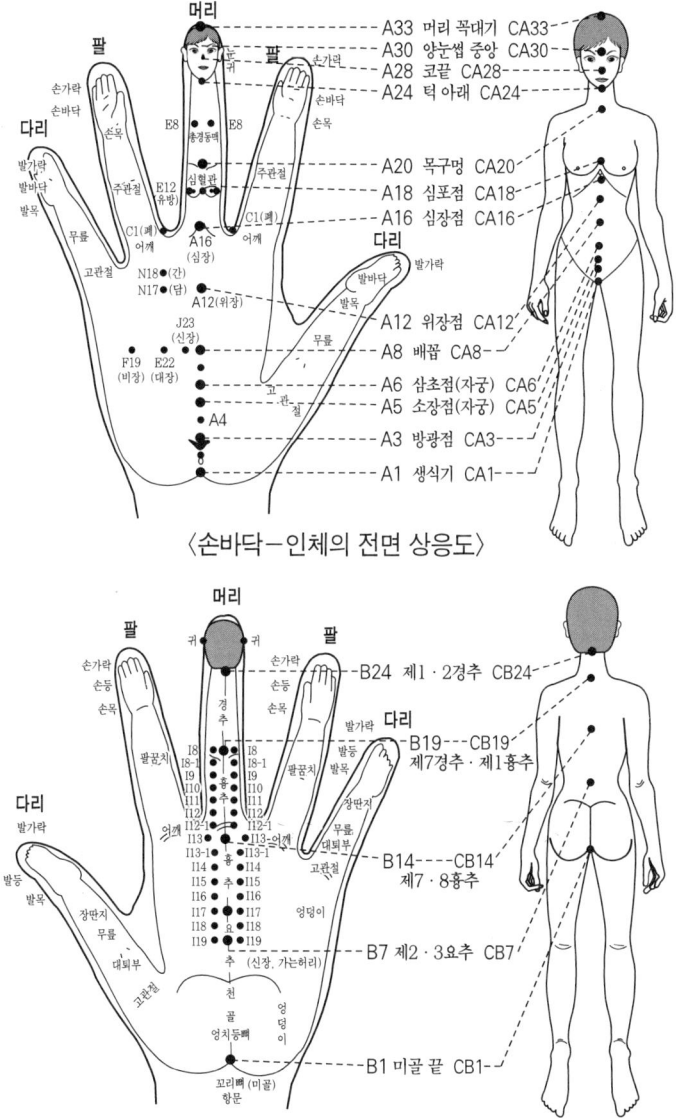

〈손바닥-인체의 전면 상응도〉

〈손등-인체의 후면 상응도〉

제2·4지의 끝마디는 손목관절, 가운데는 주관절(팔꿈치), 첫째 마디는 견관절에 해당한다. 제1·5지에서 끝마디는 족관절(발목관절)에 해당되고, 제2절은 무릎 관절에 해당하고, 첫째 관절은 고관절에 해당한다. 손등에서 제3중수골과 손등 제3지 중앙은 척추에 해당하고, B1은 항문(미골)에 해당한다.

그림을 보면서 우선 이해하기 바란다.

손 체조를 할 때도 상응요법의 원리를 생각하면서 한다. 손 체조를 할 때 구령을 붙이면서 하되 처음에는 하나, 둘, 셋, 넷으로 하되 시간이 있으면 반복해도 좋다.

① 손을 흔들어서 손의 긴장을 푼다(하나, 둘, 셋, 넷… 하면서 푼다).

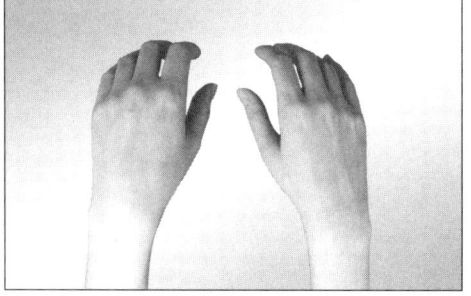

② 오른손으로 주먹을 가볍게 쥔 다음 왼손의 A8을 주먹으로 때린다(하나, 둘, 셋, 넷… 하면서).

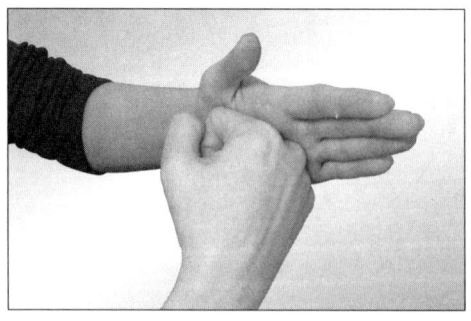

다시 왼손으로 주먹을 쥔 다음 오른손의 A8을 주먹으로 때린다(하나, 둘, 셋, 넷… 하면서). 내장 특히 복부·배꼽을 자극하며 내장의 교감신경 긴장을 이완시켜서 내장 기능을 왕성하게 하기 위함이다. 소화불량·변비 등에 좋다.

③ 양 손바닥의 A1을 치면서 구령을 붙인다(하나, 둘, 셋, 넷…).

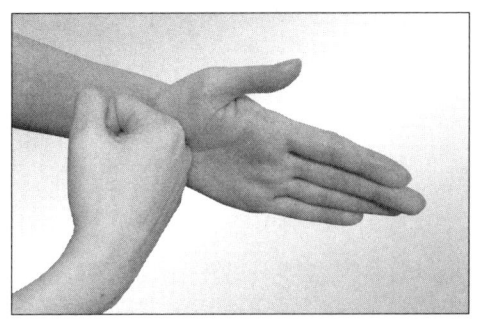

요도·방광·전립선의 긴장을 완화시키기 위함이다. 평소에도 수시로 치면 좋다(좌우손을 바꿔가면서 체조한다).

④ 손등의 B1을 양 손등으로 때리기를 '하나, 둘, 셋, 넷…' 하면서 친다.

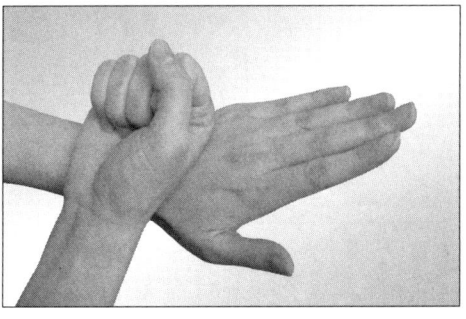

B1은 항문이므로 변비·설사와 허리의 질병을 제거하는데 도움이 된다(좌우 손등을 교차하면서 체조한다).

⑤ 중지를 뒤로 젖히기를 실시한다.

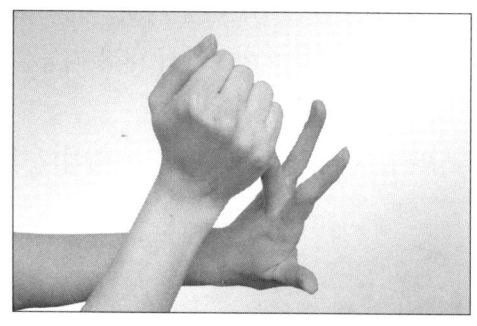

구령을 붙여가면서 왼손 중지를 뒤로 젖힌다. 다시 오른손의 중지를 뒤로 젖힌다. 척추과민증, 경추과민, 항강증, 기관지·두뇌의 긴장을 풀어 주는 운동이다(너무 강하게 하지 않는다). 체조이므로 가볍게 실시한다. 팔을 앞으로 쭉 뻗고서 좌에서 우로 실시한다.

⑥ 제2·4지를 뒤로 젖히기를 실시한다.

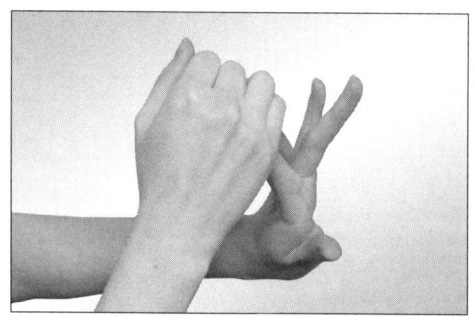

제2·4지는 양쪽 팔에 해당되는 상응부위로 위 ③과 같이 구령을 붙여가면서 뒤로 젖히기 운동을 한다. 왼손에서 오른손으로 실시한다.

⑦ 제1·5지를 뒤로 젖히기를 실시한다.

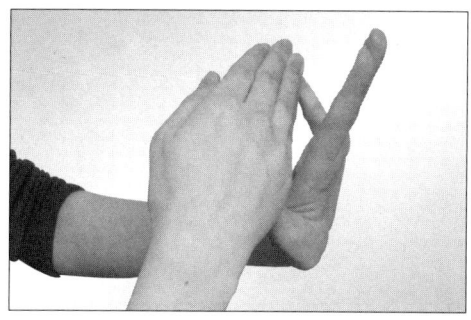

제1·5지는 양쪽 다리에 해당되는 상응 부위로 뒤로 젖히는 운동을 한다. '하나, 둘, 셋, 넷…' 구령을 붙여가면서 운동을 한다. 가급적 세게 뒤로 젖힌다. 하지의 긴장을 이완시키는 운동이다.

⑧ 좌우 손의 제5지 측면을 맞대고 두드리는 체조이다.

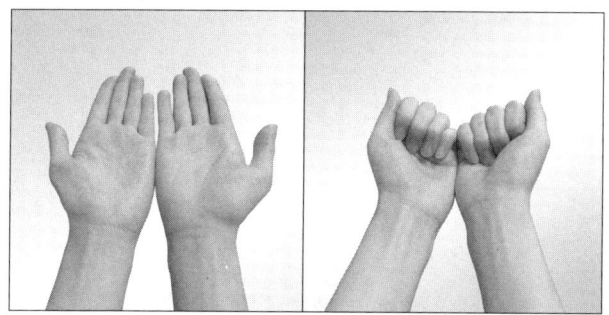

손바닥을 위로 하여 구령에 맞춰서 두드린다.

⑨ 양손을 흔드는 운동

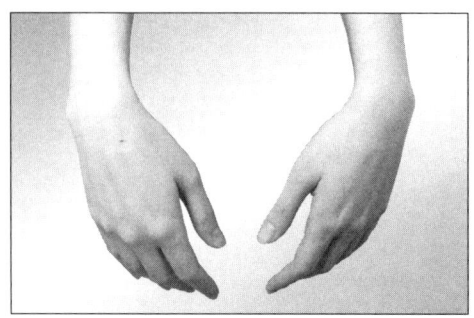

위와 같이 체조를 하였으면 양손을 내리고 손을 흔드는 운동을 한다. 손과 전신의 교감신경 긴장을 이완시키는 운동이다.

이 체조는 '하나, 둘, 셋, 넷' 만의 구령을 붙여가면서 하되 여러 번 반복하여도 좋다.

2. 수지침요가의 손가락 운동법

손 체조에 이어서 손가락 운동법을 실시한다. 손가락 전체를 운동하여 손의 긴장을 완화시키면 교감신경이 저하되어 전신의 근육과 관절을 이완시킬 수가 있다.

(1) 모든 손가락을 뒤로 젖히는 운동

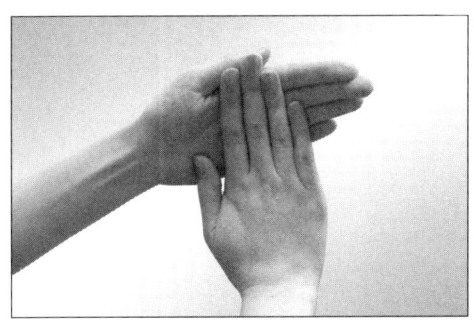

모든 손가락을 손등 뒤로 젖히는 운동이다. 팔을 쭉 펴고 오른손으로 왼손의 모든 손가락을 잡고 뒤로 젖히기를 구령에 따라서 실시한다. 다시 왼손을 실시한다. 손가락의 긴장을 풀어서 전신의 긴장을 풀어 주는 운동이다.

(2) 양손 깍지 껴서 손목 돌리기 운동

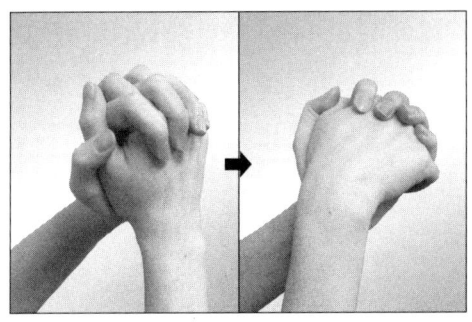

양손으로 깍지를 낀 다음 먼저 좌측으로 20회, 우측으로 20회 이상 돌리기 운동을 한다. 손목을 부드럽게 움직여서 신체의 관절, 특히 손목·주관절·어깨관절의 긴장을 풀어 준다.

(3) 주먹을 쥐었다 놓는 운동

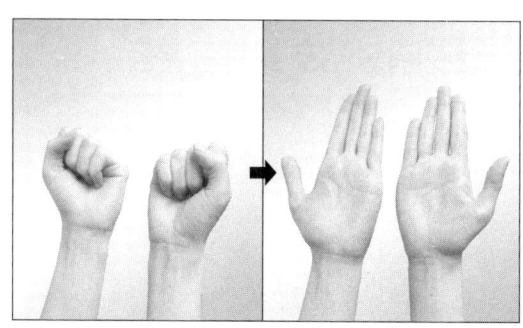

주먹을 쥐었다가 놓기를 20~50회 실시한다. 손 전체의 긴장을 풀고 혈액순환을 촉진하기 위함이다. 100~200회 이상 하면 손이 부드러워지고, 손의 긴장이나 부종 기운이 없어지고, 소화불량도 없어진다. 차를 타고 다니면서 해도 된다.

먼저 주먹을 가볍게 쥐는 운동을 20~50회 이상 하고, 주먹을 가능한 세게 쥐는 운동을 20~50회 이상 실시한다. 그러면 피로 회복과 근육 단련에 매우 좋다.

손·팔·어깨의 근육·관절 단련에 대단히 좋다. 주먹을 쥐었다 폈다 하는 운동을 많이 할수록 건강 증진에 좋다.

3. 맥 조절 손목 운동법(손 기강운동)

『금경술강좌』 등에서도 소개했으며 음양맥상을 조절하는 운동이다. 웬만한 음양맥상은 기강(氣康)운동만으로도 맥 조절이 가능하다. 그러므로 질병 예방과 회복, 건강 증진과 관리를 목적으로 매일 기강운동을 할수록 좋다.

현대 의학도 약물 남용·과용 등이 심해지면서 중독·습관성·부작용이 심각하다. 이때 약물의 모든 독성 해독과 부작용 제거에도 도움이 된다.

팔을 쭉 펼치고 손가락은 가급적 굽히지 않아야 운동 효과가 크다. 팔에 있는 모든 근육을 최대한 움직이기 위한 운동이므로 손가락을 굽히지 않는다. 팔에 내려오는 혈관은 팔에 있는 근육들이 혈액순환을 도와주므로 팔 근육운동을 부드럽게 하기 위함이다. 손목의 힘을 완전히 뺀 상태에서 운동을 한다.

(1) 손바닥을 위로 향한 상태에서 손목 굽히기 운동

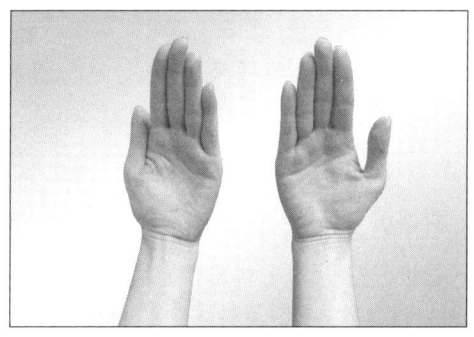

팔을 쭉 펴고 손바닥이 위로 향하고 손가락은 가급적 굽히지 않고 손목을 위로 향하게 하고 최대한 굽힌다. 그리고 손등 쪽으

로 최대한 젖히는 운동이다. 손등 뒤쪽, 팔뚝 뒤쪽에 있는 근육을 당기게 움직인다(정맥 순환을 크게 도와준다). 10~20회 이상 실시한다. 음양맥상 실험으로는 몇 번만 실시해도 조절반응이 나오나, 운동을 중지하면 음양맥상은 다시 나빠진다. 신체에 질병이 있는 사람들도 수시로 손목 기강운동을 실시한다. 일반 환자나 중환자도 손목을 움직일 수 있으면 손목 기강운동을 한다. 손바닥을 위로 향하는 것은 천기(天氣), 즉 하늘의 태양 기운을 받아들이기 위한 운동이다.

(2) 손바닥을 아래로 향한 상태에서 손목 굽히기 운동

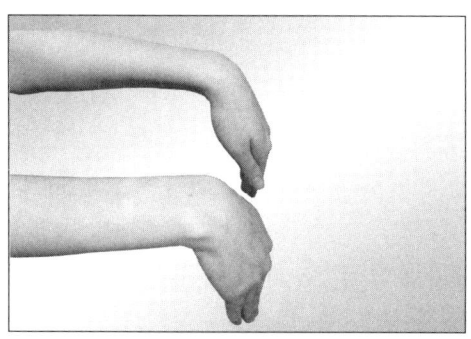

손바닥을 아래로 향한 상태에서 손목 굽히기 운동을 한다. 역시 10~20회 이상 구령에 따라서 실시한다. 땅의 지기(地氣)를 빨아들이는 운동 자세이다. 손바닥 쪽으로 최대한 젖히고 다시 손등 쪽으로 최대한 젖히는 운동이다. 손과 팔뚝의 근육운동을 최대한 반복 운동시키므로 혈액순환을 강력하게 촉진시키고 대뇌혈류를 조절한다.

(3) 양 손바닥을 마주 대고 손목 굽히기 운동

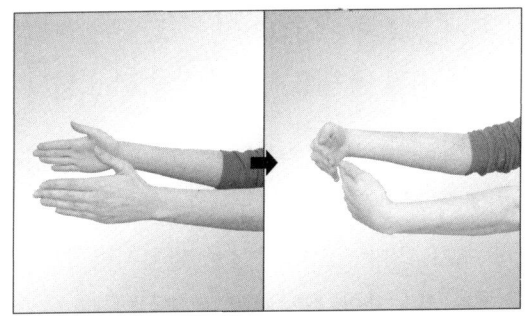

양팔을 나란히 펼치고 양 손바닥을 서로 맞대고 손바닥 쪽으로 최대한 굽힌다. 다시 손등 쪽으로 최대한 굽히기 운동을 20~30회 이상 한다.

(4) 양 손등을 마주 대고 손목 굽히기 운동

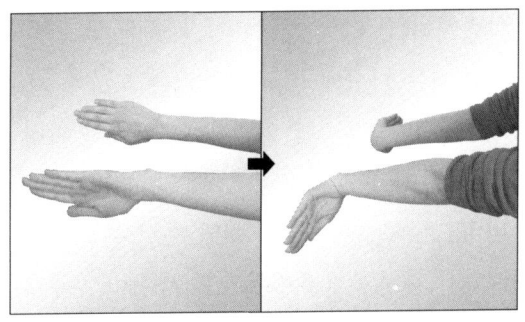

양팔을 쭉 펴고 양 손등을 마주 대고 손바닥 쪽과 손등 쪽으로 최대한 굽히는 운동이다. 20~30회 이상 실시하며, 모든 운동은 구령을 따라서 실시하여도 좋다. 이 운동만으로 혈액순환 촉진, 특히 심장병 예방과 회복에 탁월하다.

# 4. 수지침요가의 비빔 운동 (I) - 상응부 비빔 운동

반드시 자신의 손을 비빈다
타인의 손을 비빌 땐 반드시 면장갑을 끼고 한다

상응요법에 의한 비벼 주는 운동은 신체의 모든 근육과 관절, 내장과 각 기관의 긴장을 풀어 주고 혈액순환을 촉진시키므로 운동량을 늘려 주고, 많은 고통 증상을 완화시키거나 제거시키는 방법으로서 수지침요가의 핵심적인 방법이다. 음양맥상 조절은 반드시 고려수지침의 상응 이론에 따라서 자극운동을 주어야 도움이 된다. 상응요법은 고려수지침·서금요법의 인체 상응도를 참조한다.

비비는 운동은 단순 지압이나 마사지가 아니라 엄지와 검지로 손가락이나 손바닥·손등의 중요 부분을 약간의 압박을 가하여 비벼 주는 방법이다.

통증이 심할 때는 가볍게 비비면서 차츰 강하게 비벼 주고, 통증이 심하지 않은 부분은 약간의 압력을 가하여 비벼 주는 방법을 말한다. 비비는 횟수는 약 20~30회 이상 비벼 줄수록 좋다. 여러 곳을 비비므로 한 번 자극을 하면 수십 분간 자극을 줄 수가 있다. 교감신경을 진정시키는 운동으로 반응이 우수하다.

(1) 손 관절을 비비는 운동

손은 대뇌와 밀접한 관련이 있다. 이것은 대뇌의 운동중추와 감각중추의 1/3~1/2정도가 손이 차지하고 있어서 대뇌는 손을 통제하지만, 반대로 손의 운동은 대뇌 기능을 활성시키고, 대뇌를 크게 확장시키고, 산소와 영양 공급을 원활히 한다.

손의 운동은 전신의 모든 관절과 근육의 긴장을 풀어 주고 혈액순환을 촉진시켜 줄 수 있고, 대뇌 안정에 특히 탁월하다. 각 부분을 비벼 주면서 가장 예민한 통증 부위를 체크해 둔다. 그리고 비비는 운동이 끝나면 가장 예민한 통증 부위를 보충하여 다시 비벼 준다.

한 곳을 10~20회씩 비빈다. 왼손부터 비빈 후 오른손을 비빈다.

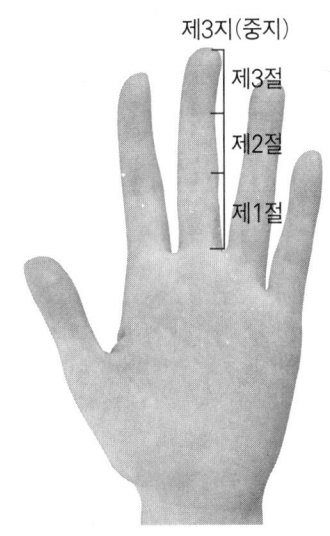

※ 제3지(중지)의 각 마디(관절)를 비벼 준다.

① 중지 끝부분 비빔 운동(10회씩 실시한다)

손톱과 지복을 잡고 비벼 준다. 머리·오관 기능을 건강하게 유지시켜 준다.

중지 양옆을 잡고 비벼 준다 - 편두의 혈액순환과 청각 기능, 즉 귀의 기능을 왕성하게 도와준다.

② 중지 제3절 비빔 운동(10회씩 실시한다)

이 부위를 비벼 주면 목 관절과 기관지·식도·인후의 기능을 왕성하게 도와주고 목 운동을 부드럽게 해 준다.

중지 제3절 옆 관절 마디 - 옆 관절도 함께 비벼 준다.

③ 중지 제2절과 제3절 사이 비빔 운동(10회씩 실시한다)

목구멍 후두·경추 부분으로, 앞뒤를 잡고서 약간 압박을 가해서 비벼 준다. 그리고 옆으로 잡고서 비빈다. 경추와 식도·인후·기관지 기능을 왕성하게 도와준다.

④ 중지 제2절 비빔 운동(10회씩 실시한다)

제7경추와 목 부위, 특히 갑상선 기능을 왕성하게 조절시키기 위한 비벼 주는 운동이다. 약간 힘을 가해서 비빈다. 측면 관절도 비벼 주면 목 운동 곤란, 경근 강직 해소에 큰 도움이 된다.

⑤ 중지 제1절과 제2절 사이 비빔 운동(10회씩 실시한다)

손등에서는 제1흉추에서 제7흉추 사이이며, 손바닥에서는 목구멍부터 명치까지는 흉부에 해당한다. 여기에는 유방·심장·횡격막과 폐·기관지·식도 부위로 중요한 기관이 많다. 이 부위는 넓으므로 3구역으로 나누어서 비벼 준다. 또한 옆으로 나눠서 비벼 준다. 심폐 기능을 도와주고 식도·호흡기 이상과 갑상선 기능이상은 조절할 수 있다.

(2) 제4지 끝부분을 비벼 주는 운동

왼손부터 시작하여 오른손을 비빈다. 제4지는 팔에 상응하면서 폐·소장·삼초 기능을 왕성하게 한다.

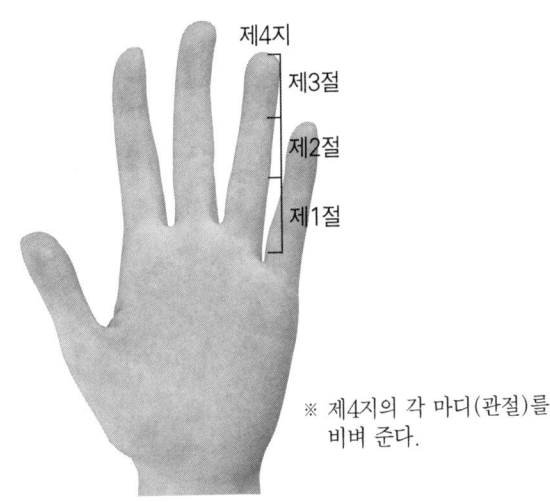

※ 제4지의 각 마디(관절)를 비벼 준다.

① 제4지의 손톱과 지문 부위를 잡고서 비벼 준다(비빔 운동을 10회씩 실시한다).

모든 손가락 끝은 모세혈관이 가장 많이 분포되어 있고, 문맥이 분포되어 있어서 혈액순환이 되는 가장 중요한 부위이다. 20~30회 이상 비빈 후 손톱 옆으로 잡고서 다시 20~30회 이상 비벼 준다.

제4지 끝부분은 손의 상응 부위로 팔·손 부위의 혈액순환을 왕성하게 조절하는 중요한 지점이고, 제4지는 폐·기관지와 소장·삼초와 자궁 기능 그리고 팔의 긴장을 이완시켜 줄 수 있는 위치이다.

② 제4지의 끝마디를 비벼 준다(비빔 운동을 10회씩 실시한다).

제4지의 끝마디는 손목 부위 상응지점이므로 손목 근육·관절의 긴장을 풀어 주고 혈액순환에 도움을 주는 지점이다. 먼저 왼손부터 시작해서 오른손으로 실시한다. 손바닥 쪽과 손등 쪽을 잡고서 20~30회씩 비벼 준다. 호흡기·자궁 기능을 왕성하게 도와주고 소장·대장 기능을 조절할 수가 있다.

③ 제4지의 끝마디와 가운데 마디를 비벼 준다(비빔 운동을 10회씩 실시한다).

제4지의 끝마디와 가운데 마디 사이는 팔뚝에 해당한다. 주관절과 완관절에 해당한다. 이 부위를 앞뒤, 옆으로 비벼 주면 팔뚝 근육의 긴장을 풀어 줄 수가 있다. 좌측에서 우측으로 비벼 준다.

④ 제4지의 가운데 마디(제2절)를 비벼 준다(비빔 운동을 10회씩 실시한다).

제4지의 가운데 마디는 주관절에 상응한다. 주관절의 긴장과 운동장애, 엘보 통증일 때 비비는 운동을 하면 주관절 통증 예방과 해소에 큰 도움이 된다. 왼손에서 오른손으로 비벼 주고, 1회에 20~30회씩 비벼 주면 좋다. 앞뒤로 잡고 비벼 주고 다시 옆으로 잡고 비벼 준다.

⑤ 제4지의 제1절과 제2절(가운데 마디) 사이를 비벼 준다(비빔 운동을 10회씩 실시한다).

이 부분은 상완골에 해당되어 견비통이나 팔뚝이 아플 때 비벼 준다. 오십견·견관절염이 있으면 팔뚝까지 통증이 나타난다.

좌측의 제4지를 먼저 비벼 주고 그 다음에 우측의 제4지를 비벼 준다. 앞뒤로 잡고 비벼 주고 다시 옆으로 잡아 비벼 준다.

⑥ 제4지의 제1절을 비벼 준다(비빔 운동을 10회씩 실시한다).
제4지의 제1절은 견관절에 상응하며 견관절에는 근육통·관절염·오십견·운동장애가 많이 발생한다. 견관절에 무리한 통증과 자세 이상, 지나친 스트레스로 인하여 견관절 주위의 모세혈관이 수축되어 많은 피로물질의 축적으로 혈액순환 장애를 일으켜 운동 곤란·운동 통증·관절 통증 등이 나타난다.

이때 제1절 주위를 압박해 보면 가장 심하게 과민압통점이 나타나는 부위가 있다. 이들 과민압통점을 찾아 압박을 가하여 비벼 주면 통증이 진정되거나 없어지고 운동 곤란증도 해소할 수가 있다.

제1절은 범위가 넓으므로 우선 앞뒤로 만지면서 비벼 준다. 그 다음에는 제1·2지로 손등 관절 부위의 주변을 비벼간다. 과민점이 있으면 20~30회 이상을 비벼 준다. 비벼 압박하면서 상하로 이동한다. 그리고 손바닥의 제4지 제1절 주변을 찾아서 압박자극한다. 좌측 제4지부터 시작하고, 다시 우측 제4지를 비벼 준다.

(3) 제5지를 비벼 주는 운동

제5지는 하지에 상응되면서 신장·위장·방광·소장·삼초·자궁 기능을 조절한다. 항상 왼손의 제5지부터 비벼 주고, 그 다음에 오른손의 제5지를 비벼 준다. 항상 비벼 주면 신장 기능과 자궁 기능을 왕성하게 하고, 하지의 근육·관절 긴장을 풀어 준다.

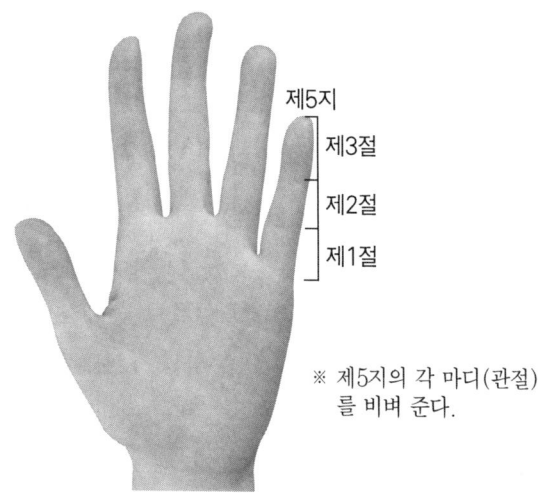

※ 제5지의 각 마디(관절)를 비벼 준다.

① 제5지의 끝부분을 비벼 준다(비빔 운동을 10회씩 실시한다).
제5지의 손등과 끝부분 지복(指腹) 부분을 잡고서 약간 힘주어 비빈다. 손가락 끝부분은 모세혈관이 풍부하고 문맥 부분이므로 이 부위에서 혈액순환이 잘될 때 전신의 혈액순환과 특히 신장과 자궁의 혈액순환 기능이 좋아진다.
앞뒤로 잡고 20~30회씩 비벼 주고, 다시 옆으로 잡고서 20~30회씩 비벼 준다. 발가락의 긴장 통증을 해소시킬 수 있다.

② 제5지 제3절(끝마디)를 비벼 준다(비빔 운동을 10회씩 실시한다).

이 부분은 족관절에 해당된다. 발목이 삔 경우에는 제3절 부근에서 과민압통점이 나타난다. 이 부분을 계속 비벼 주면 발목 삔 통증을 해소할 수가 있다. 발목은 한 번삐면 잘 낫지 않고 재발이 잘된다. 이때도 발목을 계속 비벼 주면 재발은 거의 없다. 앞뒤로 잡고 비벼 주기를 20~30회 실시하고, 다시 옆으로 잡고 비벼 주기를 20~30회 실시한다. 그리고 눌러서 제일 아픈 지점을 찾아서 계속 압박자극을 주면 더욱 좋다.

③ 제5지의 제2·3절 사이를 비벼 준다(비빔 운동을 10회씩 실시한다).

제5지의 제2·3절 사이는 하지의 무릎과 발목 사이의 종아리 부분에 해당한다. 운동을 많이 하거나 무리하게 걸으면 이 부위에 근육 통증이 나타난다. 또는 경련·긴장 현상이 있을 때도 앞뒤로 잡고 비벼 주고, 다시 옆으로 잡고 비벼 준다.

④ 제5지의 제2절(가운데 관절)을 비벼 준다(비빔 운동을 10회씩 실시한다).

이 부분은 무릎 관절에 해당되는 지점이다. 무릎 관절 질환으로는 류머티즘·퇴행성 슬관절염·관절통·근육통 등이 대단히 많다. 먼저 관절 마디를 앞뒤로 잡은 다음 20~30회 이상 비벼 준다. 그리고 옆으로 잡은 다음에 20~30회씩 비벼 준다. 그리고 모서리 부분을 잡고 비벼 주면 유난히 과민 통증이 나타나는 지점이 있다. 그 부분도 약간 힘을 주어 비벼 준다.

⑤ 제5지의 제2절과 제1절 사이를 비벼 준다(비빔 운동을 10회씩 실시한다).

제5지의 제2절과 제1절 사이는 대퇴부에 상응되는 지점이다. 대퇴부의 통증 · 근육 긴장이 있을 때 비벼 주면 도움이 된다. 앞뒤로 잡고 20~30회 이상 비벼 주고, 다시 옆으로 잡고 비벼 준다.

⑥ 제5지의 제1절을 비벼 준다(비빔 운동을 10회씩 실시한다).

이 부분은 고관절에 해당되며, 엉덩이 · 사타구니에 상응된다. 고관절의 관절통 · 근육 통증이 심할 때 제5지의 제1절을 비벼 주면 통증 해소에 도움이 된다. 먼저 앞뒤를 잡고 비벼 주고, 그 다음에 옆으로 잡고서 비벼 준다. 고관절의 통증 · 운동장애 · 운동곤란이 있을 때 과민압통점이 나타난다. 그 압통점 부분을 20~30분 이상 좌측부터 시작해서 우측으로 비벼 준다.

(4) 제2지를 비벼 주는 운동

제2지는 심장과 방광 · 대장의 기능을 왕성하게 하는 손가락으로 허증일 때 많이 비벼 준다. 또한 제2지는 반대측의 양팔에 해

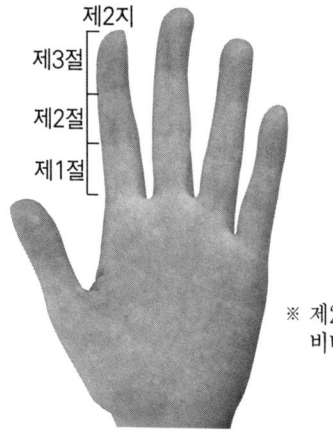

※ 제2지의 각 마디(관절)를 비벼 준다.

당한다. 제2지도 비비는 순서는 손톱 앞뒤·옆으로 비벼 준다.

① 제2지의 손끝을 비벼 주는 운동(비빔 운동을 10회씩 실시한다).

제2지 끝부분의 손톱과 지복(指腹)을 잡고서 비비는데 약간 압박을 가하면서 비빈다. 손끝 부분은 모세혈관이 풍부하고 문맥이 많은 위치로서 혈액순환 조절에 큰 도움이 된다. 20~30회 이상 비벼 준다. 그리고 양옆을 잡고 다시 비벼 주는 운동을 한다.

② 제2지의 끝마디를 비벼 주는 운동(비빔 운동을 10회씩 실시한다).

제2지 끝마디는 반대측의 손목 관절에 해당되어 손목 삔 것, 통증·운동장애를 다스릴 수 있다. 앞뒤로 잡고 약간 누르면서 비벼 주는 운동을 하고, 다시 옆으로 잡고 누르면서 비비는 운동을 한다.

③ 제2지의 제2절과 제3절 사이를 비벼 주는 운동(비빔 운동을 10회씩 실시한다).

제2지의 제2절과 제3절의 중간 부분은 반대측의 팔뚝에 해당된다. 근육 통증, 완·주관절통을 해소시킬 수가 있다. 앞뒤로 잡고서 20~30회씩 비벼 주고, 다시 옆으로 잡고서 20~30회씩 비벼 준다.

④ 제2지의 제2절(가운데 마디)을 비벼 주는 운동(비빔 운동을 10회씩 실시한다).

제2지의 제2절은 반대측 손의 주관절에 해당되어 주관절의 통증·근육통·운동곤란을 없애 줄 수 있는 운동이다. 제2절을 앞뒤로 잡고 비벼 주는 운동을 20~30회씩 하고, 다시 옆으로 잡고서 비벼 주는 운동을 20~30회씩 실시한다.

⑤ 제2지의 제1절과 제2절 사이를 비벼 주는 운동(비빔 운동을 10회씩 실시한다).

제2지의 제1·2절 사이는 반대측 손의 팔뚝에 해당한다. 즉 주관절과 견관절 사이의 근육 긴장과 통증을 해소시키는 운동이다. 견관절 염증이나 오십견이 있을 때 비벼 주면 통증해소에 도움이 된다. 먼저 앞뒤로 잡고서 20~30회씩 비벼 주고, 다시 옆으로 잡은 다음에 20~30회씩 비벼 준다.

⑥ 제2지의 제1절을 비벼 주는 운동(비빔 운동을 10회씩 실시한다).

제2지의 제1절은 반대편 손의 견관절 상응부위이다. 오십견·견관절염·승모근·류머티즘·운동곤란이 있으면 과민압통점이 나타난다. 과민점을 찾아서 20~30회씩 비벼 주면 통증 해소와 운동곤란에 큰 도움이 된다. 처음에는 앞뒤로 잡고 비벼 주는 운동을 하고, 그 다음에 옆을 잡고서 비벼 주는 운동을 한다.

위와 같이 과민점을 비벼 주는 운동을 한다.

(5) 제1지(엄지)를 비벼 주는 운동

제1지는 간 기능과 위장·대장 기능을 왕성하게 보하는 손가락이며, 반대편의 하지에 상응한다. 제1지의 비비는 운동은 간·위·대장의 기능을 보할 수 있다(단, 상처·기형 등이 있으면 간승·위승·대장승이다). 또한 반대편 하지의 모든 근육 긴장·관절통·운동곤란증을 해소할 수 있다.

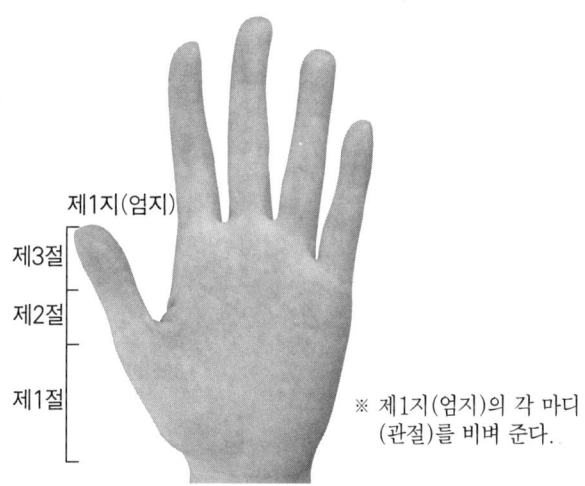

※ 제1지(엄지)의 각 마디 (관절)를 비벼 준다.

① 제1지(엄지) 끝부분을 비벼 주는 운동(비빔 운동을 10회씩 실시한다).

제1지(엄지) 끝부분도 모세혈관이 풍부하여 혈액량이 많으며 문맥이 있어서 동맥과 정맥이 교류하는 지점으로 혈액순환 조절에 있어서 대단히 중요한 위치이다.

먼저 앞뒤로 잡고서 약간 힘을 주어 20~30회 이상 비벼 주고, 그 다음에는 옆으로 잡고서 20~30회 이상 비벼 준다. 반대편 발등·발가락의 긴장과 통증을 없앨 수 있다.

② 제1지(엄지) 제3절을 비벼 주는 운동(비빔 운동을 10회씩 실시한다).

엄지 끝마디는 반대편 발의 족관절에 상응되므로 반대편 족관절이 뻐었을 때 과민점을 찾아서 압박하여 비벼 주는 운동을 한다. 앞뒤로 잡고서 비비는 운동을 하고, 다시 옆으로 잡고서 비비는 운동을 한다. 왼손부터 20~30회 이상씩 비벼 주는 운동 후, 다시 오른손을 운동한다.

③ 제1지의 제1절과 제2절 사이를 비벼 주는 운동(비빔 운동을 10회씩 실시한다).

반대편 발의 족관절과 슬관절 사이로서 근육통·신경통·운동곤란·경련 증상이 있을 때 비벼 주는 운동을 하면 큰 도움이 된다. 앞뒤로 잡고 비비는 운동을 하고, 다시 옆으로 잡고 비비는 운동을 20~30회 이상 한다.

④ 제1지의 제2절(가운데 마디)을 비벼 주는 운동(비빔 운동을 10회씩 실시한다).

반대편 발의 슬관절에 상응한다. 구기 운동을 많이 하면 엄지손가락이 많이 아플 수가 있다. 이때도 비벼 주는 운동을 하면 엄지손가락 통증과 운동곤란증을 해소할 수가 있다. 앞뒤로 비벼 주는 운동 후 다시 옆으로 비벼 주는 운동을 한다. 그 외 과민점을 찾아서 운동한다.

⑤ 제1지의 제1·2절 사이를 비벼 주는 운동(비빔 운동을 10회씩 실시한다).

이 부위는 반대편 하지의 피부에 해당되는 부위이며, 좌골신경통·고관절통의 반응이 나타난다. 그리고 여러 가지 구기 운동, 손 운동을 지나치게 할 때 통증이 많은 곳이다. 우선 앞뒤로 잡고서 비비는 운동을 20~30회 이상씩 왼손에서 오른손으로 한다.

⑥ 제1지의 제1절을 비벼 주는 운동(비빔 운동을 10회씩 실시한다).

엄지의 제1절은 손목 관절과 붙은 지점으로 완관절 부근이다. 반대편의 하지 고관절 상응 부위이다. 고관절 통증이 있거나 완관절 통증이 있을 때 과민점을 찾아서 비비는 운동을 한다. 앞뒤·옆으로 비벼 주는 운동을 하며, 과민통증을 찾아서 비벼 주는 운동을 한다. 20~30회 이상 실시하고 통증이 심하면 반복한다.

이와 같이 손가락의 비비는 운동을 하면 전신의 근육 긴장을 풀어 주고 관절의 긴장이나 운동곤란·장애를 감소·해소시키는 데 좋다. 다만, 타인이 직접 환자의 손가락을 만지는 것은 절대 금지해야 한다. 만약 타인에게 비비는 운동을 시키려면 면장갑을 끼고 하거나 환자 손을 타월로 감싸고 비빔 운동하는 것이 좋다.

5. 수지침요가의 비빔 운동(Ⅱ)
- 손바닥·손등을 비벼 주는 운동

손바닥은 사람의 복부에 상응하며 모세혈관이 풍부하고, 손등은 사람의 척추와 등줄기에 상응하며 정맥이 많은 곳이다. 이들 부분을 비벼 주는 운동을 하면 혈액순환 조절과 내장과 척추와 등줄기의 긴장을 완화시켜 주고 통증을 저하시킬 수 있다. 이 부위는 반드시 스스로 비비는 운동이 좋고, 타인이 하는 비벼 주는 운동은 반드시 면장갑을 끼고 해야 한다.

손바닥·손등의 비벼 주는 운동은 엄지와 검지로 앞뒤를 쥔 다음에 기맥선상으로 손목부위에서 손끝으로 비벼 주기를 반복한다. 10~20회 이상 실시한다.

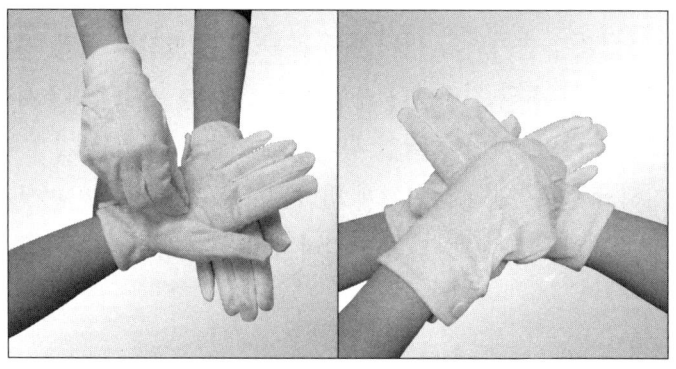

〈손바닥·손등을 비비는 운동〉
※ 타인이 할 때는 반드시 면장갑을 끼고 해야 한다.

(1) 손바닥을 밀면서 비비는 운동

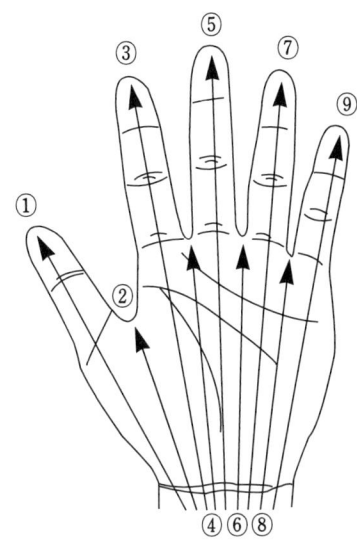
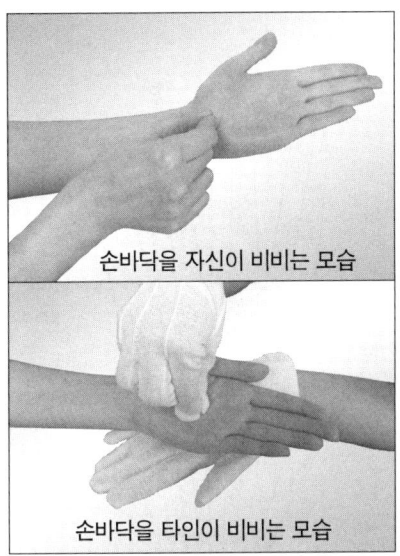

손바닥·손등을 비비는 순서는 손바닥에서 손등으로 비벼 준다. 1회 비빌 때마다 3~5회 이상 실시하며, 손바닥에서는 혈액의 흐름을 따라서 손목에서 손가락 쪽으로 밀어 주는 방법을 택한다.

먼저 엄지 끝(제1중수골)을 비벼 주고, 그 다음에는 엄지와 검지 사이를, 다음에는 제2중수골, 제2~3지간 사이, 제3중수골로, 다시 제3~4지간 사이로, 제4중수골, 제4~5지간 사이로, 제5중수골을 차례로 비벼서 손에서 혈액순환이 왕성하도록 한다.

이때 제1·2·3·4·5지 바닥을 밀어서 비비는 운동은 제1·2·3·4·5지 끝까지 비벼 주거나 밀어 준다. 이 방법을 계속하면 손바닥이 따뜻해지고 심장이 편해지고 전신에서 가벼운 열감을 느낀다.

(2) 손등에서의 밀고 비비는 운동

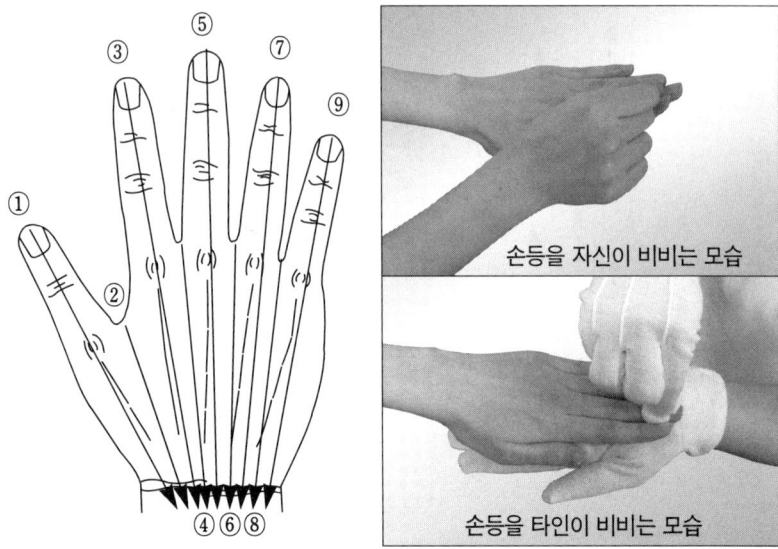

손등을 자신이 비비는 모습

손등을 타인이 비비는 모습

　손등에서는 대체로 정맥이 손목 쪽으로 흘러가고 있다. 기맥의 흐름과 관계없이 정맥의 흐름을 따라 밀면서 비벼 주는 운동을 한다. 비벼 주는 순서는 역시 왼손에서 오른손으로 비벼 주고 손끝 쪽에서 손목 쪽으로 비벼간다.

　① 먼저 엄지 손톱 위에서 손목 쪽으로 밀면서 비벼 주기를 3~5회씩 실시한다.

　② 제1지와 제2지 사이의 CD 대장금경을 따라서 손목까지 밀어 비벼 준다.

③ 제2지 손톱 끝에서 제2중수골(손등) 쪽으로 손목까지 밀어 비벼 준다.

④ 제2지와 제3지 사이 끝에서 손등으로 하여 손목까지 밀어 준다.

⑤ 제3지 손톱 끝에서 제3중수골(독기맥) 쪽으로 하여 손목까지 밀어 준다.

독기맥보다 정맥의 순환을 중요시한다.

⑥ 제3~4지간 사이를 압박하여 밀어 비벼 준다.

⑦ 제4지 손톱 끝에서 비벼 주기를 시작하여 손등 손목까지 비벼 준다.

⑧ 제4~5지간 사이를 밀면서 비벼 준다.

⑨ 제5지 손톱 끝에서 밀어가면서 비벼 준다.

6. 수지침요가의 굴신운동(손가락 굽히고 펴는 운동)

손가락 운동은 전신·사지의 운동을 대신할 정도로 매우 중요하다. 전신의 긴장을 풀어 주고, 가는 근육을 단련시키고, 혈액순환을 촉진시켜 주며, 대뇌혈류량 조절에도 대단히 큰 도움이 된다. 손가락의 운동과 대뇌의 활성과 비례한다.

아이들과 젊은 사람들은 손놀림이 매우 민첩하므로 머리의 회전·활성도가 대단히 높다. 그러나 60~70대가 넘으면 손놀림도 둔해진다. 그러면 대뇌의 회전도 크게 저하된다. 정신력이 감퇴되거나 치매 증상이 있는 경우는 손놀림이 크게 퇴화된다. 손놀림을 보면 대뇌 회전의 상태를 파악할 수 있으므로 손 운동은 대뇌 활성화에 미치는 영향이 크다.

그러므로 치매증·파킨슨병이나 정신력 감퇴, 우울증, 신경과민자들의 정상 회복과 예방을 위해서 손 운동이나 비벼 주는 운동은 반드시 필요하다. 그래서 예로부터 어린아이들의 지능 발달을 위해 실뜨기·공기놀이 같은 손 운동을 권장하여 왔고, 현재도 지능 발달을 위해서 손놀이 기구·장난감이 많이 개발·보급되고 있다. 장수자들의 정신건강을 위한 손놀이 기구 등도 보급되고 있다.

최근에는 호두·가래·철구·옥돌 등의 손 운동 자극기구가 있다. 이 중에서 자연적인 호두·가래는 손 운동에 매우 적당한 기구들로 인체에 해가 없다고 판단한다.

그러나 철구는 유해 중금속으로 손으로 만지는 순간 음양맥상이 악화된다. 옥돌은 손으로 만지는 순간 음양맥상이 악화된다.

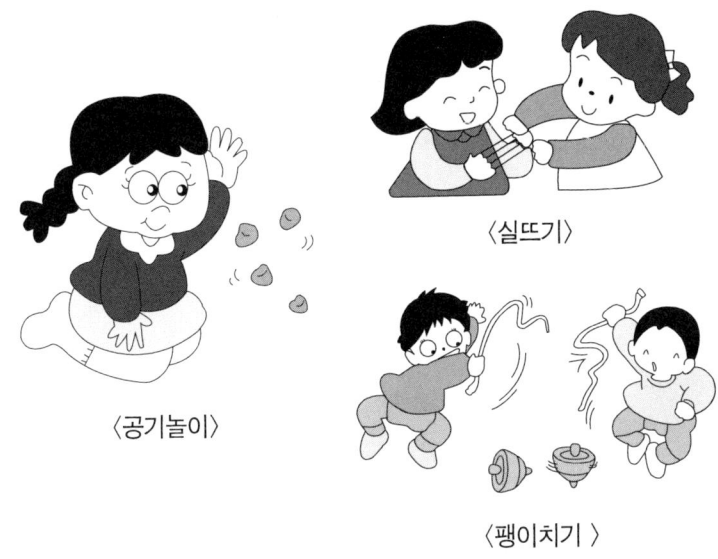

〈실뜨기〉

〈공기놀이〉

〈팽이치기〉

　그 외에 플라스틱 기구들도 환경호르몬 때문에 음양맥상이 악화된다. 다만, 맥상이 악화되어도 손 운동 자체에 의미가 있을 수는 있다. 본 학회에서는 손 운동의 중요성을 판단하여 손 운동 기구들이 개발되었다. 이 부분은 뒤편에서 소개한다(모두가 손 운동의 필요성을 강조한 기구들이다).

　본편에서는 맨손으로 운동하는 방법을 소개한다. 손 운동을 할 때는 손에서 힘을 완전히 빼고서 운동하는 것이 좋으며, 나중에는 손과 팔의 근육을 단련하기 위해서 힘주어 운동을 한다. 손의 근육 단련을 위해서는 맨손 운동이 더욱 좋다.

(1) 수지침요가에서 손가락을 굽히고 펴는 운동

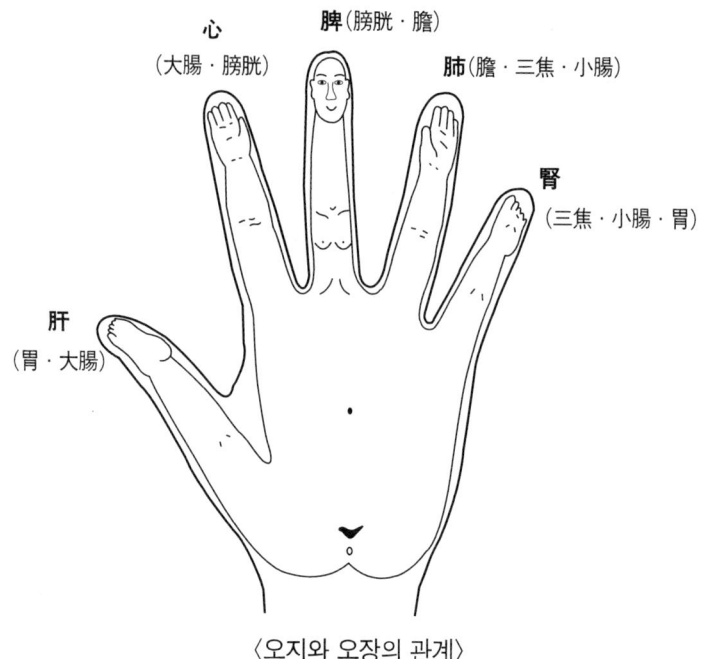

〈오지와 오장의 관계〉
오지는 상응 이론과 오지·오장 관련 이론이 있다.

　손가락의 의미는 매우 중요하다. 각 손가락이 각 장부의 기능을 왕성하게 하는 작용을 한다. 장부와 오지와의 관계를 보면 알 수가 있다. 지금까지의 오지는 경락상으로만 중요성을 판단하였으나, 경락과 장부는 관련성이 미흡하다. 1971~75년에 고려수지침을 처음 연구할 때 음양맥진 실험을 통해서 오지와 오장과의 관계를 처음으로 발표했다.
　그러므로 오지를 움직이고 운동하는 것은 5장 6부의 기능을 왕성하게 촉진시키는 역할을 한다. 아울러 손가락은 사지와 머리의 상응부이기도 하다(앞에서 설명하였다). 또한 손끝부위는 모세혈관이 가장 많이 분포되어 있고, 문맥이 많은 부위이기도 하다. 특히 중지부위는 대뇌 기능을 조절하는 부위이므로 손가락이 인체에 미치는 영향은 대단히 우수하다. 손가락의 운동은 대뇌 기능을 활성화하고, 기억력 증진, 정신 집중과 치매 예방, 파킨슨병 예방과 회복에 필수적이다.

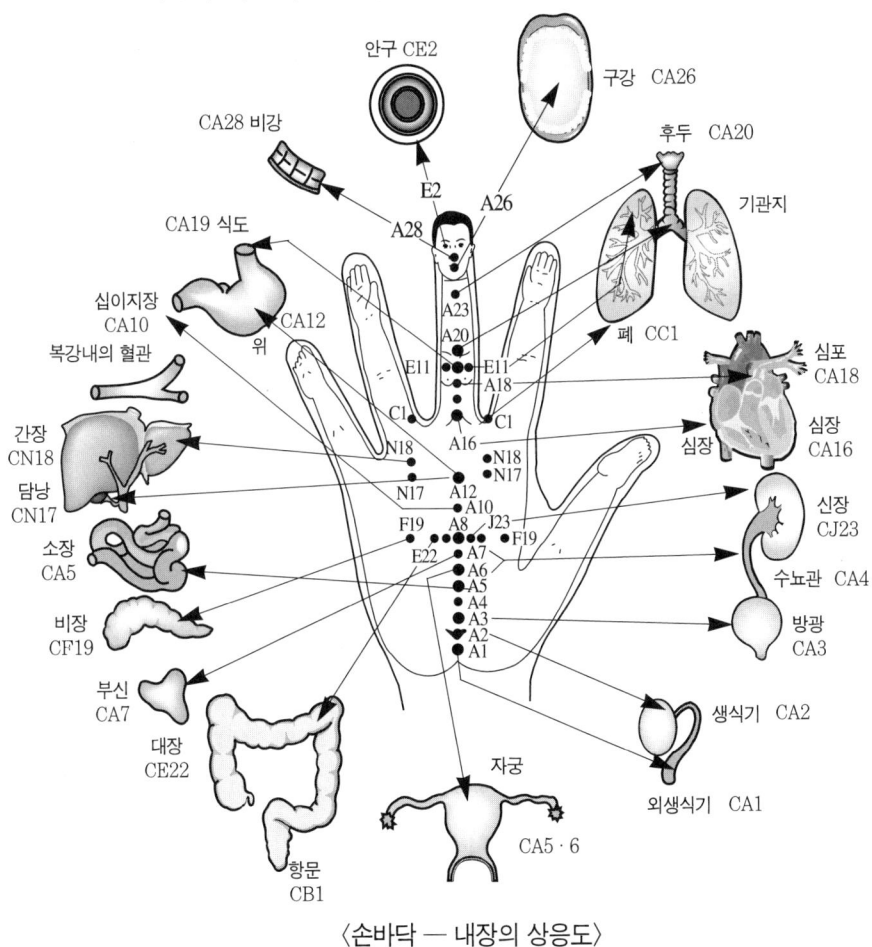

〈손바닥 — 내장의 상응도〉

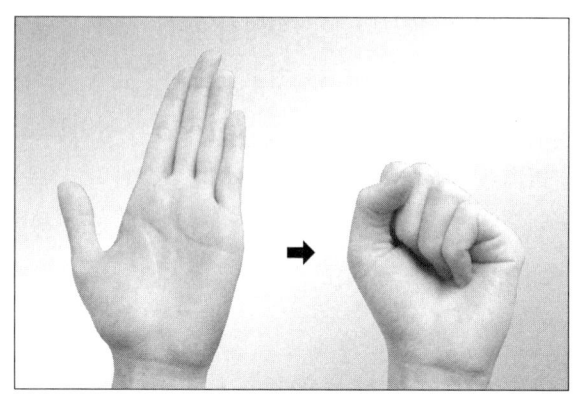

① 각 손가락을 5~10회 이상씩 굽혔다 펴는 운동을 한다.

처음에는 엄지손가락을 굽혔다 펴는 운동을 한다. 처음에는 느리게 하다가 나중에는 빠르게 운동한다. 엄지손가락의 운동은 간장·위장·대장 기능을 왕성하게 할 수 있다. 둘째 손가락의 운동은 심장·방광·대장의 기능을 왕성하게 조절하고, 셋째 손가락의 운동은 비·췌장·담낭·방광의 기능을 조절할 수 있다. 넷째 손가락의 운동은 폐·담낭·소장·자궁의 기능을 왕성하게 할 수 있고, 다섯째 손가락의 운동은 신장·소장·자궁·위장의 기능을 조절할 수 있다.

손가락을 운동하는데 양손을 같이 운동한다. 맨 나중에는 주먹을 쥐었다 폈다를 10~30회씩 한다.

② 각 손가락을 순서대로 굽혔다 펴는 운동을 한다.

그 다음에 주먹을 쥐었다가 제1지(엄지손가락)부터 펴기를 시작하여 제5지까지 폈다가, 다시 제5지에서 손가락을 굽히기를 하여 제1지까지 하고 주먹을 쥔다. 10~30회 이상 실시한다. 양

손을 동일하게 운동한다. 나중에는 전체 손가락을 쥐었다 펴는 운동을 한다.

③ 주먹을 쥐었다가 펴기를 50~100회 이상 운동한다.

주먹을 쥐었다 펴는 운동을 실시할 때 처음에는 손에서 힘을 빼고 50회 정도 한다. 그런 다음에는 힘을 최대한 주고서 100회 정도 실시하면 손·팔뚝의 모든 근육이 단련된다. 수시로 많이 할수록 좋다.

이때 양팔을 겨드랑이에서 떼고 운동을 한다. 100~200회 이상을 하면 각종 소화불량, 피로감, 요통 해소에 도움이 되며, 전신의 관절·근육 긴장 해소에 탁월하다.

이와 같이 손 운동, 손 비비는 운동을 실시하면 다른 운동보다도 건강 증진, 질병 회복에 탁월하다. 다만, 근육운동 효과는 적을지라도 건강 증진과 질병 회복에는 비교할 수 없을 정도로 우수하다.

일반적인 전신운동은 많이 할수록 부작용이 발생하고, 심장병을 일으킬 수 있다. 손 운동은 부작용이 전혀 없고 신장과 심장 기능을 왕성하게 하고, 심장병·신장병 해소에도 탁월하다.

(2) 손가락 악력 키우기 운동

손가락 운동은 장부 기능의 활성화, 대뇌의 혈류 조절과 대뇌 기능의 활성화, 대뇌의 운동중추·감각중추를 키우고 활성화시키는 반응은 대단히 탁월하다. 특히 운동·감각중추에서 손과 팔이 모든 중추의 1/2정도를 차지하고 있고, 여기에 각 손가락까지 포함하면 운동·감각중추의 1/2이상이 손 부분에 해당한다.

즉 대뇌중추의 1/2이상이 손을 움직이기 위한 것이다. 그러나 이 중추는 손만 움직이는 것이 아니라 손을 운동시키면 손중추가 활성화되며, 손가락을 많이 쓸수록 손가락중추가 커진다. 엄지손가락을 많이 쓰면 엄지손가락중추가 커지고, 5지를 많이 운동하면 5지중추가 더욱 커진다고 한다.

사람은 나이가 들어갈수록 대뇌 혈액순환이 잘 안되므로 대뇌가 작아진다. 그래서 고령자들은 대뇌 기능 저하로 대뇌피로가 심하고 대뇌 기능이 감퇴되다가 결국 치매증 발생과 기억력·집중력 저하 현상과 정신능력이 크게 떨어진다. 대뇌를 키울 수 있는 방법은 운동이지만 전신운동과 발 운동 등을 아무리 많이 하여도 그 중추들은 작기 때문에 대뇌에 미치는 효과는 손에 비해서 대단히 적다.

대뇌를 키울 수 있는 유일한 방법은 손 운동, 특히 손가락 운동뿐이다. 손 운동을 해야 손중추가 커지고 발달하면 대뇌 전체가 커질 수 있는 것이다. 그러므로 대뇌의 기능을 키울 수가 있는 것이다. 감각중추도 마찬가지이다.

대뇌의 감각중추에서도 손 부위가 제일 크다. 손의 감각을 많이 느낄수록 모든 지각 기능과 순발력을 활성화시킬 수가 있다.

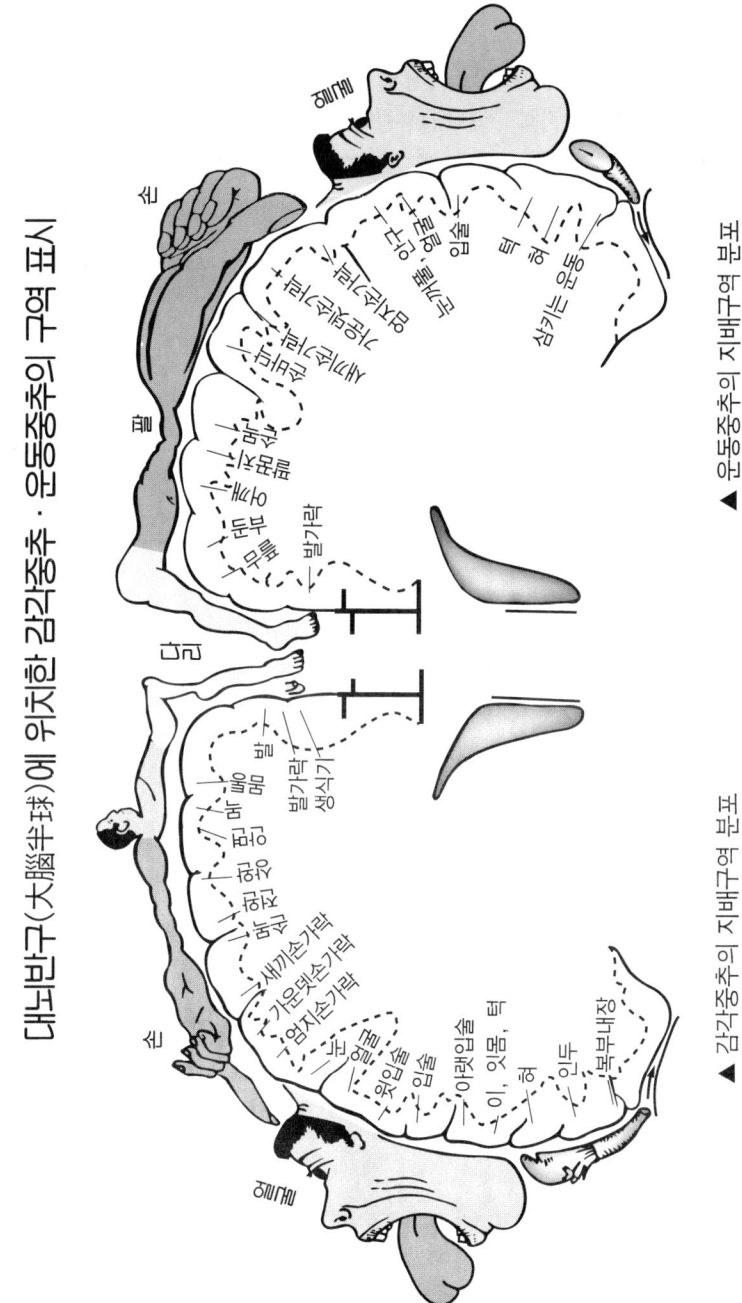

대뇌반구(大腦半球)에 위치한 감각중추·운동중추의 구역 표시

▲ 감각중추의 지배구역 분포

▲ 운동중추의 지배구역 분포

일본대학 야쓰 미쓰오 박사의 고려수지침의 과학적 실험
고려수지침과 대뇌 혈류량의 관계(포지트론 CT)

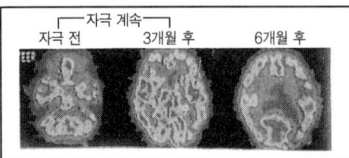

정상인에 대한 서암봉 자극

◆대뇌는 산소와 포도당의 작용에 의해 움직이는데, 수지침을 정상인에게 3개월 동안 자극한 결과, 산소 공급량이 증가했음을 나타내고 있다. 자극을 중단하고 3개월 뒤에 재촬영해 보면 원래의 상태로 돌아가고 있지만, 자극의 흔적은 다소 남아 있다.

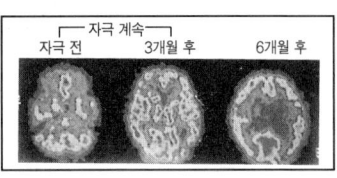

정상인에 대한 서암뜸 자극

◆정상인에게는 서암뜸으로 기구를 바꾸어도 수지침에 의한 자극과 유사한 결과를 나타냈다. 자극 3개월 뒤와 중단하고 3개월 경과 후의 재촬영 결과 모두 흡사하다.

⟨2001년 4월 25일 제15회 한일고려수지침학술대회에서 발표⟩

대뇌중추를 활성화시키기 위해서는 손 운동이 필요하나, 장부와 팔의 근육발달을 위해서 손의 모든 기능을 활성화시키고 근력 강화, 에너지 발생을 위해서도 손 운동은 매우 필요하다.

손 운동에서 단순한 운동보다는 손의 근력을 강화시키는 운동을 할 때 대뇌중추 운동이 더욱더 우수하다. 특히 손가락의 강한 근력 운동은 팔 전체의 근육운동에도 큰 도움을 주기 때문이다. 매일 손가락 악력, 근육 강화 운동을 한다면 전신의 건강 증진에도 대단히 큰 도움이 된다. 손가락의 근력 강화 운동은 악력 강화 운동과 지지력 강화 운동으로 나눈다.

① 손가락 뒤로 당기기 운동

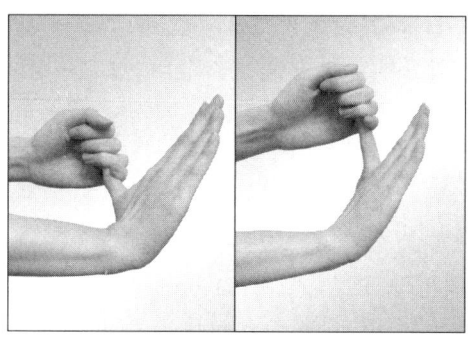

팔을 쭉 펴고 왼 손가락부터 시작하여 오른 손가락을 운동한다. 오른손의 제4·5지로 왼 손가락을 하나씩 잡고 왼 손가락을 최대한 굽히는 운동을 한다. 왼손은 펴고 오른손은 뒤로 당기는 운동을 10~20회씩 실시한다. 제1·2·3·4·5지 순서로 하고, 다시 손을 바꾸어 오른 손가락을 당기는 운동을 한다.

② 손가락을 앞으로 굽히는 운동

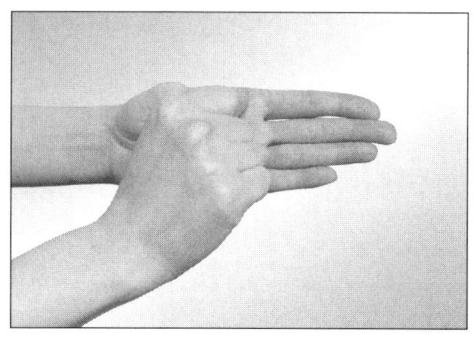

오른손의 검지로 왼 손가락의 엄지를 잡으면 엄지손가락은 손바닥 쪽으로 힘주어 당기는 운동이다. 이때 오른손은 엄지가 굽

혀지지 않도록 잡아 준다. 한 손가락마다 10~20회씩 실시한다. 오른 손가락을 앞으로 굽히는 운동은 왼손의 제5지를 오른손의 각 손가락을 잡고서 굽히는 운동을 10~20회 이상 한다.

③ 손가락에 고무줄을 걸고 당기는 운동

탄력이 강한 고무줄을 준비하고 양 손가락에 걸고 당기는 운동이다. 이것은 벽에 못을 박고 고무줄을 걸고 해도 좋다.

엄지손가락끼리 고무줄을 걸고 당기는 운동인데 손가락의 근력 강화를 위해 손가락만으로 당기는 운동을 해야 한다.

④ 열 손가락에 고무줄을 걸고 당기는 운동

고무줄을 5개 준비해서 엄지는 엄지끼리, 검지는 검지끼리 모두 좌우 다섯 손가락에 걸고서 당기는 운동을 한다. 10~20회 이상 매일 할수록 팔·손 운동에 좋다. 고무줄은 탄력이 강하고 잘 끊어지지 않는 약간 굵은 것이 좋다.

⑤ 양손으로 고무줄 잡고 당기기

다음에는 고무줄을 한꺼번에 양손으로 쥐고서 밖으로 잡아 당기는 운동이다. 많이 당길수록 악력과 함께 팔의 당기는 근육을 단련시키고 발달시킬 수 있다. 10~20회 이상 실시하되 매일 할수록 상체 근육이 발달한다.

(3) 손가락의 힘 키우기 운동

손가락의 힘을 키우기 위해서는 손가락 중력 운동을 해야 한다. 각 손가락마다 힘을 가해서 근육·관절·손목과 팔의 근육을 단련시킴으로써 손으로 많은 작업을 해도 부담이 없고 예방할 수 있는 방법이다.

최근에는 컴퓨터를 많이 사용하여 생기는 손가락·손목·어깨 근육통증을 미연에 방지하거나 어깨 관절·근육에 이상이 있다면 속히 해소하는 방법이다.

① 다섯 손가락 끝으로 바닥을 치는 운동

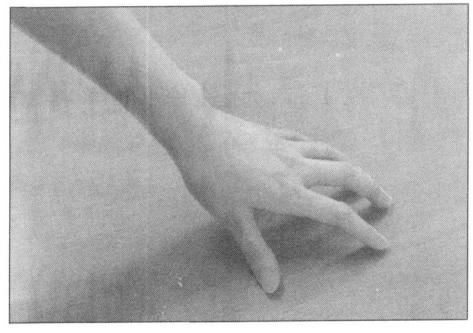

손가락 끝의 근육을 단련시키기 위해서 손끝으로 딱딱한 바닥을 50~100회씩 두드리는 운동이다. 처음에는 부드러운 바닥에서(나무 바닥 등) 두드리고, 나중에는 더욱 단단한 바닥을 두드린다.

처음에는 천천히 하다가 숙달되면 최대한 속도를 내서 두드린다. 대뇌의 순발력을 키우고 팔의 근육을 단련시키기 위함이다.

이 운동은 심장 허약자는 주의한다.

② 손가락에 중력을 가하는 운동

손가락에 중력을 가하여 손가락의 근육·관절 기능을 단련시키는 방법이다.

㉠ 다섯 손가락을 바닥에 대고 힘주는 운동

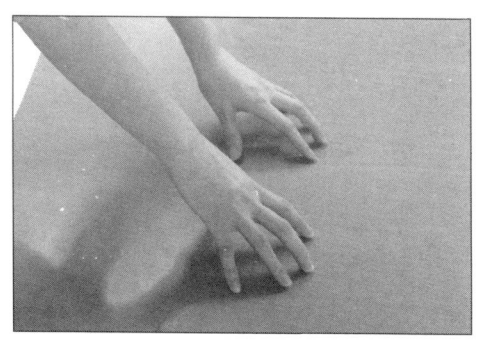

바닥에 다섯 손가락을 대고 전신의 힘을 집중시키는 방법이다. 바닥에 손가락을 대고 체중을 가하는 운동이며, 처음에는 힘이 약하여 많은 힘을 가할 수 없으나 반복하여 숙련되면 근육을 충실히 하여 체중을 더 가할 수 있다.

㉡ 벽에 손바닥을 대고 미는 운동

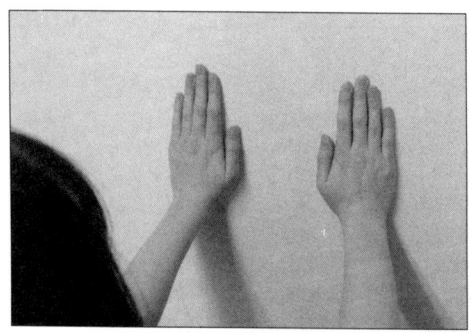

벽에 다섯 손가락을 대고 서서 체중을 가하는 운동이다. 무리한 힘을 가하면 손가락이 손상(굽어지거나 삐거나)을 받을 수가 있으므로 손가락이 손상 입지 않는 선에서 힘을 가하도록 한다. 10~20회 이상 매일 반복하면 손가락의 힘이 강해진다.

③ 엎드린 자세에서의 손가락 운동

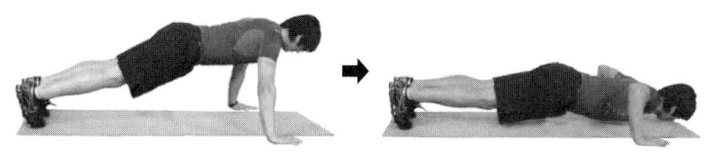

엎드려뻗치는 운동에서는 손바닥을 펴고 운동을 했었으나 여기에서는 손가락을 모두 펼치고 손가락의 힘으로 엎드린 자세를 취한다. 이 운동은 단련이 필요하다. 단련된 다음에는 팔굽혀펴기 운동까지 실시한다.

이 정도만 단련되어도 손가락의 근육 단련·발달과 팔·어깨 근육이 튼튼해진다. 근육이 단련되고 튼튼해야 원기를 회복시킬 수 있다. 근육이 없고 약하면 건강 장수할 수 없다.

④ 앉은 자세에서 손가락 운동

앉은 자세에서 손가락을 땅에 딛고 신체를 들어 올리는 자세이다. 많은 운동·연습을 해야 가능하다.

손·팔뚝·어깨 관절·대흉근 발달과 함께 근력이 단련된다.

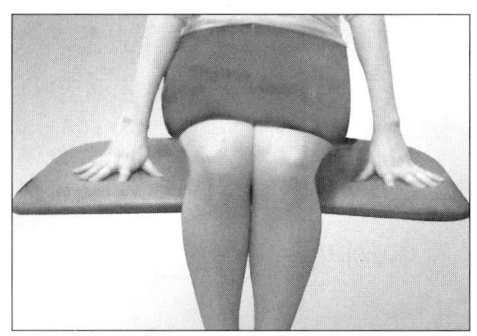

(4) 주먹을 쥐었다 펴면서 하는 팔운동

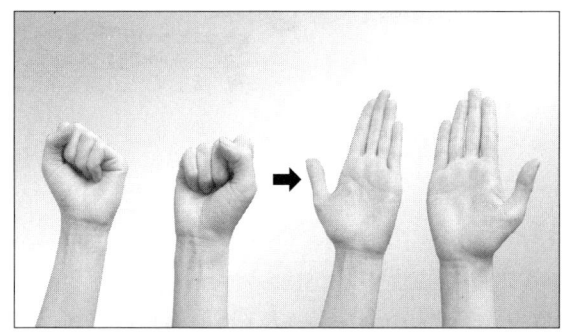

주먹을 쥐었다가 펴면서 팔운동을 하는 운동이다. 계속 주먹을 쥐었다가 펴기를 반복하면서 팔운동을 한다.

① 양손을 앞으로 펴면서 최대한 머리 위로 올리는데 양팔은 귀에 닿게 하고 쭉 펼친다. 그 다음에는 팔을 뒤로 펼치면서 최대한 뒤로 올리면서 운동한다. 10~20회 이상 반복한다.

② 양팔을 좌우로 쭉 편 다음에 양팔이 귀에 닿게 하고 쭉 올리고, 다시 팔(손)을 아래로 내리는 운동이다. 10~20회 이상 반복한다.

③ 양팔을 앞쪽으로 360° 회전운동을 한다.

다시 뒤쪽으로 360° 회전운동을 한다. 10~20회 이상 실시한다.

7. 금경 추동법
(금경과 혈관 순행에 따라서 밀어 주는 운동)

　엄지와 검지로 피부 근육을 가볍게 잡거나 아니면 제1~5지를 모두 붙이고 피부를 가볍게 밀어 주는 운동이다. 지금까지는 두드리는 운동도 있었으나 두드리는 것보다는 밀어 주는 운동이 피부의 혈액순환에 더 큰 도움이 되기 때문이다. 모든 운동은 좌측부터 시작한다. 한 곳을 1~5회 이상 한다.

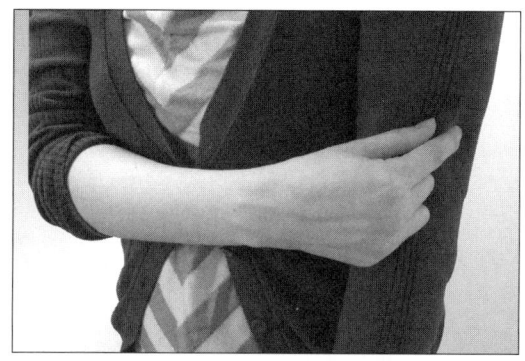

※ 엄지·검지로 피부를 가볍게 꼬집는다.

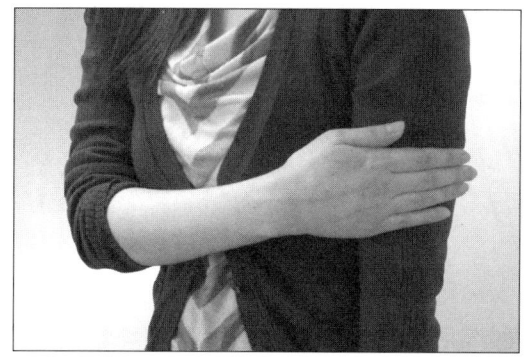

※ 1~5지로 가볍게 밀어 주는 운동을 한다.

(1) 좌측 팔 밀어 주는 운동

좌측의 어깨 안쪽에서 폐금경 · 심포금경 · 심금경을 따라서 사지(四肢)를 모아서 밀어 내려가기를 반복한다. 손바닥에서 손끝까지 밀면서 비빈다. 심장에서 나온 혈관이 잘 순행하기 위한 운동이다.

폐금경 · 심포금경 · 심금경을 차례로 밀어간다. 그런 다음 손끝에서 손등으로 정맥을 따라서 대장 · 삼초 · 소장금경을 따라서 밀어가며 어깨 관절에서 어깨 꼭대기에서 뒷목까지 올라간다.

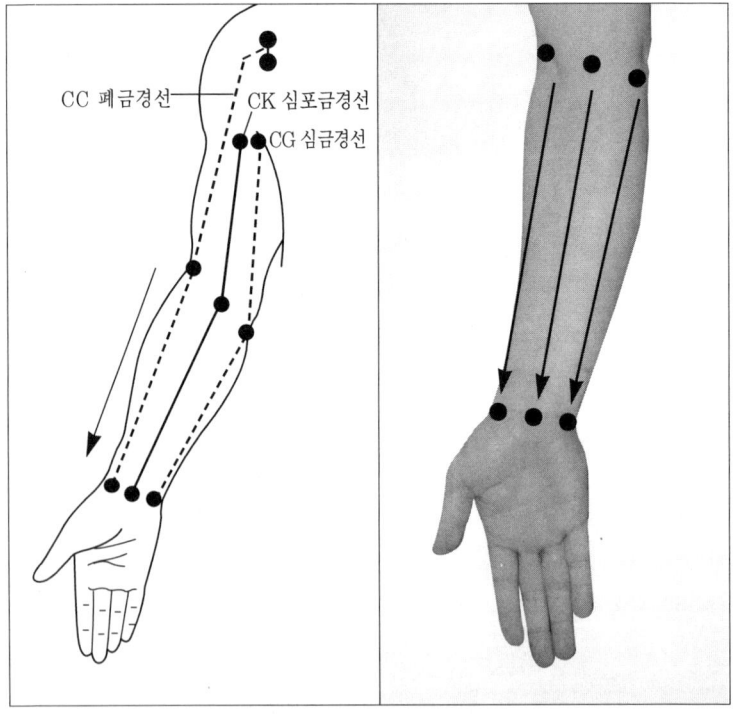

〈내측의 금경 부위〉   ※ 금경을 따라 화살표 방향으로 밀어 준다. 동맥의 흐름과 일치한다.

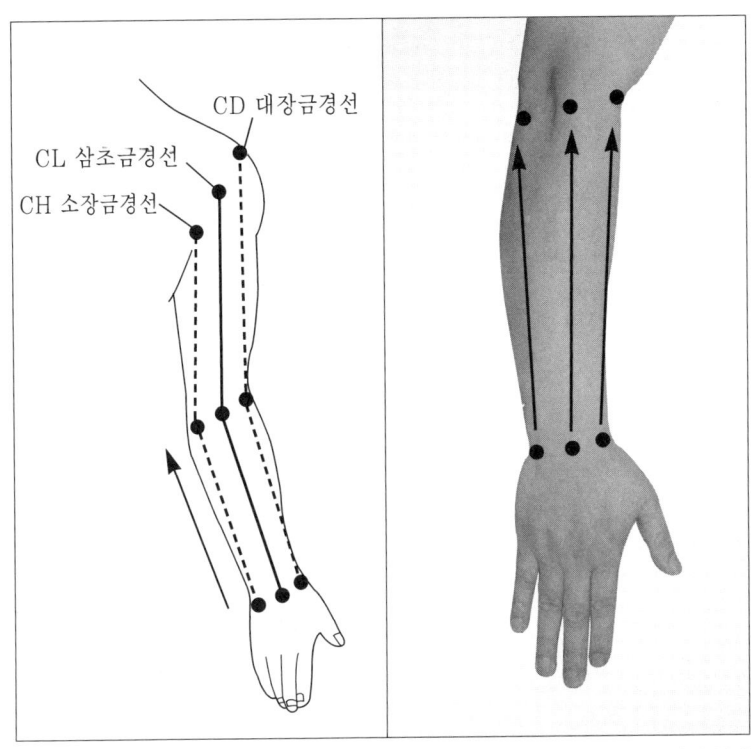

〈외측의 금경 부위〉　　※ 금경을 따라 화살표 방향으로 밀어 준다.

(2) 우측 팔 밀어 주는 운동

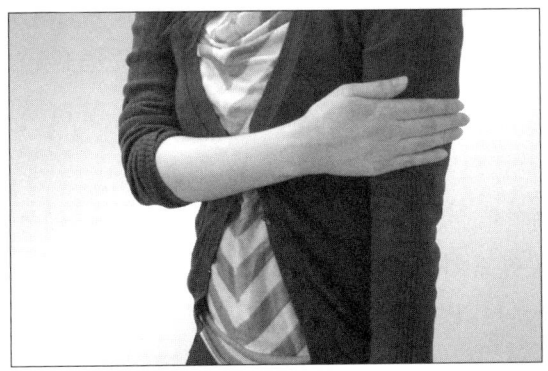

위 (1)과 같은 방법으로 우측 내측 가슴 부위와 견관절 내측에서부터 금경을 따라서 밀어 주는 운동이다. 폐금경 · 심포금경 · 심금경을 따라서 밀어 준다. 동맥의 흐름을 따라서 비벼 주고, 다시 정맥의 흐름을 따라서 비벼 주는 운동이다.

팔 · 뒷목 · 어깨 관절이 편하고 좋아진다.

(3) 하지에서도 왼발부터 밀어가는 운동

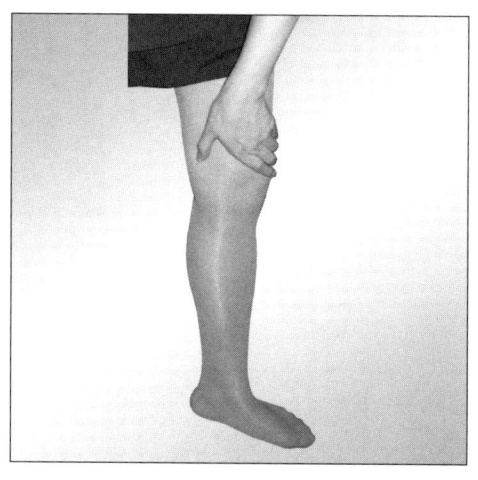

하지에서는 허벅지 중간이나 무릎에서부터 발끝까지 밀어 내린다. 먼저 간금경 · 비금경 · 신금경으로 밀어간다. 다시 발등에서 시작하여 위금경 · 담금경 · 방광금경으로 밀어 올라가기를 3~5회 이상 한다.

내측에서는 동맥을 따라서 밀어 내려가고, 외측에서는 정맥을 따라서 밀어 올라가기를 반복한다.

우측 하지의 경우도 위와 같이 한다.

(4) 허리를 약간 굽히고 두드리는 운동

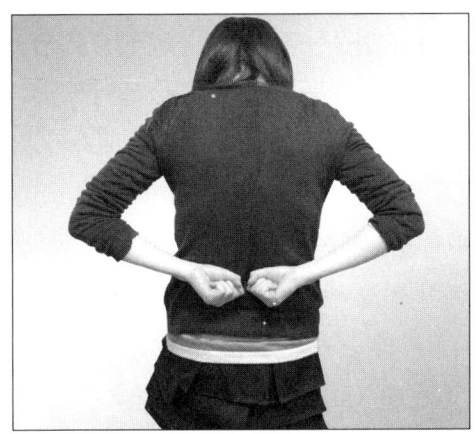

허리의 경우는 약간 굽히고 두드리는 운동을 한다.
미골·천골·요추·흉추와 경추를 두드리고, 그 다음에는 방광금경을 두드린다.

8. 금경 단련 운동(하지 관절 · 근육 단련 운동)

하지의 근육과 관절운동은 매우 중요하다. 사람이 하지를 이용해서 걷고, 뛰고, 계단을 오르내리고, 일어서고, 앉는 운동을 해야 하므로 하지 근육과 관절을 단련시킬 필요가 있다. 하지 운동을 하면 근육을 충실하게 단련시킬 수 있다. 전신 근육의 약 1/2이 하지에 있을 정도이다.

두뇌와 상체의 기능 발달과 근육 발달은 팔 운동을 많이 해야 하고, 복부와 하지의 근육 발달은 하지 운동을 많이 해야 한다. 일반적인 하지 운동으로 걷는 운동이나 등산보다도 발지압판에서의 운동이 하지 근육운동으로 더욱 좋다.

발지압판의 종류는 B형 · 등산용과 온열발지압판이 있다. 매일 40~60분씩 걷는 운동을 하면 모든 성인병을 예방하고 낫게 하는데 매우 효과적이다. 처음에는 5~10분부터 밟는 운동을 한다.

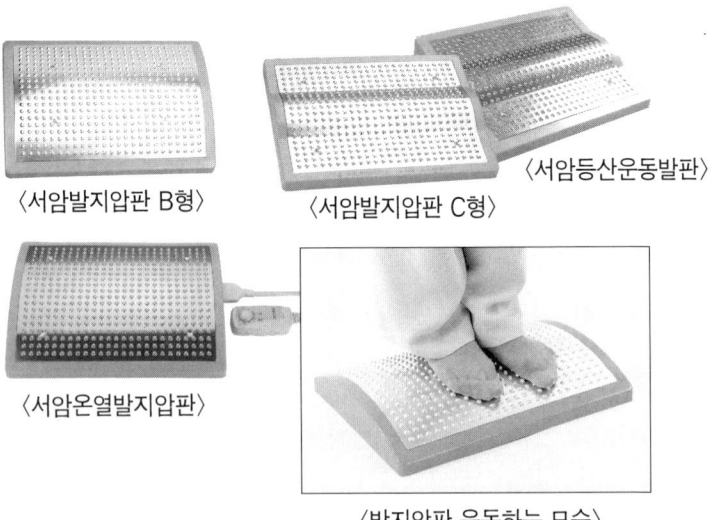

〈서암발지압판 B형〉　〈서암발지압판 C형〉　〈서암등산운동발판〉

〈서암온열발지압판〉　〈발지압판 운동하는 모습〉

발지압판 운동만으로 나아지는 질병들은 대단히 많다. 발지압판 운동은 관절과 하지 근육운동에 도움되지만 단련시키는 데는 부족한 점이 있으므로 다음과 같은 운동을 해야 한다.

(1) 일어서 앉는 운동

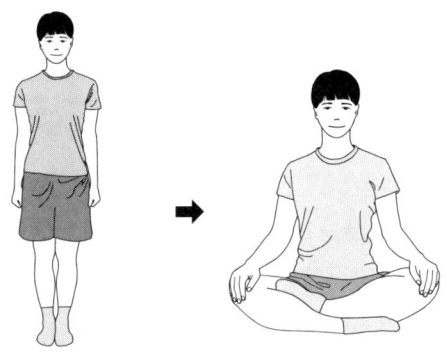

양반 자세나 쪼그린 자세에서 일어서는 운동을 매일 20~30회 이상 반복한다.

한국인은 양반 자세를 많이 하므로 일어서는 운동을 해야 한다. 요즘에는 운전을 많이 하고 사무직에 오래 앉아 있다 보면 앉고 일어서는데 힘이 들고, 특히 고령자들은 퇴행성 질환이 발생하여 일어서는 운동이 힘이 들고 실생활에서 곤란한 것이 한두 가지가 아니다.

이러한 문제 때문에 앉고 일어서는 운동을 매일 실시한다면 하지 관절과 근육을 단련시키므로 생활에 불편함이 없다.

정좌에서 일어서고 다시 정좌하는 운동을 20~30회 이상 실시한다. 또는 쪼그리고 앉은 자세에서 일어서는 운동을 20~30회 이상 실시한다. 또는 의자에서 앉았다가 일어서는 운동을 실시한다. 이때는 허리의 자세를 바르게 유지해야 한다.

(2) 결가부좌 · 반결가부좌 운동

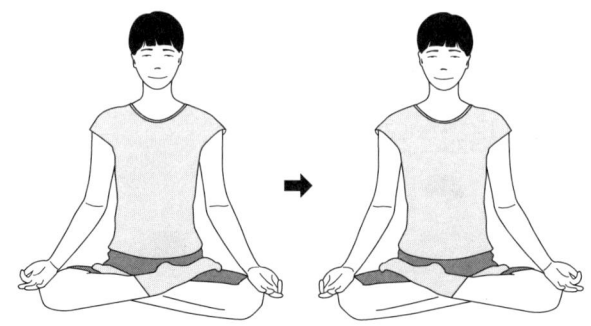

요즘은 의자에 앉는 생활을 하기 때문에 양반 자세도 어렵지만 결가부좌나 반결가부좌는 더욱더 어렵다. 호흡법이나 정좌법(靜坐法)을 할 때는 반드시 결가부좌나 반결가부좌로 해야 한다. 그러기 위해서는 양반 자세나 반결가부좌를 틀고 앉았다가 일어서는 운동을 20~30회 이상 한다.

(3) 무극좌(기마 자세)로 오래 있기

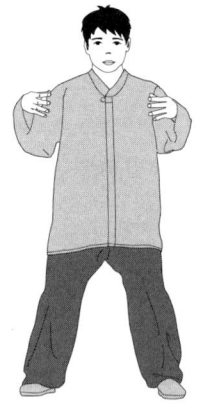

하체의 근육 단련을 위해서는 무극좌(無極坐)를 취한다. 일명 기마 자세와 비슷하다. 무극좌는 진태극권에서 실시하는 운동법으로 하체 단련에 좋은 운동이다. 처음에는 1~2분씩 운동하다가 차츰 5~10분, 20분~30분씩 실시한다.

그림처럼 무릎은 반 정도 굽힌다(처음에는 약간만 굽히고 운동하다가 나중에 많이 굽히도록 한다). 일어설 때는 천천히 일어나 섰다가 굽히기를 반복해서 풀어야 한다.

무극좌와 기마 자세는 팔의 자세만 다를 뿐이다. 무극좌는 큰 농구공을 앞가슴에 끌어안은 자세이고, 기마 자세는 양팔을 겨드랑이에 살짝 붙이고 주먹을 쥔 상태이다.

하체의 근육 단련, 특히 하지의 근육 단련에 대단히 좋다.

(4) 하체 근육 단련 · 충실하게 하기 위한 운동

하체의 근육을 단련할 필요가 있다. 걷기나 달리기는 하지의 가는 근육을 단련시키는데 도움이 되나, 굵은 근육을 단련 · 충실하게 할 수가 없다. 굵은 근육을 충실하게 하고 단련시키기 위해서는 유산소운동을 해야 한다.

유산소운동 중에서도 100m를 10초 대로 달리는 운동을 매일이나 1주일에 2~3일을 실시하면 3~5개월 후에는 하체 근육량이 많아지면서 단련된다.

사람은 70세가 넘으면 매년 5~10%의 근육량이 줄어들어 80~90세가 되면 근육량이 크게 부족해진다. 장수자는 근육량이 줄어들기는 쉬워도 근육량을 늘리기는 쉽지 않다. 고령이라도 무산소 · 유산소운동을 실시해서 근육량을 늘려야 한다.

근육에서 열을 발생시키고 근육량이 많아야 혈액순환이 잘되고 많은 원기를 낼 수가 있으며 관절과 골격을 보호할 수가 있어서 근육량이 곧 원기이다.

근육량이 적은 사람은 거의 모두 원기가 허약하고 결국은 일찍 사망한다. 바짝 마른 노인도 장수할 수 없다. 특히 여성들의 경우는 근육량을 늘려야 한다.

근육량을 늘리기 위해 100m를 달릴 수 없는 환경이라면 제자리에서 10~20분 이상 100m 달리는 형식으로 뛰어도 근육량을 늘리는데 도움이 된다.

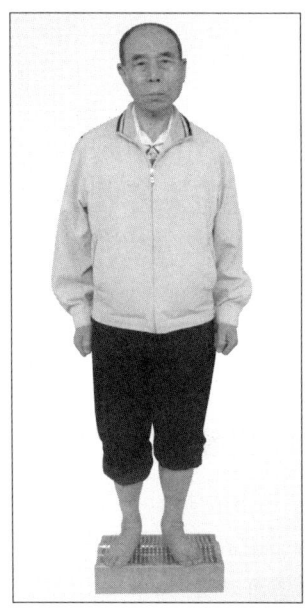
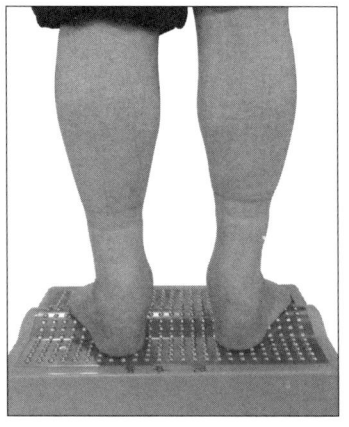

매일 발지압판 운동을 하고 서암뜸을 뜨는 81세의 정기면 선생님. 젊은이도 부럽지 않을 만큼 장딴지 근육이 충실하고 탄탄하다(2011년).

(5) 전신 관절 풀기 운동

전신의 관절과 근육의 긴장을 풀기 위해서는 진태극권의 관절 풀기 운동이나 그 방법을 좀 더 보완한 서금요법의 기강운동을 하면 더욱더 좋다.『금경술강좌』에 나와 있는 방법을 소개한다.

(6) 금경기강운동

금경기강운동은 관절과 근육을 움직여서 음양맥상을 조절시키는 방법이다.

금경기강운동은 제1단계 운동과 제2단계 운동이 있다. 제1단계 운동은 자연스런 자세에서 실시하고, 제2단계 운동은 기마 자세에서 운동한다(기마 자세는 앞에서 소개하였다).

① 목 부위의 금경운동 — 목 부위의 모든 긴장을 해소한다

발은 어깨 넓이로 벌리고 서서 운동한다. 1회 동작은 가급적 20회 이상 실시한다(단, 허약자는 자연스럽게 서거나 의자에 앉아서 해도 좋다).

㉠ 목 부위를 앞뒤로 굽힌다.

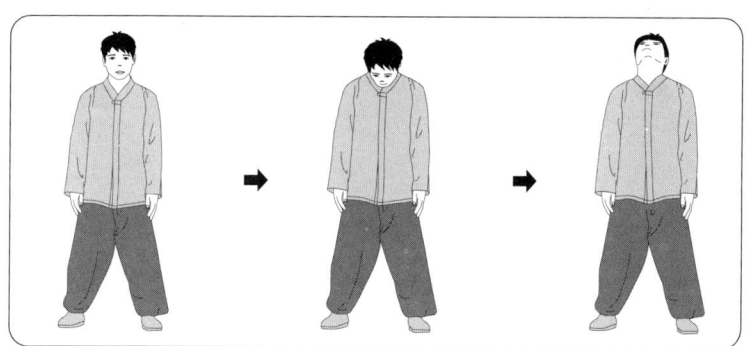

목의 힘을 빼고 목을 앞으로 최대한 굽혔다가 다시 뒤로 최대한 젖혀 10~20회 이상 반복한다. 이것은 목 부위에 있는 금경들을 운동시킨다(임금경·독금경·위금경·대장금경·삼초금경·소장금경·담금경·방광금경을 운동시킨다).

ⓒ 목을 좌우로 굽힌다.

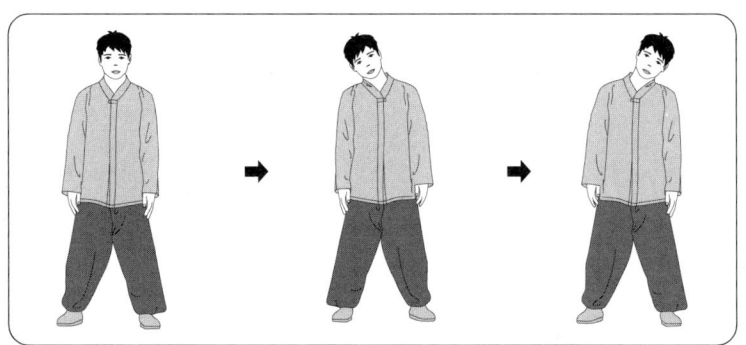

목 줄기 옆에는 대장금경·소장금경·삼초금경·담금경이 있다. 이들 금경을 움직이는 운동이다. 편한 자세에서 좌측으로 최대한 목을 굽히고, 다시 우측으로 최대한 굽혀 10~20회 이상 실시한다.

ⓒ 대각선으로 목 운동을 한다.

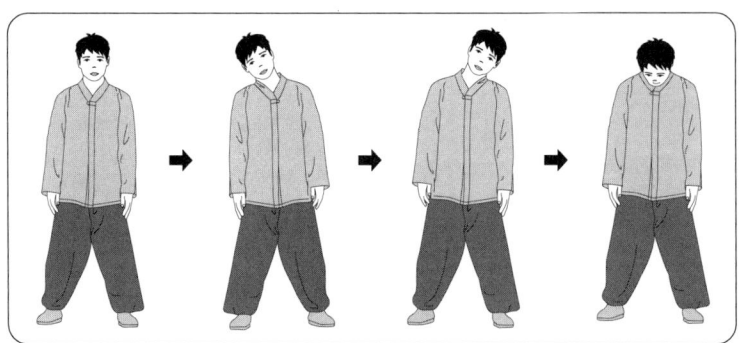

좌측 대각선으로 굽혔다가 뒤로는 우측 대각선으로 굽혀 젖히기를 반복한다. 다시 우측 대각선으로 굽혔다가 뒤로 좌측 대각선으로 굽혀 젖히기를 반복한다.

위 ㉠·㉡·㉢의 운동을 끝낸 다음에는 좌우로 1~2회 목을 돌리는 운동을 실시한다. 이 목 금경운동을 하기 전과 후에 음양맥상을 분별하면 음양맥진상에 변화가 생긴다. 가벼운 음양맥상은 곧바로 평인지맥(平人之脈: 건강맥상)으로 변한다(난치성일 때는 장기간 반복운동을 하면 해소가 가능하다).

② 손목의 금경운동

처음에는 모든 동작을 3~5회씩 하다가 10~20회 이상 한다. 손목의 금경운동은 팔을 앞으로 쭉 편다. 손목에는 폐·심포·심·대장·소장·삼초금경이 흐르고 있다.

㉠ 손바닥을 아래로 향하게 한다.

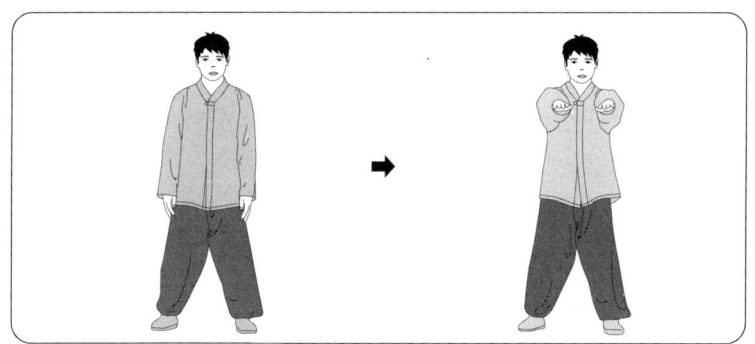

손바닥을 아래로 최대한 굽힌다. 이때 손가락도 따라서 굽히면 효과가 적다. 손가락은 쭉 펴고 운동하되, 손목의 힘은 빼야 한다. 아래로 굽히기를 처음에는 약 3~5회 하고, 숙달되면 20회 이상 한다.

아래로 굽히면 손등에 있는 대장·삼초·소장금경의 근육이 긴장되어 금경운동이 되고, 손목을 위로 최대한 올리면 손목 내측에 있는 폐·심포·심금경의 근육이 당겨져서 금경운동이 된다.

ⓛ 손바닥을 위로 향하게 한다.

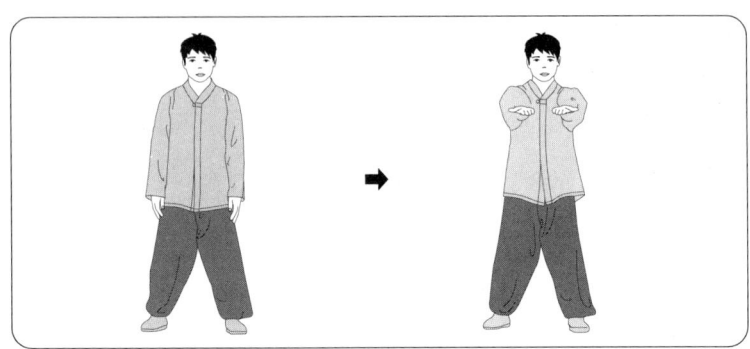

위 ㉠의 자세에서 손바닥을 위[上]로 향하게 하고 손목을 위로 최대한 굽힌다. 그러면 손목·팔뚝의 배면(背面) 근육이 긴장되어 배면에 있는 금경이 운동된다. 이번에는 손가락을 쭉 펼치면서 아래[下]로(손목 뒤쪽) 최대한 굽힌다. 그러면 손목 내측의 근육이 긴장되어 폐·심포·심금경의 운동이 된다.

ⓒ 손바닥을 맞댄다.

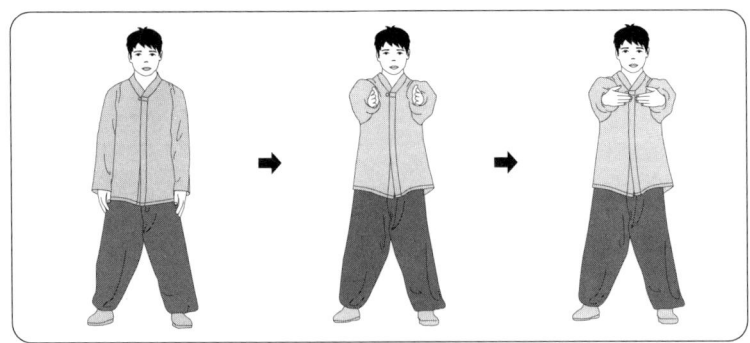

위 ㉠과 같은 자세에서 양손바닥을 맞댄다(나란한 자세이어야 한다). 역시 손가락을 쭉 펴고 굽히지 않게 한다. 그리고 손바닥을 마주한 상태에서 안쪽으로 손목을 최대한 굽힌다.

그리고 손등 쪽의 팔뚝 근육이 긴장되어 대장·삼초·소장금경이 운동된다. 다시 손등 쪽으로 최대한 굽히면 내측의 근육이 긴장되어 폐·심포·심금경이 운동한다.

㉢ 손등을 맞댄다.

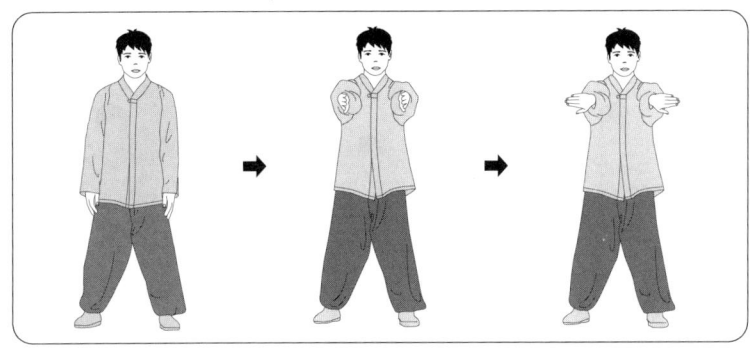

위 ㉠과 같은 자세에서 손등을 맞대고 손목 굽히기를 한다(나란한 자세이어야 한다). 이때 어깨 관절에 너무 힘이 들어가지 않도록 해야 한다.

손바닥 쪽으로 최대한 굽히고, 다시 손등 쪽으로 최대한 젖히기를 반복한다. 이 운동도 손등 쪽의 대장·소장·삼초금경이 운동되고, 내측(손바닥 쪽)으로 최대한 굽히면 손바닥 쪽의 폐·심포·심금경이 운동된다.

이 운동을 한 다음에 손목에서 힘을 빼내고 손을 흔드는 운동을 한다. 이 운동 후 음양맥상을 보면 정상인의 맥상으로 회복된다. 물론 운동하기 전에 음양맥상을 확인해야 한다.

이와 같이 금경운동을 할 때 음양맥상이 조절되고, 조절 상태에서 운동을 해야 전신의 혈액순환이 잘 된다.

③ 팔의 금경운동

팔의 내측에 폐·심포·심금경이 있고, 외측에 대장·소장·삼초금경이 있다. 이때 견관절운동과 금경운동을 함께하려는 것이다.

㉠ 손바닥은 앞을 향하게 한다(만세 부르는 자세).

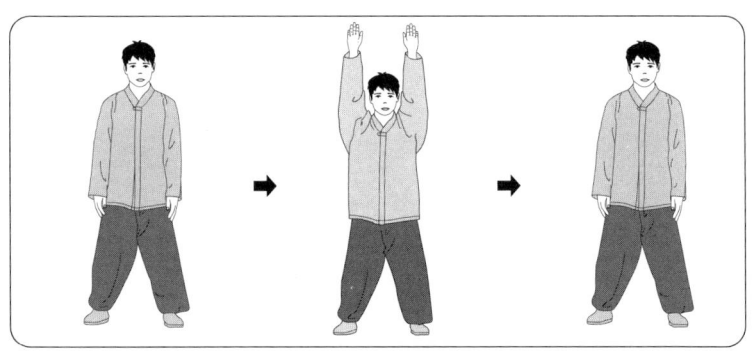

편한 자세에서 허리를 똑바로 편다. 그리고 손바닥은 앞을 향하게 하고, 팔은 최대한 높이 들어 만세 부르는 자세를 취한다. 팔은 높이 들되 약간 뒤로 젖혀도 좋다.

처음에는 만세 부르는 자세를 3~5회 하되, 숙달이 되면 10~20회 이상 실시한다. 팔을 높이 들면 팔 내측의 모든 금경이 긴장되어 당겨진다. 당연히 팔은 쭉 펴야 하고, 팔을 올려서 양쪽 귀에 닿을 정도이어야 금경운동이 잘 된다.

ⓛ 양팔을 최대한 수평으로 벌리고, 안쪽으로 굽혀 반대쪽으로 팔을 펼치는 금경운동을 실시한다.

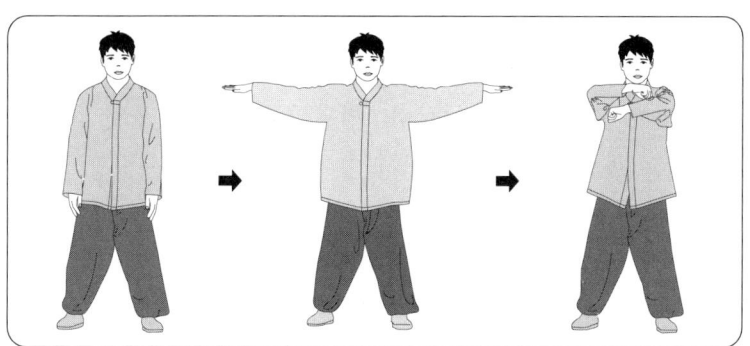

 양팔을 쭉 펴 손바닥을 보게 하고 나란한 자세를 취한다. 양팔을 최대한 벌리고 뒤로 젖힌다. 그러면 팔 내측의 근육이 긴장될 정도이거나 당기는 느낌이 든다.

 이때 팔 내측의 금경과 어깨 관절에 있는 금경들이 운동된다. 다시 팔을 내측으로 최대한 굽힌다. 양팔을 교차하여 반대쪽으로 최대한 굽히면 팔등 쪽의 근육이 긴장되어 금경운동이 된다(가급적 손가락은 최대한 편다). 숙달되면 10~20회 이상을 반복한다. 그러면 팔 내측·외측에 있는 금경이 작용한다. 좌우로 교차할 때 한번은 위로 올라가며, 다시 한번은 아래로 가게 운동한다.

 이 운동을 하기 전에 음양맥상을 분별하고, 팔 금경운동을 한 후에 분별하면 음양맥상은 건강맥으로 조절된다.

④ 복부와 등줄기의 금경운동

발을 어깨 넓이로 벌린다. 손은 허리 뒤로 하여 손바닥을 포갠 자세(열중쉬어 자세)를 취한다.

사람의 복부 쪽에는 임금경·신금경·위금경·비금경·간금경이 있고, 등줄기에는 독금경·방광금경이 있다. 또한 하지의 뒤쪽에는 방광금경·담금경이 있고, 종아리 쪽에는 방광금경·간금경·신금경·비금경 등이 있다.

이들 금경을 한꺼번에 모두 운동하는 방법이다.

㉠ 먼저 머리를 최대한 앞으로 숙인다.

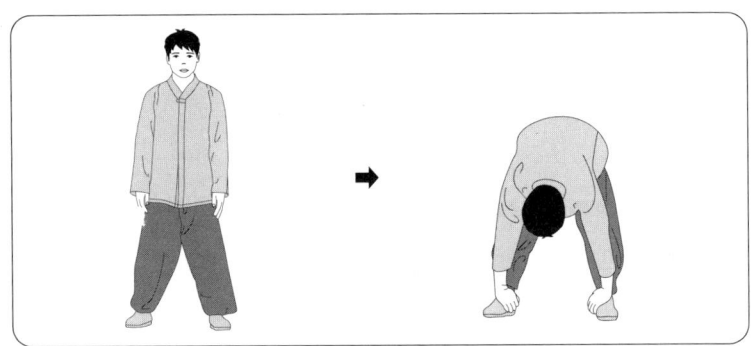

등줄기의 근육이 당기도록 굽힌다. 이 자세에서 최대한 허리도 굽힌다. 이때 주의 사항으로는 무릎은 쭉 펴고 굽힌다. 그리고 머리는 최대한 앞으로 숙인 상태이어야 한다.

그러면 하지·등줄기·목 부위의 모든 근육이 긴장되어 당긴다. 이때 등줄기·하지에 금경운동이 된다. 최대한 굽혔다가 즉시 일어난다.

ⓛ 머리·허리·엉덩이를 최대한 뒤로 젖힌다.

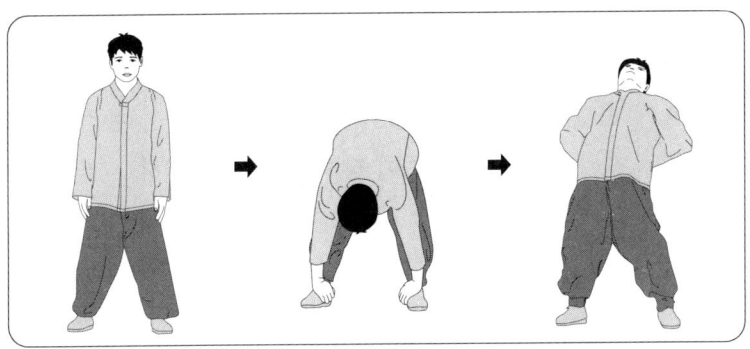

위 ㉠의 자세에서 일어나 즉시 뒤로 젖힌다. 머리·등줄기·허리를 최대한 뒤로 젖히면 앞쪽 목·가슴·복부·하지의 근육이 당겨진다. 이때 앞쪽에 있는 모든 금경이 작용한다. 뒤로 최대한 젖혔다가 다시 ㉠의 자세로 들어간다. 처음에는 5~10회로 하다가, 숙달되면 10~20회 이상 실시한다.

⑤ 측면의 금경운동

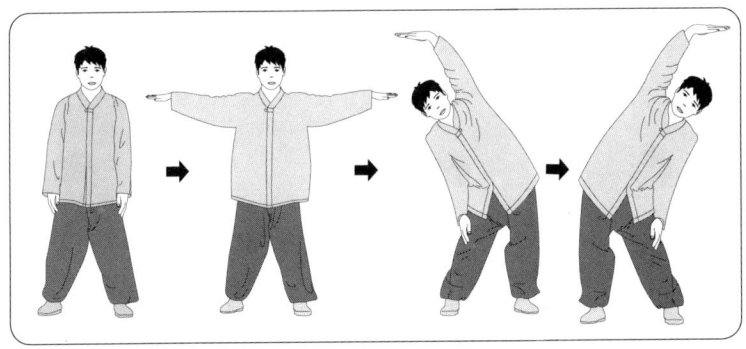

인체의 측면에는 담금경이 있고, 비금경·간금경도 관련이 있다. 하지에서는 담금경과 방광금경·위금경과도 연관된다.

측면으로 최대한 굽혀 측면의 근육운동을 통해서 금경운동을 하려는 것이다. 먼저 가벼운 자세를 취하고 양팔은 수평으로 벌린다. 이 자세에서 먼저 왼쪽으로 최대한 굽힌다. 왼팔은 왼발 쪽으로 닿게 하고, 이때 오른팔은 왼팔과 수평으로 높이 쳐든다. 그러면 오른쪽 측면의 모든 근육이 당긴다. 이때 담금경·간금경·위금경 등이 작용한다.

다시 오른쪽으로 굽히면서 오른팔은 오른발목 쪽으로 굽히고, 왼팔은 오른팔과 수평으로 하여 높이 든 상태이다. 그러면 왼쪽의 측면 근육이 당겨지고, 왼쪽의 측면 금경운동이 된다. 처음에는 3~5회 이상 하고, 숙달되면 10~15회 이상 하여도 좋다.

이때 주의할 자세는 허리가 앞으로 너무 굽혀지지 않게 하고, 무리하지 않는다. 장년·노년층의 경우는 무릎까지만 닿게 하여도 운동효과가 크다.

⑥ 하지의 금경운동

하지의 금경운동도 앞발을 어깨 넓이로 벌린다. 그리고 초보자는 반드시 손으로 벽면을 붙잡고 운동한다.

㉠ 한쪽 하지를 앞으로 펼쳐 발목을 최대한 뒤로 젖힌다.

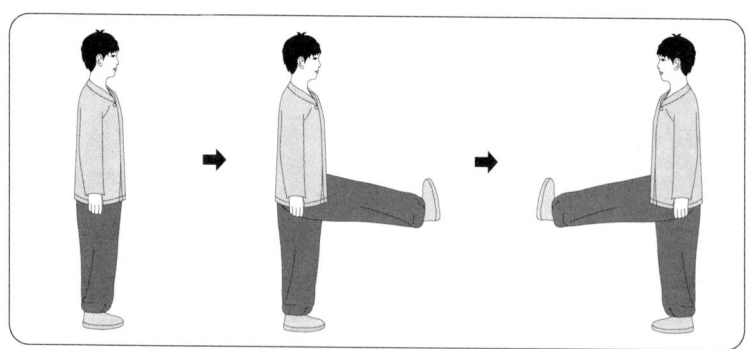

하지는 쭉 펴서 앞으로 최대한 들어올린다. 이때 무릎을 굽혀서는 안 된다. 그리고 발목·발등은 위로 최대한 들어올려 당기면 장딴지·대퇴부·엉덩이의 근육이 긴장되고 당겨지는데, 이때 방광금경·담금경·간금경·비금경·신금경까지 운동이 된다.

주의 사항으로 지나치게 하지를 앞뒤로 들어올리지 않는다. 허리에 힘이 들어가 요통을 일으킬 수 있으므로 무리하지 않는다(각도는 차츰 늘려 간다).

ⓛ 하지를 뒤로 최대한 젖히고 발목을 뒤로 최대한 굽힌다.

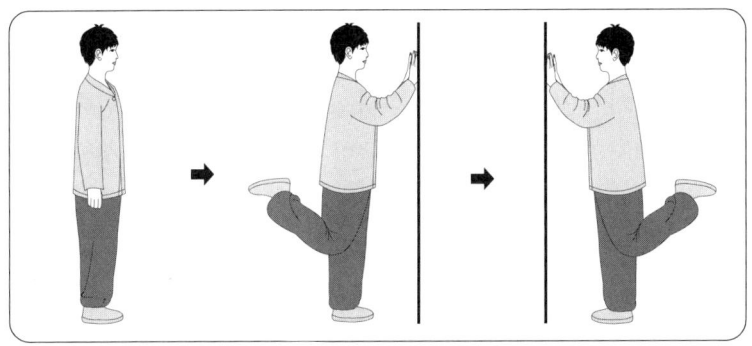

처음에는 한 손으로 벽면을 잡고 발을 뒤로 들어올린다. 가급적 무릎은 편다. 그리고 발목은 뒤로 최대한 젖혀 앞쪽의 근육이 당기도록 한다.

역시 지나치게 뒤로 많이 올리지 않도록 주의하고, 숙달되면 차츰 앞뒤로 올리는 각도를 늘려 간다. 처음에는 벽면이나 다른 물체를 잡고 의지해서 운동하고, 숙달되면 다른 물체를 잡지 않고 운동한다. 하지의 금경운동에 도움이 된다.

⑦ 허리 · 무릎의 전체 금경운동

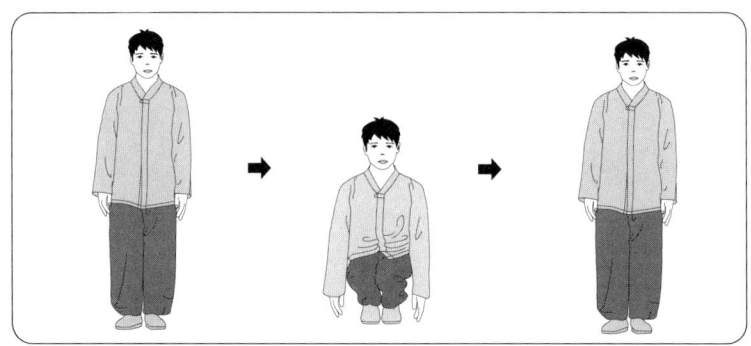

우리나라 사람들은 평상시 온돌 생활을 많이하므로 바닥에 앉았다가 일어서는 운동을 많이 한다. 그러나 사무실이나 현대식 생활을 하면서 앉았다 일어나는 운동이 적어졌다. 현대식 생활을 하다가 온돌식 생활을 하려면 무척 힘이 든다. 우선 바닥에 앉았다가 일어서기가 힘이 들고 불편하며, 고령자들은 퇴행성 질환이 많아져서 역시 앉았다가 일어서는 동작에서 힘이 든다. 허리 · 엉덩이 · 무릎 · 발목관절을 위해서 다음과 같은 금경운동을 실시한다.

먼저 양쪽 발을 붙이고 쪼그려 앉는다. 이때 팔은 양쪽 옆으로 자연스럽게 내린다. 그런 다음 무릎과 엉덩이의 힘으로 일어선다. 그리고 허리를 쭉 편다. 다시 쪼그려 앉고, 허리 · 고관절 · 무릎관절 · 발목관절의 힘으로 일어서기를 반복한다. 일어나서는 허리를 쭉 펴고 처음에는 3~5회에서 차츰 횟수를 늘리면서 약 20회 이상 한다.

이 운동은 허리 · 고관절 · 손 · 무릎 · 발목관절의 종합적인 운동에 도움된다. 하지 · 고관절 · 허리의 금경운동에 좋다.

⑧ 발목의 금경운동

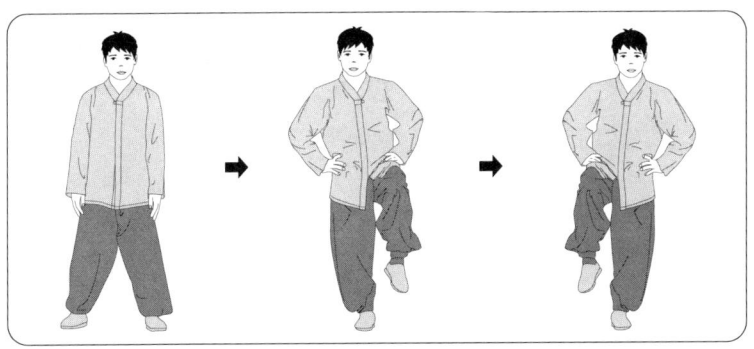

한쪽 발로 서거나, 의자에 앉아서 발목을 앞뒤로 최대한 젖히는 운동이다. 앞으로 젖히면 장딴지 근육이 당겨져서 방광금경·간금경·신금경·비금경에 운동이 되고, 발목을 쭉 펴서 바닥 쪽으로 굽히면 정강이 부분의 위금경·담금경을 운동시킨다. 서서 할 때는 왼발과 오른발을 교대로 하고, 앉아 있을 때는 양발을 동시에 해도 좋다(힘을 빼고 운동한다).

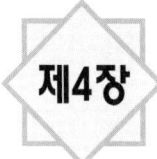 제4장 기구를 이용한 수지침요가법

앞에서는 손 운동과 마사지와 단련, 관절 풀기, 자극을 통해서 건강을 증진하고 건강을 완전하게 회복하기 위한 운동을 소개하였다.

손 운동을 위해서는 맨손으로 하는 것도 좋으나, 기구를 이용해 편리하게 좋은 운동효과를 얻을 수 있어 소개한다.

1. 호흡을 할 때 금봉 이용법

호흡법을 할 때 A6(5)·8·12에 금봉을 붙이고 호흡을 하면 호흡이 잘되고 복식호흡이 잘된다.

금색 금봉을 이용해도 좋다. 이때 소형보다 중형, 중형보다 대형을 테이프로 붙이면 좋다. 처음에는 A6번 부위에만 붙여도 복식호흡이 매우 잘된다. 나중에는 은봉을 이용하면 더욱더 복식호흡이 잘된다. 복식호흡이 잘된다는 것은 처음에는 심호흡이 잘되고 편해지기 시작한다는 의미이다.

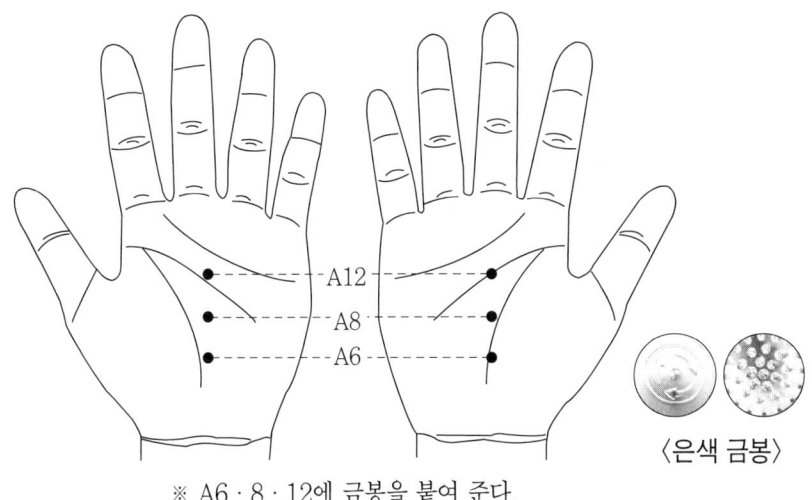

※ A6·8·12에 금봉을 붙여 준다.

복식호흡은 하복부를 부르게 하고 수축시키는 방법이므로 한결 더욱더 잘된다. 반드시 양손을 이용한다.

은색 금봉은 순은 90% 이상이므로 금속 이온화 경향으로 생체 전류 발생을 도와주고, 특히 심장의 생체 전류 조절에 도움이 되어 혈액순환 조절에도 도움된다. 은(銀)은 열전도가 잘되므로 손바닥을 따뜻하게 하는데도 도움을 준다. 이 위치에 서암뜸을 뜨면서 호흡하면 더욱더 복식호흡이 잘된다.

신체가 차거나 긴장하면 심호흡과 복식호흡이 잘 안된다. 신체가 따뜻하거나 손이 따뜻하면 심호흡과 복식호흡이 잘된다.

그러나 일반 시중의 압봉 등은 오히려 해가 될 수 있으므로 주의한다. 금봉이 없으면 기마크봉 유색 대형을 이용하거나 특제 대형을 이용한다.

2. 기구를 이용한 손 비비는 운동

　맨손으로 손 운동이나 비비는 운동을 하면 근력이 강해지고 운동 효과가 크다. 그러나 효과적인 기구로 손 운동이나 비비는 운동·압박 운동을 하면 자극이 강하고 더욱 효과적으로 할 수가 있다. 손 운동이나 비비는 운동, 압박 자극, 마사지를 할 때 쓰이는 기구는 최근에 여러 가지가 나와 있다. 이들의 특성을 알고서 이용해야 한다.

　시중에는 옥돌로 만든 손 지압봉, 무쇠로 만든 철구(鐵球), 플라스틱으로 만든 지압구, 나무로 만든 지압구, 알루미늄 재질과 손 운동 기구로 널리 사용하는 호두·가래 또는 유리나 크리스털로 만든 기구들이 있다.

　옥돌은 성질이 차서 오래 만지고 있으면 손이 뻣뻣해지고 피부가 굳어지는 현상이 나타난다. 옥돌을 쥐고 손 운동을 하면 열이 발생되기는 하나 효과적이지 못하고, 광석·광물질의 경우는 특수 불순물이 들어 있기 때문이다. 옥돌은 장신구나 보석으로는 좋을지 몰라도 손 운동 기구로는 주의해야 한다.

　한때 중국에서 손 운동 기구로 무쇠로 만든 철구가 있었다. 무쇠도 성질이 차므로 철구를 잡고 있으면 손이 차고 피부가 굳어지는 느낌으로 뻣뻣하다. 손 운동을 하면 열이 발생되기는 하나, 쇠를 직접 만지는 것은 주의한다. 왜냐하면 많은 유해 중금속이 들어 있기 때문이다.

　또 최근에는 플라스틱으로 만든 손 운동 자극기구가 있다. 플라스틱에는 인공 환경호르몬이 들어 있어서 누구든지 만지는 즉시 음양맥상이 나빠진다. 이러한 플라스틱을 만질 이유가 없으며, 손 운동을 하면 열이 발생되기는 하나 주의해야 한다.

그 외에 호두·가래·나무로 만든 기구들이 있어서 자연 재료·천연 재료로서 옥돌이나 플라스틱보다는 좋다고 판단된다. 항상 손 운동을 하는 것은 바람직하다. 이 중에서 알루미늄은 보온 효과가 있고, 음이온 발생이 많다고 한다. 그래서 손발이나 전신이 차져서 인사불성이 될 때 알루미늄으로 감싸면 전신을 따뜻하게 보호할 수가 있으면서 혈압을 올리지 않는다고 한다. 그러나 비닐로 손과 발을 감싸면 따뜻하기는 하나 혈압을 올리기 때문에 위험하다는 것이다.

알루미늄은 고순도 알루미늄과 저순도 알루미늄이 있다. 저순도 알루미늄은 재생 알루미늄이다. 알루미늄을 생산할 때 화학 약품(일종의 기름)으로 표면 처리를 한다. 이 표면 처리 물질이 인체에 매우 해롭다. 저순도 알루미늄은 순도가 떨어져 반응이 적다.

그래서 본 학회에서 만드는 기마크봉·서암봉은 20여 차례의 연마·세척을 거쳐서 표면의 불순물을 제거하고 만든다(그러나 시중의 압봉들은 값만 싸게 하려고 표면 처리를 잘 하지 않는다. 압봉과 기마크봉의 표면을 보면 표면의 색이 서로 차이가 난다).

표면의 불순물을 제거하는 작업을 착색이라고 한다. 알루미늄을 착색시킨 다음에 기마크봉·지압봉을 만들거나 발지압판 등으로 만들어 이용하고 있다.

많은 사람들은 알루미늄 지압봉을 보는 순간 기분이 좋아지고 누구든지 한 번 만져 보고 싶어 하고, 손바닥·손등에 대고서 굴려 보고 싶어 한다.

사람에게 좋다는 것은 대뇌가 즉시 감지하여 판단하므로 자신도 모르게 손이 먼저 지압봉을 만지게 하는 현상이 일어난다. 사람은 자신에게 나쁜 것이라고 느끼는 순간 얼굴이 찡그려지고 손을 내젓게 된다. 그러나 자신에게 좋은 것이라고 느끼는 순간 직감적으로 손이 먼저 향하게 된다.

　알루미늄 지압봉을 보는 순간 많은 사람들은 손이 먼저 가고 만져 보고 갖고 싶어 하고, 특히 성인병·뇌혈관 질환에 걸린 사람들일수록 지압봉으로 손 운동을 많이 하고 있다.

　지압봉을 가지고 퇴행성 질환이 좋아진 사례도 많다.

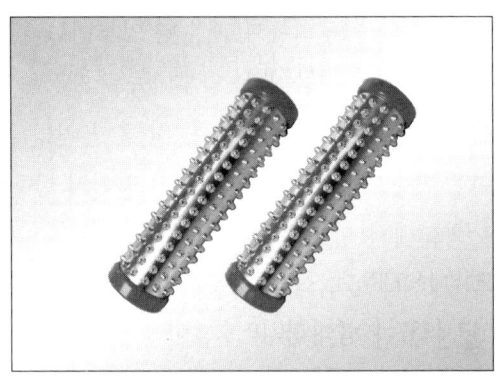

〈보통 지압봉〉

(1) 지압봉으로 퇴행성 질환이 해소된 사례

① 퇴행성 슬관절 통증이 없어진 사례

얼마 전 육군 G장군은 어느 모임에서 지압봉 1개를 구입하였는데 그날 오랜만에 모친을 찾아뵈었다고 한다. 모친은 고령인데다 퇴행성 슬관절 통증 때문에 방 안에만 계셨다고 한다.

G장군은 가지고 갔던 지압봉을 방에 놓는 순간 모친이 지압봉을 꼭 쥐더니 좋다고 하면서 손에 쥐고 운동을 하고 계셨다고 한다. G장군도 모친이 좋아하면서 손 운동을 하는데 달라고 할 수가 없어서 그대로 모친에게 드렸는데, 종일 지압봉을 가지고 운동을 하신 것이다.

그 후 약 1개월 후에 다시 모친을 찾았을 때는 퇴행성 슬관절 통증이 거의 다 없어져 앉고 일어설 수 있게 되어 밖에 출입을 할 수 있게 되었다고 한다. 다른 치료를 하거나 약을 먹은 것도 아니고 오직 지압봉을 24시간 쥐고 손 운동한 것뿐이었다.

G장군은 지압봉이야말로 최고의 효도 선물이라고 하면서 어버이날에 장병들과 함께 효도 잔치를 벌이면서 수지침 건강 특강을 실시하고 참가한 고령자들에게 지압봉을 1개씩 선물하였다.

② 초기 치매증도 사라져

서울 강남의 50대 여성 회원은 시어머니를 모시고 살았다. 시어머니는 아들을 키울 때 수많은 고생과 광주리 장사를 하면서 아들을 키웠다고 한다. 그러나 근자에 아들과 며느리가 사는 걸 보니 고생도 하지 않고 며느리가 문화센터까지 다닌다고 하니, 그때부터 시어머니는 공연히 심술을 부리고 야단을 치고는 하셨다고 한다.

그 후 어느 날부터인가 치매증이 나타난 것이다. 아들을 보고 "아저씨 누구요?" 하거나 손자를 보고 "아저씨 왜 왔노."라고 하고 대소변도 가리지 못하고 음식도 제대로 먹지 못했다고 한다.

어느 날 며느리가 지압봉을 사다가 집안에 놓았는데 시어머니가 지압봉을 잡더니 절대로 놓지 않고 밤낮으로 지압봉으로 손 운동하면서 지내왔다. 약 2~3개월이 지난 어느 날 시어머니는 아들·손자·며느리를 알아보고 대소변도 잘 가리고 음식도 정상적으로 먹고 계신다고 한다. 시어머니는 특별한 치료를 한 것도 없고 오직 지압봉만 만지고 집안에 놓은 것뿐이라며 기뻐했다.

이처럼 지압봉만으로 건강이 좋아진 사례는 대단히 많다. 지압봉이 한때 유행으로까지 번져 압구정동을 거니는 젊은 20대 여성들도 손에 지압봉을 쥐고 다니는 것이 유행했던 적이 있다.

(2) 지압봉의 마사지 방법

지압봉으로 할 수 있는 것은 우선 마사지 방법이 있다. 여기에서 마사지라고 하는 것은 지압봉을 이용하여 자극하는 방법이다. 너무 강하게 하지 말고 부드럽게 굴려 준다.

① 손바닥을 20~30회 이상 양손으로 굴려 준다.

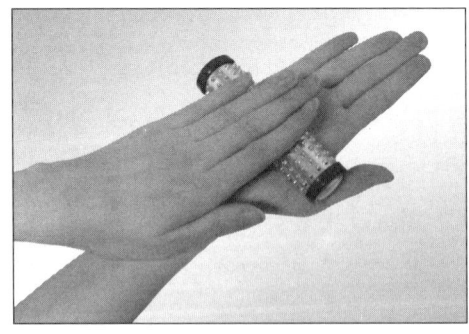

지압봉을 양 손바닥으로 잡고서 왔다 갔다 굴려리 주기를 반복한다. 시간이 있으면 더 많이 실시해도 좋다.

② 손등을 굴려 준다.

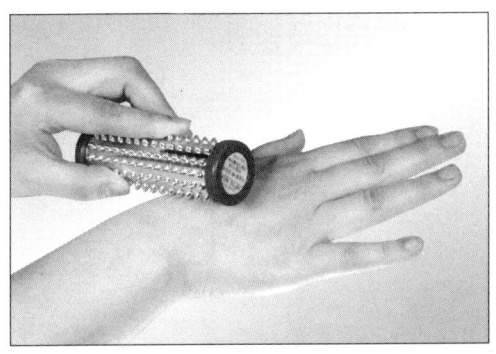

왼 손등에 지압봉을 올려놓고 가볍게 굴려 준다. 손목에서 손등을 골고루 굴려 주고 손끝까지 굴려서 자극한다. 20~30회씩 굴려 준다. 그런 다음에는 오른 손등에 지압봉을 올려놓고 손목·손등·손가락까지 모두 굴려서 자극하기를 20~30번 이상한다.

③ 손가락을 지압봉으로 굴려 준다.

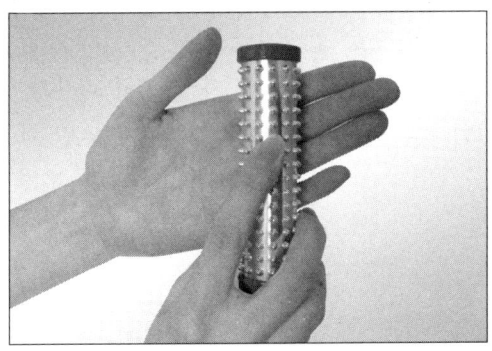

지압봉으로 왼손의 엄지 · 검지 순서로 모든 손가락의 전면 · 후면 · 양 측면을 20~30회씩 굴린다. 너무 강하게 굴리지 않는다. 왼 손가락을 자극한 다음에는 오른 손가락을 자극한다.

(3) 지압봉의 압박자극 방법

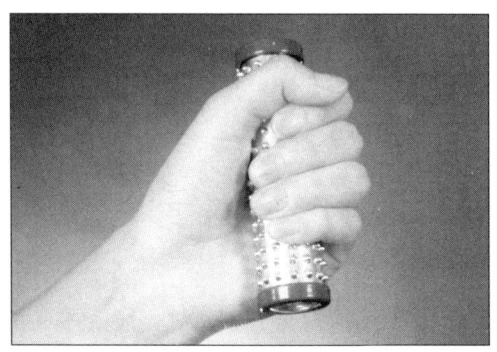

지압봉으로 모든 손을 가볍게 압박자극을 주는 방법이다. 먼저 왼 손바닥부터 하고 손등을 자극하고, 다음에는 오른 손바닥에서 손등으로 자극한다. 자극할 때는 너무 강하게 자극하지 말고 가볍게 압박자극을 한다.

먼저 손바닥을 지압봉으로 꾹꾹 눌러 주고 엄지 · 검지 · 장지 · 환지 · 약지 쪽으로 압박자극을 준다. 압박자극은 5~10회 이상 자극하며 너무 아프지 않게 자극한다. 피부가 약한 사람이나 알레르기가 있는 사람은 가볍게 대는 정도로만 자극한다.

(4) 지압봉의 상응점 압박자극법

위와 같이 손등·손바닥을 굴려 주고 압박자극을 하다 보면 가장 예민하게 아픈 위치가 나타난다. 이 아픈 위치는 상응점이거나 실제로 이상이 있는 위치를 말한다. 이러한 상응점·압통점이 있으면 지압봉을 쥐고서 20~30회 이상 가볍게 눌러 준다. 단, 상처나 알레르기 반응이 있는 경우는 별도로 자극한다.

(5) 지압봉을 쥐는 방법

위와 같이 지압봉으로 손 운동을 한다면 손이 부드럽고 아울러 전신도 가볍고 부드러워진다. 그러나 지압봉 운동도 지압봉을 쥐었다 놓았다 하는 운동이나, 지압봉을 쥐고만 있어도 좋다.

① 지압봉을 쥐었다 놓는 운동

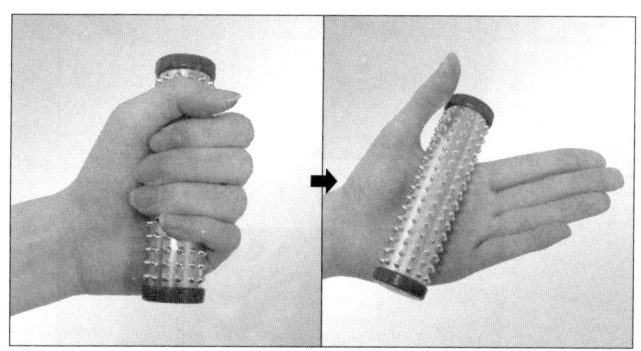

걸을 때나 차 안에 있거나, 앉아 있는 시간이 있을 때 지압봉을 쥐었다 놓는 운동을 할수록 손이 부드러워지고 손에 힘이 생긴다. 오래 자주 많이 할수록 손에 힘이 생기며 손 운동에 좋다. 가래나 호두를 만지는 것보다 좋다.

② 지압봉을 쥐고 있는 방법

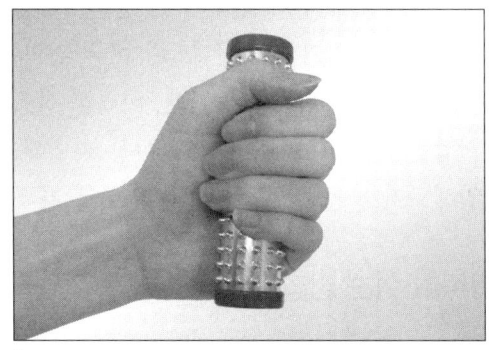

가만히 있을 때 지압봉을 쥐었다 놓는 운동도 좋으나 지압봉을 쥐고만 있어도 좋다. 30~40분 정도 쥐고 있으면 손이 따뜻해지면서 손이 부드러워지고 손에서 땀이 난다. 그만큼 혈액순환이 잘되기 때문이다. 잠잘 때, 걸을 때, 달리기할 때, 차를 탈 때, 텔레비전을 볼 때 등 지압봉을 쥐는 것만으로도 건강 증진에 탁월하다.

3. 지압봉으로 이용되는 기구들

(1) 압진봉(일명 PEM, Press Energy Metal)

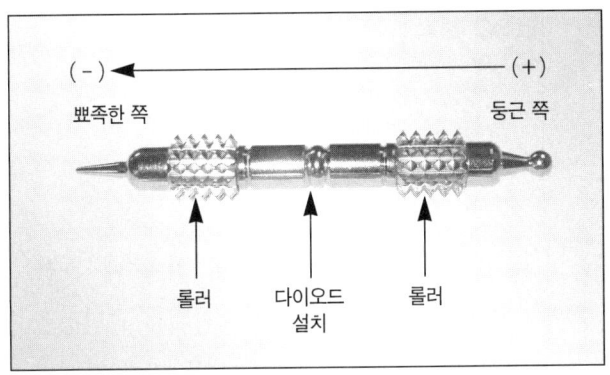

▲ 서암PEM의 구조

※ 뾰족한(-) 쪽이 금속 이온 전기가 나오는 곳,
둥근(+) 쪽은 금속 이온 전기가 들어가는 곳이다.

알루미늄으로 만든 지압봉도 좋으나 더욱 반응이 좋은 지압구로는 압진봉이다.

압진봉은 상응부위에서 압통점을 찾는 둥글고 큰 돌기가 있으며, 뾰족한 지압 돌기로 압통점·상응점을 20~30회씩 가볍고 부드럽게 압박자극을 주면 압통점·상응점 해소에 탁월하다.

압진봉 속에는 반도체 다이오드가 내장되어 있어서 금속의 이온 전기를 뾰족한 쪽으로 일방 통행하게 하는 기구이다. 뾰족한 부분으로 상응점이나 중요 지점을 5~20회 이상을 자극하면 고통 증상 해소, 건강 증진 반응과 웬만한 증상을 없애고 낫게 하는데 대단히 큰 도움이 된다.

① 압통점 찾는 법

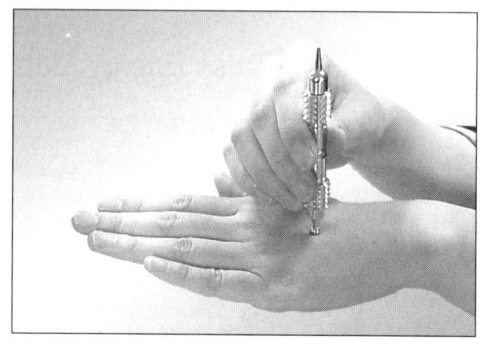

압진봉의 둥근 쪽으로 인체에 이상이 있을 때 관절이나 근육·신경 부위를 압박하면 가장 예민 부위에서 과민점을 찾는데 이용한다. 그리고 손 부위의 상응 부위에도 가장 과민한 압통상응점을 찾는데 이용하며, 매우 편리하고 반응이 잘 나타난다. 손바닥·손등·손가락에서도 찾기가 편하다.

② 압진봉으로 굴리는 자극

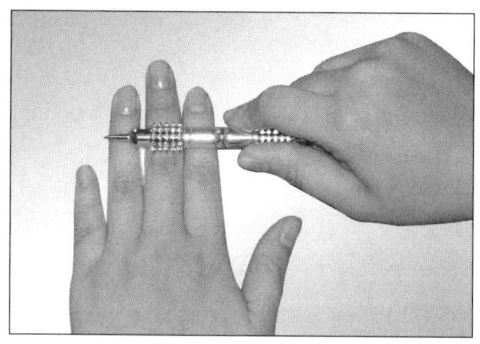

손바닥이나 손등·손가락의 이상 있는 부위에 돌기 부분으로 굴리면서 자극을 준다. 특히 손가락 자극에 대단히 우수하다. 계속 반복 자극을 주어도 좋다.

③ 상응점 · 요혈점 자극

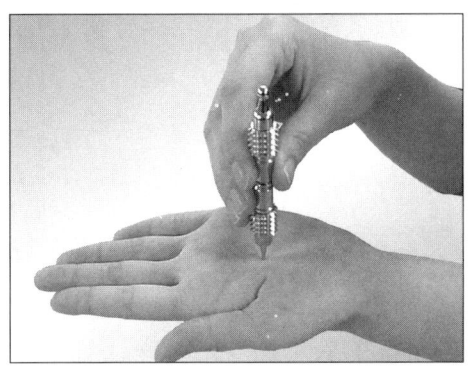

 상응점이나 요혈점으로 자신의 손으로 누르는데는 약간의 힘이 들어가고 효과적인 자극이 어렵다. 그렇다고 타인의 손으로 자극하면 오히려 위험성이 있다. 압진봉의 끝부분에서는 금속 이온 전기(다이오드는 금속 이온 전기를 한쪽 방향으로만 이동시킨다)가 나와서 생체 전류를 활성화시키는 반응이 우수하다.
 신체의 신경세포는 전기 전달에 의하여 자극이 전달되며, 좋은 자극을 줄 때 좋은 반응이 일어난다.
 따라서 상응점 · 요혈점에 20~30회 이상 자극을 주면 여러 가지 이상 증상, 고통 증상, 관절 증상, 근육 긴장을 풀어 주는데 큰 도움이 된다. 계속 자극을 주면 손 부위가 따뜻해진다. 손가락이나 손등에 계속 자극을 주어도 좋다.

(2) 침봉 지압봉

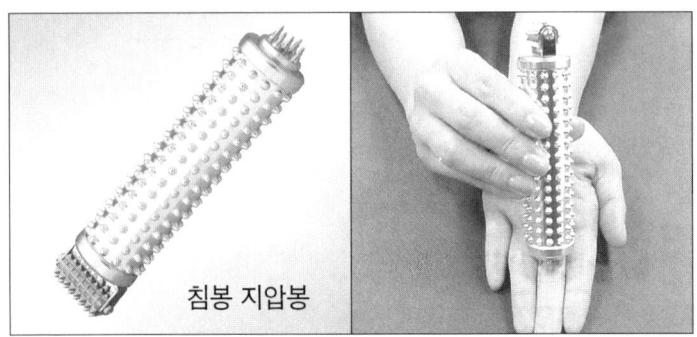

침봉 지압봉

침봉 지압봉은 돌기 부분, 지압봉 부분, 롤러 부분으로 나뉘어져 있다. 몸통 부분은 일반 지압봉처럼 자극을 주고, 길쭉한 돌기 부분으로는 상응점·요혈처를 압박자극한다. 20~30회 정도 압박자극을 주면 좋다. 그리고 롤러 돌기 부분으로는 기맥이나 상응점을 자극하는데 매우 좋다.

(3) 특제 지압봉

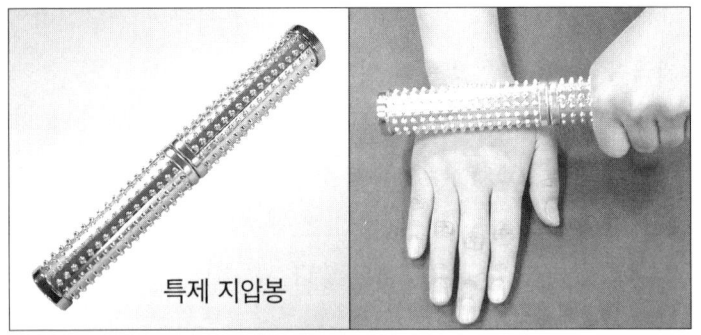

특제 지압봉

특제 지압봉은 보통 지압봉을 2개 연결하여 중간에 철심을 넣고 회전이 잘 되도록 한 것이며, 재질은 역시 고순도 알루미늄에 표면 착색 과정을 거쳐서 분순물을 최대한 제거한 제품이다.

특제 지압봉은 혼자서 자신을 마사지하거나 상대방을 마사지하는데 있어서 대단히 편리하고 효과적이다.

앞에서 언급을 하였지만 자신의 피부를 자신이 직접 마사지하거나 지압하거나 밀어 주는 방법은 효과적이나, 상대방의 신체를 만지거나 가까이만 가도 각자(상대방과 자신)는 즉시 거부반응이 나타난다. 즉 맥상이 빨라지고 음양맥상이 악화되며, 각성 반응(정신을 차리게 하고 기분이 좋아지는 느낌)이 나타난다.

이러한 반응은 교감신경 긴장으로 일시적으로 기분은 좋게 할지언정 질병을 악화시키는 반응이 나타난다. 그러므로 누구든지 자신의 손 이외에 누구의 손이라도 접촉하거나 만지거나 지압하는 것은 절대 주의를 해야 한다.

최근 중국이나 동남아시아에 여행을 가서 관광 코스의 하나로 마사지·지압·발 마사지를 받는 것은 일시적인 각성 반응에 의해 기분을 좋게 할지언정 건강이나 질병에는 대단히 나쁜 영향을 미친다. 그러므로 지압·마사지로 자극 받으면 습관성·중독성이 생기고, 몸살을 앓는 정도로 관절·근육 통증을 일으킬 때도 있다.

간혹 너무 무기력할 때 한두 번 마사지를 받는 것은 정신을 차리고 기분을 좋게 하는데 도움이 될 수 있으나, 타인의 신체가 자신에게 닿는 것은 건강상으로 절대로 좋지 않다. 그러므로 자신이나 타인의 신체를 자극할 때는 매개물을 이용하는 것이 좋다. 그래서 마시지용으로 특제 지압봉이 대단히 편리하고 좋다. 특제 지압봉을 가지고 자신의 신체를 마사지하는 방법과 요령을 소개한다.

◎ 특제 지압봉으로 자신의 신체를 마사지할 때

자신의 손으로 특제 지압봉을 만지고 반대쪽을 마사지하는데 너무 강하게 압박 마사지하지 말고 자연스럽고 가볍게 살짝 대고 누르는 정도로 한다. 그리고 모든 운동은 좌에서 우로 하되, 가급적 혈액순환을 따라서 마사지한다.

① 손바닥은 손목에서 손끝 쪽으로 마사지한다.

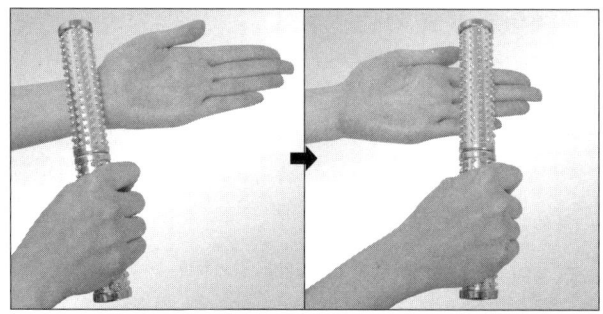

오른손으로 특제 지압봉을 잡고 왼 손바닥을 10~20회씩 마사지한다. 손목 쪽에서 손끝 쪽으로 밀어 내린다(왔다갔다하는 것이 아니다). 다시 오른쪽 손바닥을 마사지한다.

② 팔 내측을 마사지하되 겨드랑이·어깨에서 손끝까지 마사지한다.

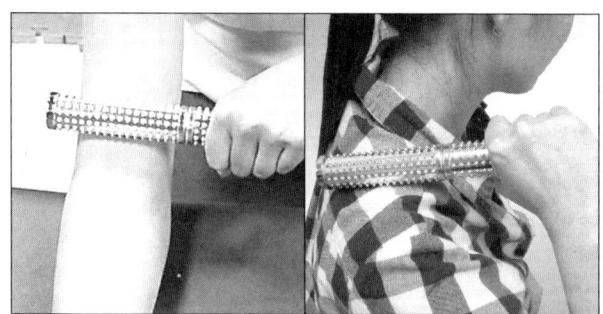

겨드랑이 위의 어깨·앞가슴에서 동맥 혈관을 따라서 팔 내측으로 밀어 내리고, 손바닥에서 손끝으로 밀어 내린다. 혈액순환을 왕성하게 하기 위함이다.

심장에서 나온 피가 전신을 한 바퀴 도는데 대략 25초 정도가 걸리므로 약 30초씩 밀어 내린다. 너무 강하게 하지 말고 가볍게 밀어 내린다. 그 다음에는 오른손의 겨드랑이에서 팔 내측으로 하여 손가락으로 쓸어내린다.

③ 손등·팔·어깨·뒷목까지 밀어 마사지한다.

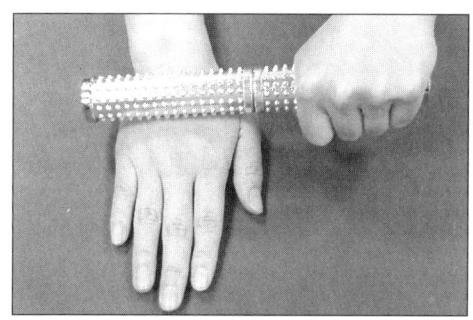

정맥 순환을 따라서 일방적으로 비벼 밀어 준다. 30초 정도를 밀어 올리고 어깨까지 밀어 주면 대단히 시원하다. 다시 오른손을 마사지한다.

④ 머리를 마사지한다.

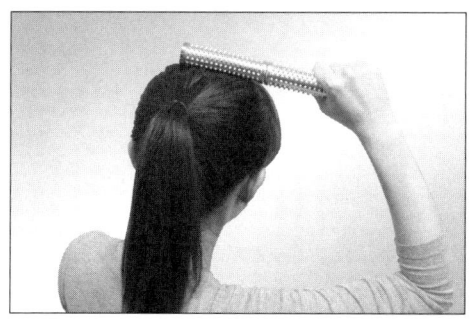

특제 지압봉은 오른손으로 잡고서 머리의 두뇌를 가볍게 마사지한다. 앞뒤로, 옆으로 가볍게 누르면서 압박하면 머리가 시원하고 개운하다. 다시 왼손으로 잡고서 왼쪽 두피를 가볍게 압박한다. 옛날에는 머리를 자주 긁거나 두드리라고 했었다.

⑤ 뒷목줄기와 어깨를 마사지한다.

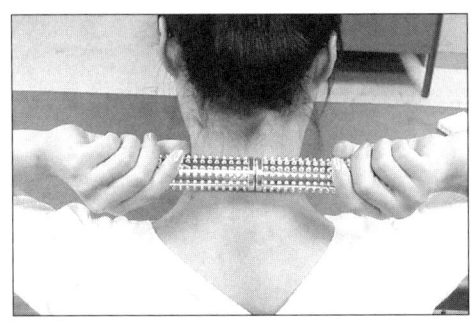

뒷목줄기는 방광·담금경의 위치이면서 예민한 부위이며 이곳을 지압하는 것은 매우 위험하다(음양맥상 악화가 심하다). 왼쪽 어깨·목줄기를 마사지하고 오른쪽 목과 어깨·어깻죽지까지 마사지한다.

⑥ 가슴·복부를 마사지한다.

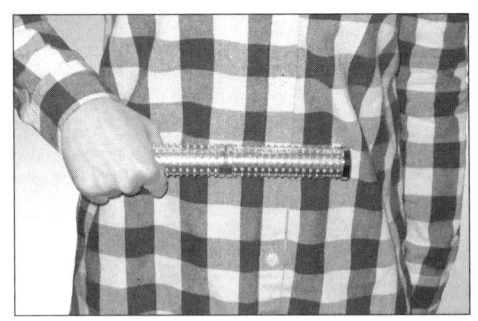

특제 지압봉을 잡고서 앞가슴 · 옆구리 · 복부를 가볍게 비비면서 마사지한다. 옷 입은 위에서 마사지한다. 가급적 얇은 내의를 입고서 한다.

⑦ 등줄기를 마사지한다.

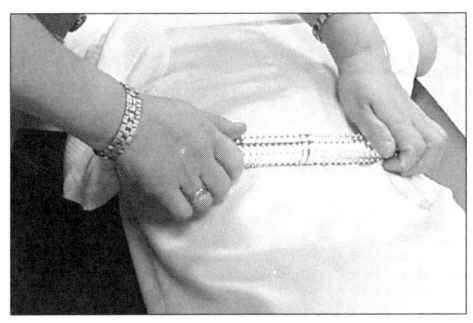

등줄기를 마사지하기는 쉽지 않다. 왼손으로 잡고서 왼쪽 등줄기 · 옆구리를 마사지하고, 다시 오른손으로 잡고서 등줄기 · 옆구리를 마사지한다.

⑧ 골반 부위를 마사지한다.

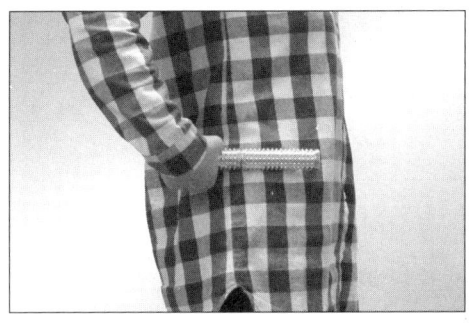

허리 · 엉덩이 · 골반 측면 부위를 마사지한다.

⑨ 대퇴부를 마사지한다.

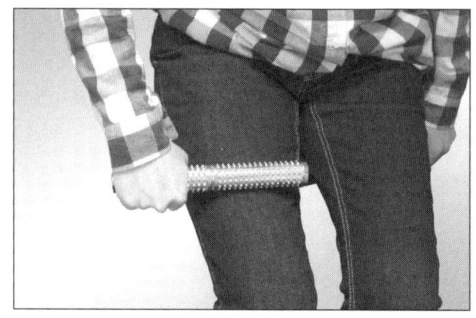

내의나 하의를 입은 상태에서 대퇴부 내측을 마사지한다. 사타구니 쪽에서 무릎 쪽으로 밀어서 마사지한다. 왼쪽부터 하고 오른쪽을 한다. 그리고 외측은 무릎에서 시작하여 엉덩이 쪽으로 밀어 준다.

⑩ 장딴지 부위를 마사지한다.

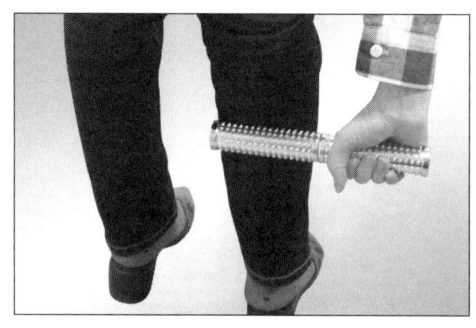

장딴지 내측 부위에서도 동맥이 발로 내려가지 못하기 때문에 동맥 혈관의 흐름을 따라서 아래로 밀어 주는 마사지를 한다. 왼쪽부터 실시하고, 다시 오른쪽을 마사지 한다. 하지 외측의 경우는 발목 부근에서 마사지를 시작해서 무릎 쪽으로 밀어 올려준다. 왼쪽부터 하고 다시 오른쪽을 한다.

⑪ 발가락·발등을 마사지한다.

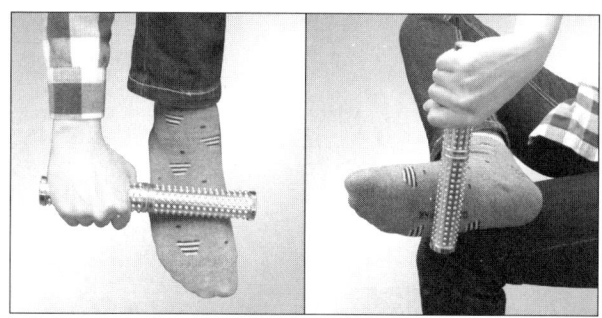

발바닥을 앞뒤로 약간 힘주어 마사지한다. 왼쪽 발바닥을 한 후 오른쪽 발바닥을 마사지한다. 그리고 발등도 상하로 마사지해 준다.

이와 같이 특제 지압봉으로 마사지하면 부작용이 없고 맥상도 좋아지면서 직접 운동도 되면서 전신 마사지가 되므로 심신의 모든 피로가 없어질 수 있다. 매일 1회씩 실시한다.

(4) 기타 지압구의 운동법

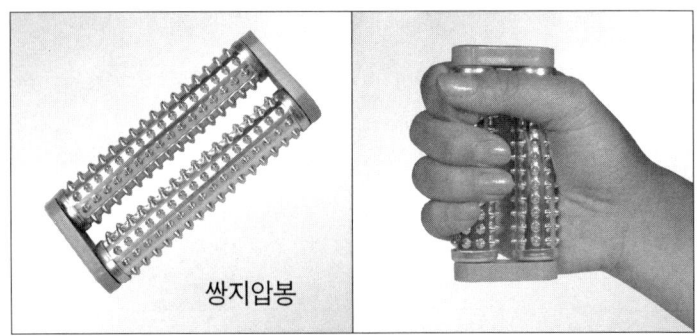

쌍지압봉

　기타 손 운동·손 자극 지압구로 쌍지압봉이 있다. 쌍지압봉은 작은 지압봉 2개를 나란히 하여 손 운동에 도움이 되도록 하였다. 작기 때문에 잡기도 편하고 보관과 주머니나 가방에 넣고 다니기도 간편하다. 특히 차를 타고 다니거나 발지압판 운동을 할 때도 손에 쥐고 손 운동을 하면 매우 편리하다. 그러나 손과 팔의 근력을 단련시키기 위해서는 맨손으로 자극하거나 운동할 때 더욱더 효과적이다.

제5장 건강 이상을 조절하는 수지침요가

신체상의 자율신경에 이상이 생기면 여러 가지 이상 증상들이 나타난다. 이러한 이상 증상들을 모두 해소하고 건강을 회복시키는 수지침요가의 방법을 연구한다. 그러나 자율신경을 조절하기란 쉽지 않다. 호흡법이 있다고 하나, 오히려 음양맥상을 악화시키거나 교감신경을 긴장시켜서 지맥(遲脈) 현상을 일으키기도 한다.

자율신경을 조절하여 건강을 회복하기 위해서는 서금요법의 상응 이론을 알고, 나아가 기맥 이론을 알아야 하며, 기맥의 응용과 요혈의 위치와 각 요혈들을 정확하게 알아야 한다.

상응요법 이론은 앞에서 소개하였고, 기맥 이론은 『서금요법 강좌』 제2권의 '기맥편'을 이용하기 바란다. 기맥편과 아울러서 요혈과 치방을 잘 알아야 한다. 본서에서는 요혈과 치방과 수지침요가의 염기(念氣) 자극법을 소개한다.

요혈에 염기 자극을 주기 위해서는 먼저 각자의 건강 상태를 알아야 한다. 건강 상태는 현재의 건강 상태도 중요하나, 타고날 때의 기본적인 체형인 장부 기능 상태를 알아야 한다. 이것을 운기체형(運氣體型)이라고 한다. 운기체형을 따라서 필요한 치방을 알고 염기 자극을 주어야 한다. 운기체형은 사람의 입태 시와 출생

시의 6기(風·寒·暑·濕·燥·火)에 의해서 건강체가 형성되어 평생을 이어간다. 운기체형을 주체형이라고 하고, 환경인자에 의하여 주체형과 다르게 질환이 나타날 때를 객체형이라고 한다.

사람은 약 70~80%가 주체형으로 건강에 이상이 생기고, 약 20~30%가 환경인자에 의하여 객체형으로 변한다. 객체형이 조절되면 다시 주체형으로 돌아온다. 그러나 처음부터 주체형으로 다스려도 건강 회복이 가능하다.

여기에서 말하는 체형과 소위 한의학에서 말하는 사상체질이나 팔상체질이라는 것과는 현저하게 다르다. 운기체형학적 차원에서 팔상체질·사상체질을 평가한다면 이러한 체질 이론은 올바른 학문이나 이론·방법이 아니고, 환자들을 혼란에 빠뜨리는 매우 부족한 방법이므로 주의해야 한다(사상체질·팔상체질 관계는 수지침·서금요법 홈페이지를 참고한다).

사람은 운기체형에 따라 건강에 이상이 생겨 많은 고통을 겪게 되므로 운기체형만 잘 조절시켜도 건강 이상을 조절시켜서 모든 증상을 해소시키거나 건강을 회복할 수가 있다.

운기체형에서 각 장부의 기능 이상을 파악하고, 조절하기 위해서는 서금요법의 요혈이나 금혈에 염기 자극을 주어야 한다. 운기체형을 잘 알려면 『운기체형조견집』, 『운기체형해설집』 등을 연구한다.

운기체형을 잘 알지 못하면 아큐빔 Ⅲ로 장부 이상을 파악하면 더욱 정확하게 파악할 수가 있다. 이러한 부분은 관련 과정에서 연구하기로 한다. 각 장부의 기능상에 이상이 있으면 각 상응부의 자극과 관련된 장부의 기맥요혈이나 금혈에 염기 자극하면 건강 회복에 큰 도움이 될 수가 있다.

각 장부의 기능을 강화시키는 요혈들을 먼저 소개한다.

1. 기능을 강화시키는 수지침요가법

각 장부의 기능을 강화시키는 기맥요혈들을 자극할 때는 다음과 같이 자극한다.

첫째는, 자신의 지두나 손톱 끝으로 압박하면서 비벼 주는 방법이다. 또는 이때 손톱·손가락 부분은 손톱 자극이나 깍지를 껴서 자극하는 방법이 있다. 그러나 손바닥이나 손등의 기육(肌肉)이 많은 부분은 강한 압박자극이 필요하다.

반드시 스스로 자신의 신체를 자극해야 하며, 타인이 자극할 때 처음에는 기분상으로 좋아지는 것 같으나 건강 이상이 생기고 악화될 수 있음을 알아야 한다.

타인이 자극하면 도파민이 분비되어 기분이 상쾌하거나 각성반응이 있어서 좋다고 한다. 이것은 곧 노르아드레날린 등을 분비시켜 교감신경을 긴장시키거나 흥분시켜 음양맥상이 악화되고, 이어서 곧 피로 증상과 질병 악화 현상이 나타난다. 일시적으로 기분을 좋게 하기 위해서는 타인의 손으로 직접 자극하는 것도 좋으나 가급적 타인이 만지지 않게 하는 것이 좋다(각자는 단백질 유전인자가 다르므로 모두 거부반응을 일으켜 기분상은 좋게 하나, 교감신경 긴장반응이나 음양맥상 악화반응이 나타나 건강을 나쁘게 한다).

둘째로는, 효과적으로 자극하기 위해서는 서금요법의 기구를 이용해도 좋다.

서금요법 기구 중에서 압진봉(PEM)이나 금추봉의 자극 방법이 매우 좋다. 이들 기구는 각각의 특성이 있어서 자극반응·운동반응의 효과반응이 크게 나타난다.

압진봉은 다이오드가 2~3개 내장되어 있어서 금속 이온을 일 방적으로 이동시키는 작용이 있다. 뾰족한 부분으로 금속 이온이 이동하므로 생체 전류를 활성화시킬 수가 있다. 한 위치마다 10~30초씩 반복 자극을 준다.

금추봉은 효과금속으로 돌기를 만들었으므로 피부에 닿는 순간 음양맥상 조절반응이 나타난다. 그러나 아무 곳에서나 좋은 반응이 나타나는 것이 아니라, 반드시 요혈처에 자극을 주어야 좋은 반응이 나타난다. 금추봉에서는 돌기가 1개·3개·9개 등의 3종류가 있어서 손 부위나 각 신체 부위에 접촉해도 좋은 반응이 나타난다.

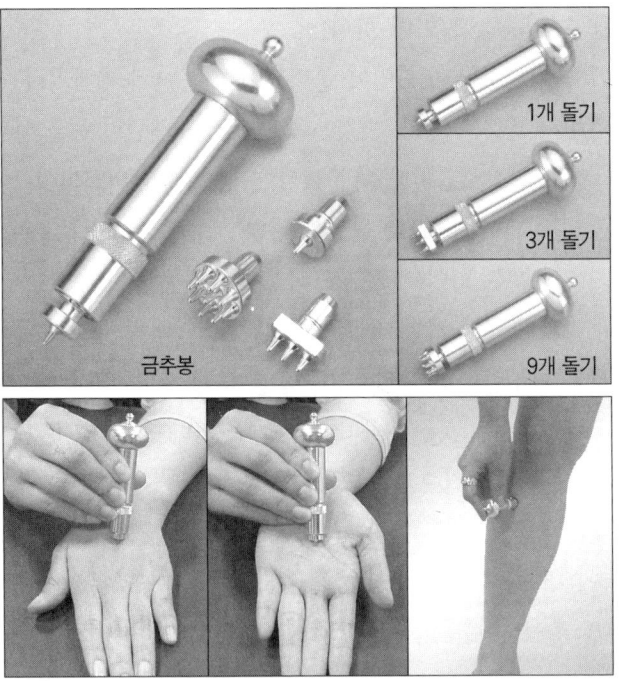

〈금추봉으로 손·다리에 자극하는 모습〉

2. 장부 기능을 강화시키는 수지침요가의 요혈

(1) 기모혈(氣募穴)

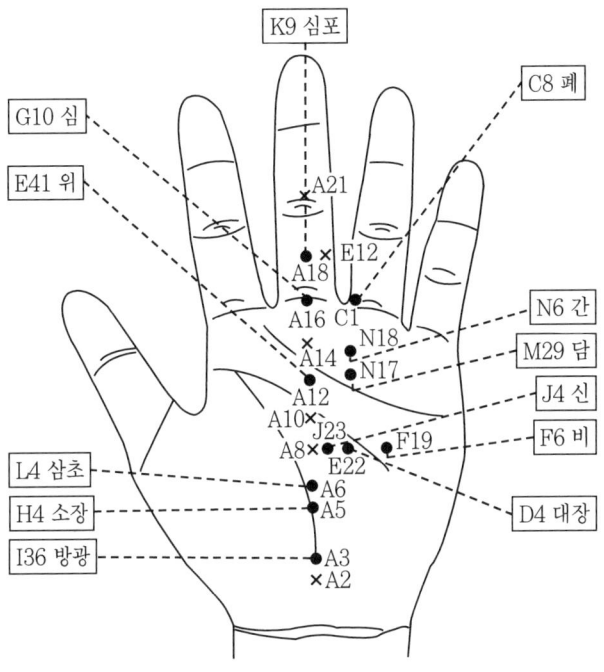

〈기모혈(氣募穴)〉

A3 : 방광 기능 강화 요혈
A5 : 소장 기능 강화 요혈
A6 : 삼초 · 자궁 기능 강화 요혈
A10 : 십이지장 기능 강화 요혈
A12 : 위장 기능 강화 요혈
A14 : 식도 기능 강화 요혈
A16 : 심장 기능 강화 요혈
A18 : 심포 · 면역 기능 강화 요혈
J23 : 신장 기능 강화 요혈

E22 : 대장 기능 강화 요혈
F19 : 비 · 췌장 기능 강화 요혈
N17 : 담낭 기능 강화 요혈
N18 : 간장 · 비장 기능 강화 요혈
C1 : 폐 기능 강화 요혈
A21 : 갑상선 기능 강화 요혈
A2 : 전립선 기능 강화 요혈
E12 : 유방 기능 강화 요혈

운기체형을 알거나 현재 건강상 이상이 있는 위치를 파악해서 기모혈을 자극하는 방법이다. 자극 방법은 지두나 손톱으로 잡고서 압박자극을 주거나 압진봉이나 금추봉으로 가벼운 운동 자극을 준다(양손을 모두 자극한다). 자극은 10~30초 이상 반복 자극하기를 5~30분 이상 자극할수록 좋다.

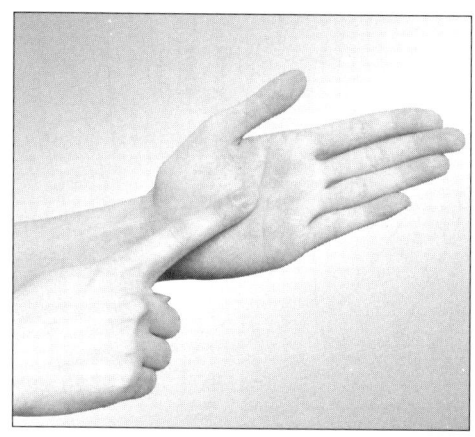

〈손톱으로 자극하는 모습〉

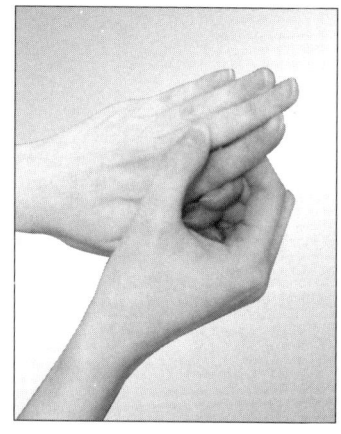

〈지두로 지압하는 모습〉

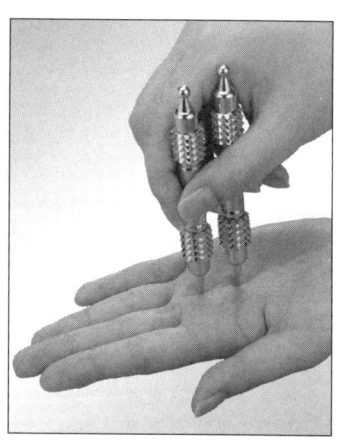

〈압진봉으로 자극하는 모습〉

(2) 기유혈(氣兪穴)

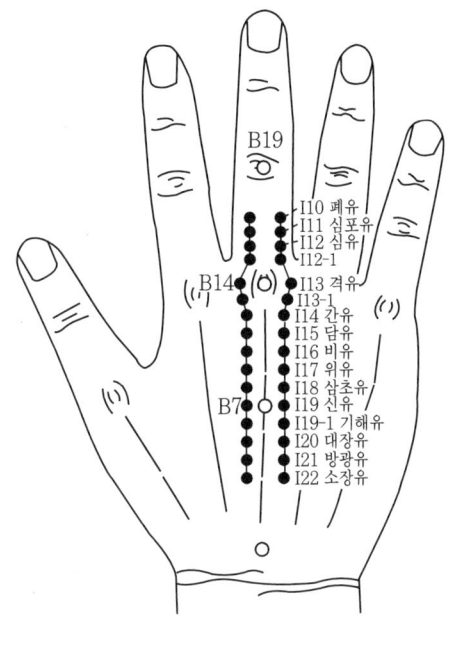

〈기유혈(氣兪穴)〉

I10 : 폐 기능을 강화시키는 요혈   I17 : 위장 기능을 강화시키는 요혈
I11 : 심포 기능을 강화시키는 요혈 I18 : 삼초 기능을 강화시키는 요혈
I12 : 심장 기능을 강화시키는 요혈 I19 : 신장 기능을 강화시키는 요혈
I14 : 간장 기능을 강화시키는 요혈 I20 : 대장 기능을 강화시키는 요혈
I15 : 담낭 기능을 강화시키는 요혈 I21 : 방광 기능을 강화시키는 요혈
I16 : 비장 기능을 강화시키는 요혈 I22 : 소장 기능을 강화시키는 요혈

장부에 이상이 있으며 손바닥·손등의 요혈을 한꺼번에 자극한다.

(3) 기전혈(氣電穴)

장부 기능 조절에 도움이 되고, 만성적인 건강 이상일 때 건강을 조절하는 좋은 자극점이다.

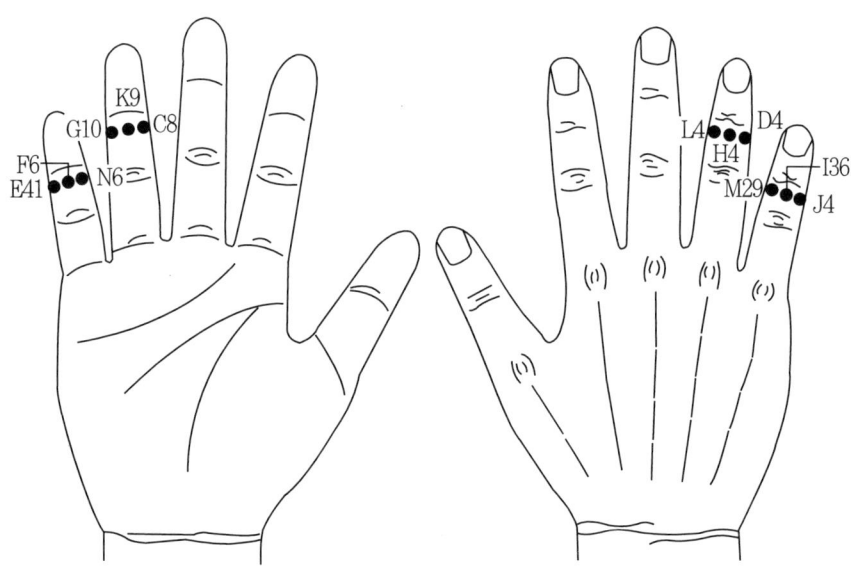

〈기전혈(氣電穴)〉

C8 : 폐 기능을 강화시키는 요혈
K9 : 심포 기능을 강화시키는 요혈
G10 : 심장 기능을 강화시키는 요혈
N6 : 간장 기능을 강화시키는 요혈
F6 : 비·췌장 기능을 강화시키는 요혈
E41 : 위장 기능을 강화시키는 요혈

L4 : 삼초 기능을 강화시키는 요혈
H4 : 소장 기능을 강화시키는 요혈
D4 : 대장 기능을 강화시키는 요혈
M29 : 담낭 기능을 강화시키는 요혈
I36 : 방광 기능을 강화시키는 요혈
J4 : 신장 기능을 강화시키는 요혈

(4) 12근혈(十二根穴) - 급격한 증상 처치, 응급 처치의 위치

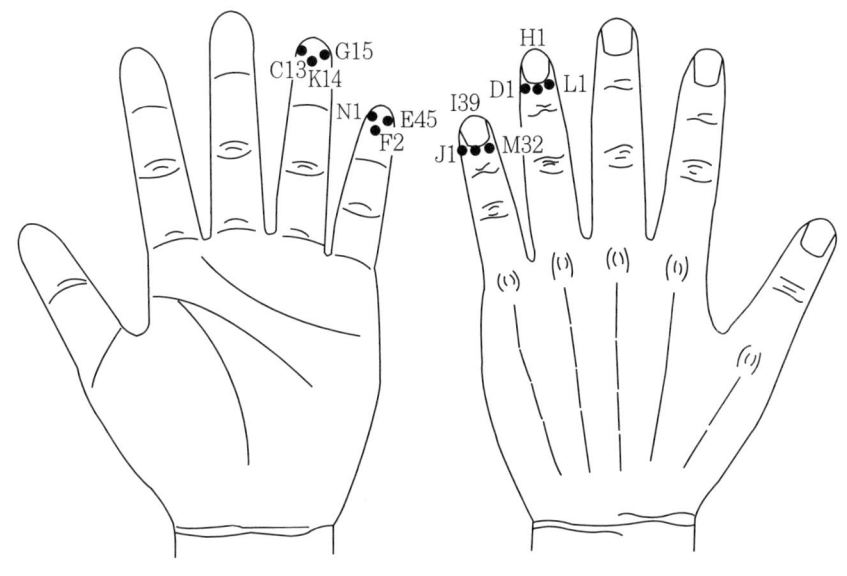

〈12근혈(十二根穴)〉

C13 : 폐의 기능을 조절하는 위치
D1 : 대장의 기능을 조절하는 위치
E45 : 위장의 기능을 조절하는 위치
F2(F1은 생략) : 비·췌장의 기능을
　　　　　　　조절하는 위치
G15 : 심장의 기능을 조절하는 위치
H1 : 소장의 기능을 조절하는 위치

I39 : 방광의 기능을 조절하는 위치
J1 : 신장의 기능을 조절하는 위치
K14(15는 생략) : 심포 기능을
　　　　　　　조절하는 위치
L1 : 삼초와 자궁의 기능을 조절하는 위치
M32 : 담낭의 기능을 조절하는 위치
N1 : 간장의 기능을 조절하는 위치

　12근혈은 손끝에 위치한 말초 부위로 자극반응이 매우 강력하다. 장부나 신체에 이상이 있어서 급성이나 응급 시, 고통이 극심할 때의 응급처치로 이용된다(12근혈 중에서 F1·K15·A33은 생략한다. 이들 위치는 오히려 악화될 수 있기 때문이다).

3. 건강 회복법

각 부위별로 건강에 이상이 생긴 경우 건강 이상을 해소하고 건강을 회복시켜 주는 방법들이다. 반복해서 수지침요가를 실시하면 건강 회복에 큰 도움을 줄 수가 있다.

(1) 건강을 위한 요가 생활

본래 인도에서의 요가는 2,000~3,000년간의 힌두교·불교의 수행자들이 해탈을 위한 수련과 고행, 마음과 정신의 자유로움을 얻기 위해서 실시한 수련법들이다. 따라서 이들의 요가는 분야가 대단히 넓고 다양하나 건강 증진법과는 차이가 있다.

그러나 최근의 요가는 그와 같은 해탈의 경지에 도달하기 위한 것보다는 호흡·명상·스트레칭·경전(經典) 이론 등을 통해서 건강을 찾고자 한다. 그러나 이와 같은 방법만으로는 건강을 찾기가 어렵고, 지금까지의 요가는 건강법과는 크게 관련성이 없었고, 오직 정신력을 키우기 위한 방법이었다.

지금도 시중에서 실시되는 요가는 전래 요가로서 너무나 산만할 정도로 광범위하다. 그리고 해탈의 경지에 도달하기 위한 수련의 방법일지는 모르나, 건강의 기준이나, 건강을 위한 방법은 크게 부족하다.

수지침요가에서의 주된 이론은 수지침의 원리와 금경 이론으로서 과학적 바탕의 이론을 중심으로 실천하는 방법이고, 그 결과는 모두가 건강 증진과 건강 회복, 질병 예방과 질병 퇴치에 있다.

전래 요가에서는 해탈을 위한 호흡·명상·스트레칭·경전이지만, 수지침요가는 일상생활에 큰 도움을 주고, 건강 증진에 목적을 위하여 실시한다.

수지침요가에서는 건강을 위한 생활 방법을 구체적으로 소개한다.

① 건강을 위한 생각

일상생활을 할 때도 '항상 건강해야 한다', '건강을 위한 행동을 해야 한다'는 생각을 갖도록 하고, '반드시 건강할 수 있다'는 자신과 희망을 가져야 한다. 부모로부터 타고난 신체와 정신을 건강·장수하도록 스스로가 관리를 해야 한다.

② 인생의 목표, 삶의 목표를 항상 가져야 한다.

사람이 살아갈 때 어떤 목표나 지향하고자 하는 희망이 없다면 어떠한 의욕도 없고, 활력도 없고, 삶의 희망도 없다. 자신의 인생에서 목표나 그 목표를 위하여 무엇을 해야겠다는 의지와 신념이 있어야 한다.

필자는 고려수지침·서금요법 등의 우수한 학문·학술을 연구 개발하여 많은 사람들의 질병을 물리치고, 모든 국민들을 건강하게 해야 한다는 신념과 희망을 갖고 연구하고 있다.

현재 질병으로 고생하는 사람들을 대단히 많이 볼 수 있다. 양·한방으로 치료할 때 가벼운 질병이야 속히 낫지만 만성화·고질화된 질병은 약을 먹을수록 부작용에 시달리고, 또다른 질병을 낳아서 결국에는 계속해서 약을 먹어야 하는 결과를 낳는다.

이러한 질병들은 서금요법·금경술로 시술하면 대단히 좋은 효과와 도움을 주고 있다. 이런 차원에서 새로운 의학의 연구와 보급, 지도하여 혜택을 주고자 하는 신념과 의지를 갖고 지금도 글을 쓰고 있다.

　각자는 크고 작은 어려움들이 있을 것이며, 그것을 해결해야겠다는 의지와 신념을 갖고 목표에 도달하도록 노력할 때 정신건강도 향상시킬 수 있다. 정신건강이 허약하면 의욕과 활력도 없어 건강할 수가 없다.

　그리고 한국인의 우수성과 자부심·자긍심도 가져야 하며, 『단기고사(檀奇古史)』같은 상고(上古) 시대의 역사도 바로 알아 우리 민족이 중국·일본보다 먼저 발달된 나라라는 역사도 알아야 한다. 반드시『단기고사』를 읽어 보고 우리 민족의 우수성을 기억하고 자부심을 갖기 바란다.

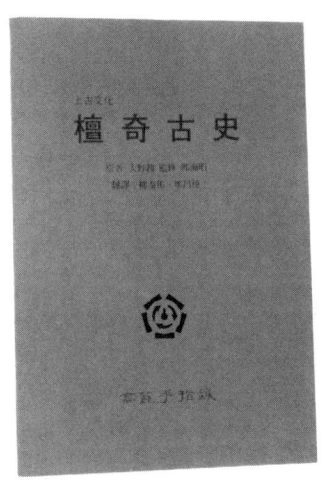

〈단기고사〉

③ 항상 자신의 장점을 살려서 자부심을 가져야 한다.

우리 주위에는 많은 훌륭한 사람이 있고, 높은 지위를 가진 사람, 재물이 많은 사람들이 있으나 모두가 만능인은 아니다. 각자는 크고 작은 장단점을 가지고 있다. 훌륭한 사람들이라도 상대방이 모르는 어려움이 있다. 또 가진 것이 없다고 할지라도 자신만의 장점과 특기가 있고, 자신만의 비법이 있고, 우수한 정신적 보물이 있다.

사람은 누구에게나 타고난 특기가 있으며, 다만 그 특기가 크고 작을 뿐이다. 이 세상은 각자의 특기나 장점을 이용해서 생활하고 사회가 움직이고 있다. 그 특기나 장점에 자부심을 갖고 키우고 단련시켜서 최고의 기량을 나타내도록 한다. 훌륭한 예술가들도 모두 한 가지만의 특기와 장점을 잘 살렸기 때문에 유명해질 수 있었다.

우리나라의 추사(秋史) 김정희(金正喜)도 명필(名筆)로 매우 많은 글씨를 썼고, 피카소도 평생 그림과 도자기를 만들어 그 숫자만도 몇 천 점이 될 정도이다. 모든 서예가 · 화가 · 조각가 · 음악가가 특기를 더욱 키우고 노력한 것뿐이다. 그들은 모두가 만능인은 아니다. 자신만의 특기가 있으므로 그 특기를 더욱 키우기 위해 끊임없이 노력하여 최고로 만들고자 하며, 특기에 대한 자부심으로 살아간다.

④ 자신의 특기와 장점을 살려서 여유가 있으면 반드시 봉사한다.

마음의 여유가 있는 사람은 그리 많지가 않다. 가급적 여유를 가지고 이웃을 위해 봉사하도록 노력한다. 봉사에서 얻는 기쁨처럼 보람되고 기쁜 것은 없다. 봉사로 기쁨을 얻을 때 삶의 가치가 있고, 다른 사람을 도울 수 있는 필요한 존재임을 느끼게 된다.

봉사를 할 때 상대방으로부터 진심 어린 감사의 말을 들을 때처럼 기쁜 순간도 없다. 이때의 기쁨은 인체에서 가장 좋은 도파민·가바 물질이 분비되어 항상 기쁜 마음을 갖게 하고, 더욱더 발전하면 베타엔도르핀까지 분비되어 생활의 활력과 모든 고통을 인내하는 능력을 키워 준다.

석가의 고행도 인류에게 고통을 없애 주겠다는 신념과 희망을 갖고 있었기 때문에 그 고행을 참을 수가 있었고, 예수도 인류를 구원하기 위해 자신을 희생하고 고통과 박해를 견디고 십자가에 못 박히는 갖은 수난을 이겨내고 부활한 것이다. 공자도 백성들을 위해서 선정을 베풀어야 한다고 강조하면서 자신의 인(仁)의 철학을 펼치려고 중국의 많은 나라를 여행하고 자신의 철학을 강조하였던 것이다.

⑤ 베푸는 기쁨은 반드시 되돌아온다.

인류를 위한 훌륭한 사상과 철학, 의술, 기술, 방법 등이 있다면 이 방법들이 인류를 위해 크게 사용되도록 헌신적으로 봉사하여야 한다. 큰 것에만 집착하지 말고 작은 봉사에서부터 시작하기 바란다. 봉사를 함으로써 상대방이 기뻐하는 모습은 그 기쁨이 반드시 자신에게 되돌아온다는 것을 명심한다. 봉사할 일이 생기면 좋은 기회라고 생각하고 적극 참여하도록 한다.

⑥ 모든 실천은 반드시 작은 것부터 시작한다.

목표나 희망, 봉사, 건강, 사업을 한다고 할 때 계획은 원대하게 세우되 실천은 작은 것부터 실천한다. 가장 작은 것이 완전하지 못하면 큰 목표를 이룰 수가 없고, 이룬다 해도 실수하기가 쉽다. 수지침요가를 실시해서 완전한 정도의 건강에 도달하려면 처음 몇 달만에 이루어지는 것이 아니다. 반드시 작은 것부터 실천할 때 쌓이고 쌓여서 건강을 이루고 고질적인 난치병까지 극복할 수가 있다.

⑦ 잠은 충분히 숙면하도록 한다 — 최고의 건강법

잠을 오래 많이 잤는가가 중요한 것이 아니라 얼마나 숙면을 취했는지가 중요하다. 숙면을 해야 멜라토닌이 분비되어 마음에 여유가 생기고, 기분이 좋고, 우울증을 없애 주고, 욕망과 활력이 생긴다.

세로토닌은 낮(낮 2~3시경)에 분비되는 호르몬이고, 멜라토닌은 밤중(밤 2~3시)에 분비되는 호르몬이다. 멜라토닌은 충분한 숙면을 취해야 분비되며, 최고의 강력한 항산화 효과와 성장호르몬이 분비되고, 정력이 생기고, 기분이 좋고, 희망과 활력이 생기고, 노화가 방지되며, 모든 성인병을 극복할 수가 있다.

이러한 호르몬은 그냥 분비되는 것이 아니다. 항상 기분을 좋게 하는 가바 물질이 나오도록 해야 하고, 적당한 운동(잠자기 전의 발지압판 운동이 좋다)과 충분한 영양 섭취와 체온 보호와 상승이 있어야 한다(서암뜸요법). 이들 방법은 『서금건강법』을 참고한다.

깜박 잠은 두뇌의 피로를 없애 주고 충분한 숙면은 신체의 피로를 풀어 준다. 인체에서 에너지가 가장 많이 소모되는 곳은 대뇌이므로 잠시만 대뇌를 쉬어도 머리가 맑아진다. 그러므로 잠을 잘 자야 머리가 맑고 신체가 편하고 기분이 좋고 건강해진다.

약을 먹어서 잠자는 것은 숙면이 잘 안된다. 잠이 올 듯 말 듯 하면서 오랜 시간 잠자는 것도 건강하지 못하고, 불면증이 악화될 수 있으므로 주의한다. 잠은 짧게 자도 수면의 질이 좋아야 한다. 피로가 심한 때는 숙면이 우선이다. 피로할수록 충분한 숙면을 하도록 노력한다.

⑧ 음식을 잘 먹어야 한다(적당한 영양 섭취가 중요하다).

사람은 영양을 섭취하면서 살아가므로 음식 섭취가 참으로 중요하다.

㉠ 물

물은 가급적으로 맑고, 깨끗하고, 오염되지 않은 물이 좋다. 현재는 수돗물도 좋으나 수돗물보다는 생수를 선호하고 있다. 또는 정수된 물도 많이 마시고 있다.

생수 중에서 해양심층수는 음양맥상을 악화시키고 있으므로 주의한다. 일반 물은 음양맥상에서 일체 반응이 없으므로 악화되는 반응도 없다. 그 외 특정 물질을 탄다거나, 특수 정제 시설을 한다거나 하는 등 대단히 많다. 인공적으로 추가하는 물질들이 인체에 좋다고 하나, 음양맥상으로 실험해 보면 거의 모두 맥상이 악화된다.

※ 해양심층수의 실험

2006년경 부산 P의원의 초대로 필자와 박규현 교수 등이 해양심층수를 만나는 기회가 있었다. ○○○ 씨는 해양심층수를 마치 만병통치로 생각하고 대단한 포부를 갖고 있었다.

필자는 박 교수의 음양맥상을 본 다음에 해양심층수를 화장지에 묻혀 음양맥상을 보자, 음양맥상이 크게 악화되었다. 손에서 해양심층수를 닦아 내자, 음양맥상은 정상으로 회복되었다. 해양심층수는 바닷고기가 먹을 수 있는 물인지는 몰라도, 사람이 먹어서 건강에 도움이 되지는 못한다고 판단을 하였다. 그 후 시중에는 해양심층수 음료가 나왔는데 실험을 해 보니, 위에서 실험한 것과 큰 차이가 없었다.

ⓒ 음료수

생수를 제외한 음료수가 대단히 많다. 모든 음료수는 특정 물질이나 화학 첨가제를 추가한 것이다. 이들 특정 물질이나 화학 첨가제·한약재 등을 추가한 것은 근본적으로 인체, 특히 간장에는 좋지 않다.

한약재의 대부분은 초목(草木)이며, 이들 한약재는 간정맥을 폐색시켜서 간장병을 일으키거나, 신장의 간질세포를 파괴시켜 신부전증을 일으킬 수 있다. 특히 한약재가 들어간 음료수는 주의해야 한다. 첨가제가 들어간 물은 입에 달고 마시기만 좋을 뿐, 인체에 좋은 것은 드물다.

ⓒ 술

술은 원칙적으로 마시지 않는 것이 가장 좋다. 그러나 항산화 물질이 많은 와인은 심장병 예방과 노화를 방지하는 데 도움되고, 성인병 발생을 지연시키는 효과가 있다고 하나, 와인도 과음하면 절대 위험하다. 소주도 비록 화학주이기는 하나, 주정 원료가 곡식류이므로 1~2잔 정도는 권장할 만하다(화학주보다는 오히려 증류 소주가 좋다고 판단된다).

막걸리는 종류에 따라서 차이는 있으나 시중에서 유통되는 막걸리에는 방부제와 화학 첨가제가 들어 있고 음양맥상으로 실험해 보면 유독 남성들의 음양맥상을 크게 악화시키고 있었다. 남성들은 가급적 시중의 막걸리는 입에 대지 않는 것이 좋을 것 같다. 그러나 이상하게도 막걸리는 여성들의 음양맥상을 조절시키는 반응이 있었다. 여성들은 건강을 위한 목적으로 하루에 1~2잔 정도 마시는 것은 여성의 건강에 도움이 될 것으로 보인다.

최근에는 위스키·코냑·샴페인도 많이 마시지만 과음은 절대 위험하다. 특히 한약재로 만든 술은 모두 위험하므로 가급적 입에 대지 않는 것이 좋다. 앞에서 언급한 것과 같이 신장 질환과 간장 질환을 일으킬 수 있다.

더덕술이 좋기는 하나, 더덕을 깨끗이 닦아야 하지만 재배된 더덕은 농약·화학 비료·중금속 오염에 주의하고, 자연산 더덕도 동물환경호르몬에 주의한다. 한약재로 담근 술 중에서 약쑥술·더덕술·수삼술·산삼배양근술 정도는 괜찮은 편이나, 그 외의 한약재들은 주의해야 한다. 음양맥상이 악화되고 간장과 신장에 큰 문제를 일으키기 때문이다.

산에 가서 약초를 캐서 술을 담그지만 그 모든 한약재(솔방울술·칡술·솔잎술·구기자술·당귀술·작약술·복령술·인동술·겨우살이술 등)로 담근 술은 신장·간장에는 치명적이다. 한약재로 담근 술은 주의하기 바란다.

㉣ 커피(도파민 분비·노르아드레날린 분비 - 교감신경 긴장물질)

최근 커피 소비량이 급격히 증가하고 있다. 하루에 한 잔은 심장병 예방에 좋다고 하나, 몇 가지 주의할 점이 있다. 커피를 볶을 때 약간 태우는데, 태우는 물질은 발암물질을 유발시킬 수가 있다.

그러므로 교감신경 긴장증상인 맥박수 증가, 심장 압력·뇌압 증가로 정신 흥분, 도파민 과잉 분비 현상이 일어난다. 도파민이 부족한 사람(두뇌 무기력증)에게는 약간 도움이 되나, 건강한 사람은 주의해야 한다. 여기에 설탕이나 커피 크리머도 주의해야 한다.

　ⓜ 녹차

　우전차(4월 곡우 때 따는 차)는 카페인 성분이 적으나, 그 외의 차는 교감신경 긴장 현상이 일어나 좋지 않다.

　ⓑ 일본산 · 중국산 차

　외국에서 수입되는 차 종류는 대단히 많다. 그 차를 마셔서 교감신경 긴장증상들이 나타나는 것은 모두 주의한다. 교감신경 긴장증상이라면 기분이 상쾌하고 각성반응이 있으면서 맥박수 증가, 심장 압력 · 뇌압 증가, 가슴 두근거림, 위장 장애, 정신 긴장 · 흥분 등의 증상들을 말한다.

　중국차 중에 보이차도 위와 같은 증상이 나타나는 것은 주의한다. 보이차는 종류가 매우 다양하므로 며칠간 먹어 보아서 각성반응이 없는 것을 선택한다.

　ⓢ 건강음료수라는 것

　커피 외에 최근에는 홍삼차 · 헛개나무차 등 한약차(한방차)를 개발하여 보급하고 있는데 모두 주의한다.

　홍삼은 고온에서 찌므로 인삼 고유의 효소는 모두 파괴되고 인체에 해로운 독성 물질이 더욱 강하게 발생하여 냄새와 쓴맛이 강하여 간장과 신장 · 심장 · 갑상선 등에 위험을 주고 있다. 그래서 홍삼을 자주 많이 먹는 사람들은 음양맥상이 악화되어 심장병 · 고혈압 · 고지혈증 · 당뇨병 · 갑상선기능항진 등의 질환을 악화시키거나 유발시킬 수 있다. 홍삼의 부작용 문제는 매우 심각하다(한의사 단체의 홍삼 광고 참조). 한의사가 처방한 홍삼이라도 홍삼 자체가 문제이므로 부작용이 나타날 수 있다.

또한 뽕잎은 누에가 먹는 잎이지 사람이 먹는 잎은 아니다. 최근에는 뽕잎 차·국수·떡까지 만들어 먹고 있으나 주의를 요한다. 두충차·둥굴레차·생강차는 매우 좋은 차이기는 하나, 설탕을 넣지 않고 47℃ 이하에서 달여 마시는 것이 좋다. 대추차·모과차·결명자차·도라지차 등이 있으나 모두가 한약재로서 주의해야 한다. 오미자차도 있으나 설탕을 많이 넣은 것은 주의해야 한다. 한때는 헛개나무차가 간기능을 강화시킨다고 하였으나 오히려 반대 현상이 나타나고 있다. 각종 버섯 종류의 음료수도 마찬가지로 쓴맛이 인체에 독성반응을 일으켜 신장의 간질세포를 파괴시킬 수 있다. 이러한 차나, 음료수가 건강상 크게 도움되는 것은 거의 없다. 오히려 자주 많이 마실수록 건강상에는 좋지 않다.

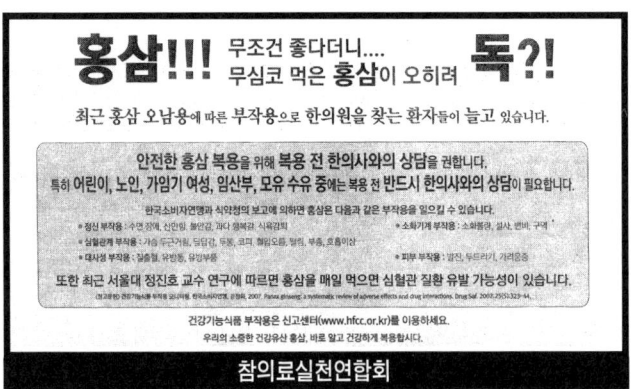

〈한의사 단체의 홍삼 광고〉

우리 국민들은 한약차·한방약에 대해서 너무나 편견이 많아 무조건 좋은 것으로 생각하는데 실제는 정반대이다. 산수유·녹용·프로폴리스·로열젤리·산삼·미나리·고사리·율무·다시마·부추·밤 등도 대단히 주의해야 할 식품이다.

한약을 이용하기 전에 필자가 쓴 『한방약 부작용의 실상』과 보건신문사에서 발행한 『한방약은 위험하다』, 『한방약은 효과 없다』, 『언론에서 본 한방약의 진실』을 참고하기 바란다.

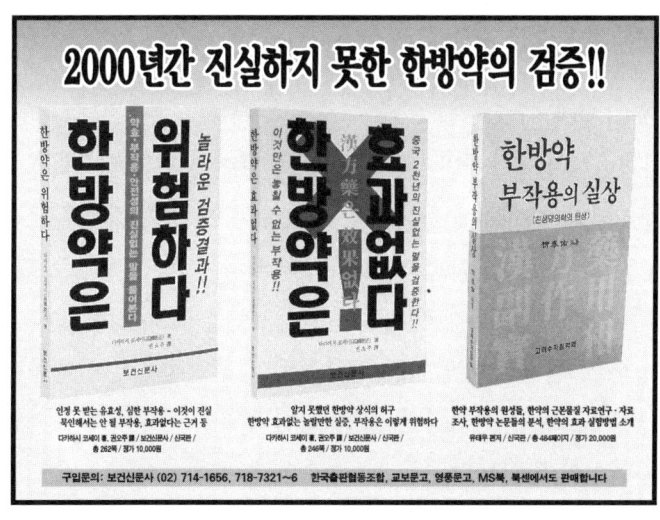

(2) 주의해야 할 식품 · 한약들
- 최근 갑상선암 · 위암이 제일 많아

갑상선암 · 위암이 많은 이유는 인스턴트 식품과 홍삼 · 다시마 · 화학 조미료 · 화학 첨가제 · 한약 식품 · 커피 등을 많이 먹기 때문으로 보여진다.

① 홍삼

보통 건강한 사람도 홍삼을 계속 먹으면 총경동맥이 크게 박동한다. 총경동맥이 긴장되는 사람에게서 갑상선 질환이 많다. 특히 노인들은 악화 정도가 심하다.

② 다시마

다시마도 음양맥진법으로 실험을 해 보면 총경동맥의 박동이 크게 항진된다. 다시마에 들어 있는 요오드는 그 양과 화학 구조가 달라서 갑상선 질환을 악화시키거나 유발시킬 수 있는 물질로 판단된다. 다시마로 만든 조미료 MSG는 음양맥상을 크게 악화시킨다.

그 외에 한방약을 먹어도 총경동맥이 불안정해지는 경우가 많고, 커피도 과잉 섭취하면 심장 압력 증가, 총경동맥의 박동 시 항진 현상이 일어난다.

위의 물질들은 교감신경 긴장보다 항진 물질이므로 위장의 교감신경을 긴장시켜 위장 질환과 위암의 원인이 될 수 있다.

전 세계 350여 종의 식물에는 피롤리지딘 알칼로이드(pyrrolizidine alkaloids)라는 물질이 있어서 간정맥을 폐색시켜 간경변을 일으킬 수 있다고 한다. 그래서 그런지 한국인들은 잠재성 간경변 환자가 무려 60% 정도가 된다고 한다.

전 세계적으로 한약을 가장 많이 좋아하고 먹는 나라가 한국이다. 중국의 14억 인구 중에 중의사(한약을 사용하는 의사)가 약 20,000명 정도이나, 한국은 5,000만 인구에 한의사가 20,000명이며, 한약사·한약업사·한약 종사자까지 포함하면 23,000명이 된다(『언론에서 본 한방약의 진실』(p.220~222), 보건신문 2008년 2월 25일자 참조).

중국도 한약 거의 먹지 않는다 !!
중국, 한방의학 철폐 서명운동 열풍

- 중국 한방의학 존속 위기 — 한방의사 수는 해마다 감소 ● 중국도 한약 기피 현상
- 한방의사 — 1930년대 80만명, 1950년대 50만명, 2005년 27만명
- 진정한 한방의사인 3만명 정도도 양·한방 같이 사용

"한국인 5천만 명에 한의사(16,000명), 한약업자, 한약사, 전문가 포함 약 2만명, 중국인 13억, 우리나라 26배, 중국도 중의사 52만명 되어야 한국의 한약복용 수준 — 겨우 13억 인구에 3만명이 양·한방 같이 쓴다"

근래 한방의학 발상지인 중국에서도 한방의사 자격제도를 취소하고 한방의학 폐지론까지 일고 있어 눈길을 끌고 있다.

최근 중국 중남대학(中南大學)의 장공요(張功耀) 철학교수가 중국의학은 중국의학 제도권에서 철폐해야 한다는 성명을 발표한 뒤 서명운동을 전개하고 있어 한의학에 대한 논쟁이 더욱 심화되고 있다.

장공요 교수는 "중국의학은 서양의학에 비해 유심론적(唯心論的)이고 미신적 요소가 너무 많기 때문에 폐지하는 것이 중국의 전통문화 개선이 될 수 있다."며 "중국의학은 비과학적이며 도움이 되지 않는다."고 주장했다. 장 교수는 또 "국가의료체제로부터 제외하고 민간에게 되돌려야 한다."고 역설했다.

장 교수의 이 같은 주장은 최근 중국 『요망동방주간(瞭望東方週刊)』에서 발행되는 '십자로에 선 중국의학' 이란 제목으로 실렸다.

하지만 그의 논점에 대한 반론도 만만치 않다.

이런 가운데 중국 정부는 점차 중국의학 추진·규범화 작업에 적극적으로 참여하기 시작했다. 지난 2007년 1월 '전국중의약공작회의'가 개최돼 오의부(吳儀副) 부수상이 참석한 가운데 "첫째 중의약의 계승과 쇄신 관계를 올바르게 처리해 현대과학을 수용하면서 중의약 본래의 과학적 내용과 학술성을 유지할 것, 둘째 임상을 중심으로 자리매김해 인재의 육성과 우수한 약품 개발에 산(産)·학(學)·연(硏)이 협력할 것, 셋째 중의약의 우수한 특성을 발휘해 지재권(知財權) 강화에 노력한다"는 3항목을 제시하면서 '중의약국제과학기술협력 계획요강(2006~2020)'의 구체화 등을 제창하기도 했다.

통계에 따르면 한방의사수가 중화민국 초기에는 80만명, 1950년대에는 50만명, 2005년에는 27만명으로 해마다 줄어들고 있다. 이 가운데 진정한 전통 한방이론에 따라 탕약 처방전을 할 수 있는 한방의사는 10% 정도인 3만명밖에 되지 않는다는 것이다. (참고: 우리나라의 한의사 수가 약 15,000명인 것에 비해 우리보다 인구가 26배가 넘는 중국에서 3만명은 극히 적은 숫자다. 현재 중국도 한약을 거의 먹지 않고 기피하는 실정이다). 많은 한방의사는 현대의학적 화학약품을 사용하든지 아니면 동서양 의학의 복합적인 어중간한 방법으로 한방약을 사용하고 있는 실정이라고 한다.

이에 대해 중국의 전통의학의 행선지를 염려하는 한방의학 지원자들은 인터넷 등을 통해 한방의학을 진흥해야 한다고 호소하고 있다. 어쨌든 한방의학에 대해 존속할 것인가, 폐지할 것인가의 논쟁은 중국에서 나날이 격렬해지고 있는 양상이다.

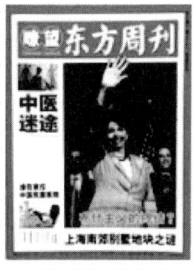

『로망동방주간(瞭望東方週刊)』 표지

※ 출처 : 십자로에 선 중국의학 『요망동방주간(瞭望東方週刊)』

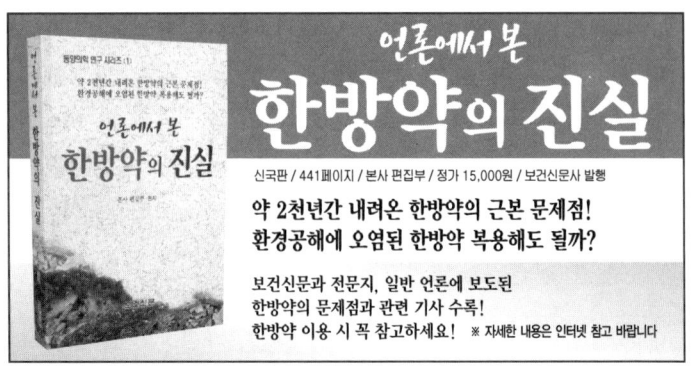

우리나라에서 사용하는 한약재의 약 80~90%가 중국에서 수입한 약재이다. 중국인들은 한약재를 거의 사용하지 않으면서 한국에 수출하고 있고, 중국에서 한약재로 각종 건강식품을 만들어 한국인과 한국 관광객을 상대로 판매하고 있다.

각종 음식이나 음료수·건강식품에 한약재가 들어가 있는 것은 반드시 주의를 해야 한다. 이러한 한약재들을 음양맥진법으로 실험해 보면 음양맥상이 악화되는 한약재가 대부분이다.

한약재에는 다음과 같은 3가지의 문제점이 있다.

아리스톨로킥산(aristolochic acids, 쓴맛과 향기 나는 물질), 피롤리지딘 알칼로이드(pyrrolizidine alkaloids, 간정맥을 폐색시키는 물질)와 고유의 독성(예: 감초의 경우, 스테로이드 물질 함유)과 환경호르몬·농약·중금속 오염과 표백제·방부제·색소 등이 포함되어 있다.

이 중에서 한약재를 달이면 중금속·농약의 일부는 휘발된다고 하나, 한약을 달이면 인체에 해로운 독성 물질은 더욱 많이 발생할 수 있다. 즉, 냄새와 쓴맛이 더해지기 때문이다.

그 외에 건강보조식품인 영양제·비타민제가 있는데, 이것을 먹었을 때의 좋고 나쁜 것을 감별하는 방법 중에 하나가 공복에 음료수나 건강식품을 먹어 보는 것이다.

예를 들어, 꿀을 공복에 1~2순가락을 먹어 보자. 대부분 뱃속이 불편하고, 토할 것 같고, 어지럽고, 복통이 일어나므로 꿀도 좋은 건강식품이라고 볼 수 없다. 꿀을 농축시킨 것이 프로폴리스와 로열젤리이다. 로열젤리는 강력한 각성반응을 일으키기도 한다.

알로에·다시마·클로렐라·비타민C 등을 먹어 보자. 공복에 부작용 증상들을 일으키면 평소에 먹어도 그러한 증상을 일으킬 수 있다.

보통 건강식품을 먹으면 명현(瞑眩) 반응이 나타난다고 한다. 명현 반응이란 효과반응이라고도 한다. 또한 명현 현상은 질병으로 과거에 아팠던 증상들이 하나씩 나타나는 것으로 생각하고, 그 증상들이 하나씩 없어져 질병이 낫는 현상이라고 한다.

그러나 필자가 보는 견해는 정반대다. 명현 현상이 일어나는 건강식품들은 한결같이 교감신경 긴장 제품이다. 위장에 교감신경 긴장물질이 들어가는 순간 위장 근육이 수축되고 운동량이 크게 저하되고, 소화액은 감소되고 위액만 크게 늘어난다. 즉, 교감신경 말단에서 아드레날린이 분비되기 때문이다.

이러한 식품을 많이 먹을수록 교감신경 긴장이나 항진반응이 나타난다. 이 교감신경 긴장이나 항진반응이 곧 명현 현상이다. 명현 현상은 질병이 낫는 현상이 아니라 질병을 악화시키는 현상이므로 함부로 먹지 말라는 것이다.

개중에는 아무런 반응이 없거나, 효과를 보는 경우는 부교감신경이 우위일 때이다. 이런 경우는 10~20% 정도이다.

이와 같이 모든 건강식품들이 좋은지 나쁜지에 대한 검사 방법은 공복 시에 먹었을 때에 나타나는 증상이나 명현 현상으로 구분할 수 있다.

그 외에는 서금요법의 음양맥진법, 수지력 테스트, 진동자의 구별법 등으로 알 수 있다. 수지력 테스트는 『한방약 부작용의 실상』, 『서금요법 개론』 등에서 자세히 소개하였다.

(3) 좋은 음식과 방법 실천

모든 음식은 반드시 소화가 잘되는 음식을 먹어야 한다. 과거에 특정 음식을 먹고 체했거나 부작용이 있었던 음식은 가급적 피한다. 예를 들면 어떤 사람은 밀가루로 만든 음식만 먹으면 소화불량을 일으키거나 체하는 사람이 있는 반면에 어떤 사람은 밀가루로 만든 음식을 대단히 좋아하는 경우도 있다.

값싼 음식이라도 뱃속이 편한 음식이 최고의 음식이란 것을 명심해야 한다. 음식은 반드시 소식을 해야 한다. 식사를 할 때도 포만하도록 섭취하는 것은 좋지 않다. 약간 부족한 선에서 식사를 중지하도록 한다. 만약 배부르게 먹었다면 약 60분 정도 걷거나 발지압판 위에서 걷는 운동을 해서 소화를 충분히 시켜야 한다. 수많은 건강법에서도 '소식하라'고 한다.

세계적인 장수 학자인 유병팔 교수도 그의 저서 『125세까지 걱정 말고 살아라』에서도 많은 실험을 통하여 입증하고 있다. 60세가 넘으면 하루에 1~2끼만 먹어도 충분하다고 했다. 최근 유병팔 교수는 1일 1식만 한다고 한다.

그리고 음식은 반드시 효소가 많은 음식을 먹도록 한다. 효소는 $38°C$에서 활성화되고, $47°C$ 이상에서 파괴되며, 상압 중성 음식에 많다. 알칼리성인 야채 · 과일과 산성인 고기 · 곡류와 섞어서 먹어야 한다. 반드시 골고루 섞어서 먹는 이유는 효소를 활성화시키고 소화를 잘 시키기 위함이다.

따라서 식사는 항상 따뜻한 식사, 따뜻한 곳에서 하고, 식사 후에도 따뜻하게 해야 한다(서암뜸을 뜰수록 좋다).

식사를 할 때도 항상 기분 좋게 해야 교감신경 긴장이 저하되어 위장 근육을 이완시켜서 위장운동을 촉진시키고 소화효소를 분비시킨다. 기분이 나쁘거나 스트레스를 받을수록 교감신경 긴장으로 위장 근육이 긴장되어 위장운동 저하, 소화효소 분비 저하, 위액 분비 증가로 소화가 안 되고 체하게 된다. 교감신경을 긴장시키는 최고의 방법은 기분 좋게 하는 것과 신체를 따뜻하게 하는 것이다.

음식은 반드시 꼭꼭 씹어 먹어야 한다. 위장 · 소장에 들어가면 음식을 작게 분쇄할 수가 없기 때문이며, 입안에서 침과 음식을 충분히 섞어 먹도록 한다. 그래야 침 속에 있는 프티알린이 음식물 속의 녹말 등을 분해할 수가 있기 때문이다.

그리고 5대 영양소에서 탄수화물 중심의 식사보다 단백질과 지방도 적당히 섭취해야 한다. 최근 지방이 비만의 원인이라 하여 저지방 식품을 선호하고 있으나, 신체는 적당량의 지방을 필요로 하고 있다. 식물성 지방이나 생선류의 지방이 더욱 좋다. 단백질도 충분히 섭취를 해야 한다. 인체의 모든 조직세포와 구성은 단백질로 구성되어 있기 때문이다. 단백질의 경우는 불포화지방이 많은 육류가 좋으나, 육류보다는 생선류가 좋고, 생선류보다 식물성 지방인 검은콩이 가장 좋다고 생각한다.

　동물들의 체온은 41°C 정도이며, 사람의 36.5°C 체온으로 동물들의 지방이나 단백질 등을 완전 분해할 수 없어 고지혈증·동맥경화증의 원인이 된다. 그러나 물고기나 식물은 온도가 낮기 때문에 사람의 체온으로 물고기의 지방이나 단백질 등은 완전 분해가 가능하므로 고지혈증·동맥경화증의 염려가 적다.

　식물성 단백질 중에서 콩 종류가 좋고, 특히 검은콩·완두콩·흰팥 정도가 가장 좋다. 이러한 콩은 음양맥상 조절효과가 특별히 우수하기 때문이다. 콩도 콩나물보다는 생콩이 좋으며, 45°C에서 가공한 콩은 효소가 살아 있어서 더욱 좋고, 콩장도 45°C에서 살짝 쪄 먹을 때 최고의 식품이다. 된장이나 낫토(삶은 콩을 발효시켜 만든 일본 전통음식)에 쓰이는 콩이 있으나 비교할 수 없이 생콩이 좋다.

　한국적인 된장·메주는 큰 문제는 없으나, 된장에 쓰이는 메주도 고온에서 찌며, 일본식의 낫토는 발효제를 넣어서 만든다. 음양맥진법으로 실험해 보면 전통 된장을 따를 수는 없다.

　5대 영양소, 그중에서도 단백질·지방의 섭취를 늘리는 것이 좋다. 오메가3가 좋다고 하나, 시중에 나와 있는 제품 등은 음양맥진법으로 실험해 보면 맥상 악화가 심하여 주의를 요한다.

　또한 보통 식품 중에서 화학 첨가물로 방부제·색소·표백제가 많이 들어간 식품과 설탕·화학 조미료(화학 소금·열을 가한 소금 포함) 등은 반드시 주의해야 한다. 소금은 천일염이 좋으나, 여성들은 특히 주의하고, 남성들도 맥상 조절반응이 나오나 과용하면 주의를 요한다. 또 탄 음식(고기·생선·빵 등 모든 탄 음식 포함)에서 발암물질이 들어 있을 수 있으므로 주의한다.

전통적인 한국의 자연식이 건강 관리와 증진에 가장 큰 도움이 된다.

① 수지음식(手指飮食)의 이용

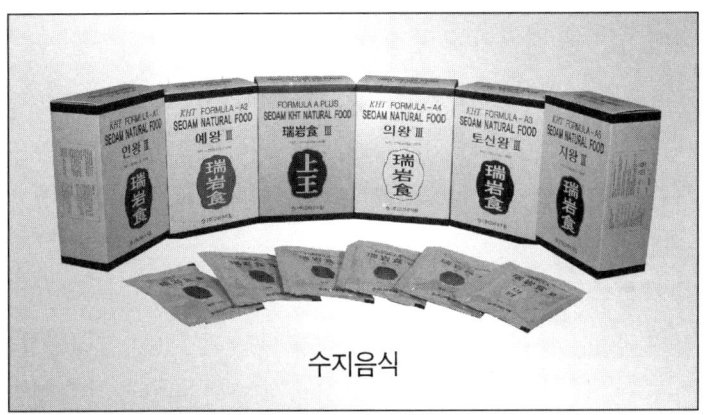

수지음식

사람의 각 장부에서는 필요한 영양소를 직접 분해·합성하여 영양을 공급하고 있다. 특히 오장인 간·심·비(췌장)·폐·신장에서는 필요한 영양소를 합성해서 이용하고 있다.

그러나 오장의 기능이 극도로 허약하면 필요한 영양을 합성하여서 공급하지 못하여 각 오장이 영양 부족으로 질병이 발생하고 있다. 오장에서 영양이 부족하여 질병이 발생하면 각 오장에 영양을 보충해 주어야 질병이 낫는다.

히포크라테스가 말한 대로 "음식으로 고칠 수 없는 병은 약으로도 고칠 수 없다"는 말이 성립된다.

각 장부에 필요한 영양이 부족하면 건강에 치명적인 영향을 미쳐서 건강 회복이 거의 불가능해진다. 그래서 고질병·만성병·난치병 등이 발생된다. 이 경우 약을 사용하면 장기 복용을 해야 하므로 또다시 부작용에 시달려 고질병은 치료할 수가 없을 정도이다.

이때 수지음식은 각 오장에 필요한 영양을 공급해 주면 각 오장에서 영양을 합성하여 오장의 기능을 완전하게 회복할 수 있다. 그러므로 모든 만성병·고질병·난치성인 경우는 수지음식을 먹어야 각 오장의 건강을 속히, 완전하게 회복할 수가 있다. 수지음식을 먹고서 수많은 난치성 질환이 나아진 예, 회복된 예가 대단히 많다.

수지음식은 크게 5가지로 분류된다. 인왕식은 간장에 영양을 공급해 주고, 예왕식은 심장에 영양을 공급해 주며, 토신왕식은 비장에 영양을 공급해 주고, 의왕식은 폐장에 영양을 공급해 주며, 지왕식은 신장에 영양을 공급해 준다.

이러한 오장에 영양 보충하는 음식들은 음양맥진 실험으로 선정하였다. 반드시 운기체형과 음양맥진법으로 장부 허승을 구별해서 선정해야 한다.

먹는 방법은 식사 때 1봉지를 미지근한 물로 수프처럼 타서 반찬과 함께 먹는다. 배가 고프면 쌀밥을 더 먹는다.

중증의 고질 환자일 때는 매일 3번씩 먹고, 고질·난치 환자는 최소한 3~6개월~1년 이상 먹도록 한다. 가벼운 증상은 2~3번 먹어도 도움이 즉시 나타나지만 고질적 질환이 낫기까지는 시일이 걸린다.

② 기능성 음식의 이용

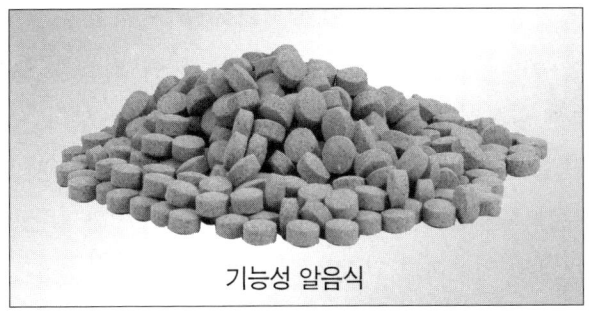

기능성 알음식

뱃속이 불편할 때 기능성 음식을 이용한다. 음식을 음양맥진법으로 실험하였을 때 음양맥진상의 조절반응, 즉 누구든지 좋은 반응이 나오는 음식을 기능성 음식이라고 하였다.

대표적인 것이 거두(검은콩 중에서 녹두만한 것) · 무말랭이 · 완두콩 · 흰팥 · 검은참깨 · 두충 · 생강 · 녹차 · 시금치 · 마늘 · 잣 · 호두 · 토마토 · 레몬 · 올리브 · 바나나 · 김 · 미역 · 약쑥 ·

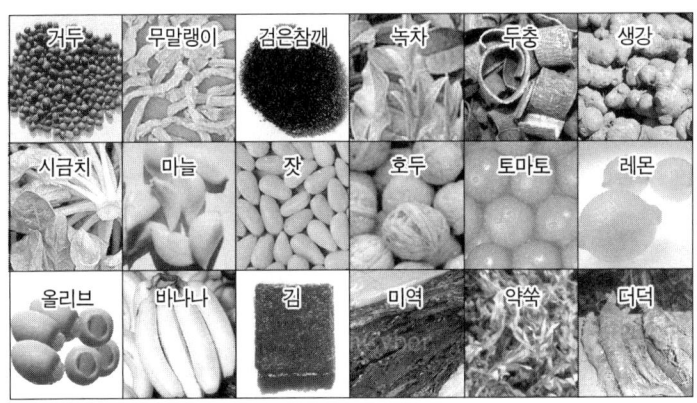

〈기능성 음식〉

둥굴레차 · 땅콩 · 더덕 등이다. 이러한 식품은 만지기만 해도 맥상에 변화가 일어나고, 특히 먹으면 더욱 좋다.

이러한 음식들을 특별 가공하여 만든 것이 기능성 알음식이다. 기능성 알음식을 식사 후나, 모든 음료수를 먹은 다음이나, 간식을 먹은 지 30분 이내에 15알을 온수로 삼킨다. 뱃속을 편하게 하는데 도움된다. 서금요법을 사용하면서 이와 같은 기능성 알음식을 매일 먹는다면 건강은 더욱 증진된다.

모든 질병은 뱃속이 편해야 도움이 된다. 환자가 뱃속이 불편할 때는 기능성 음식을 권한다.

그 외에 뱃속을 따뜻하게 해 주고 혈액을 많게 하는데 도움을 주는 군왕매생이가 있다.

사람은 과로하면 극심한 피곤에 시달릴 때가 있다. 속히 피로 회복에 도움을 주고 항상 피곤증에 시달릴 때 속히 회복하기 위해서는 기능성 알음식에 산삼배양근을 추가한 알음식도 있다. 만성 피로와 극도의 피곤증 회복에 이용한다.

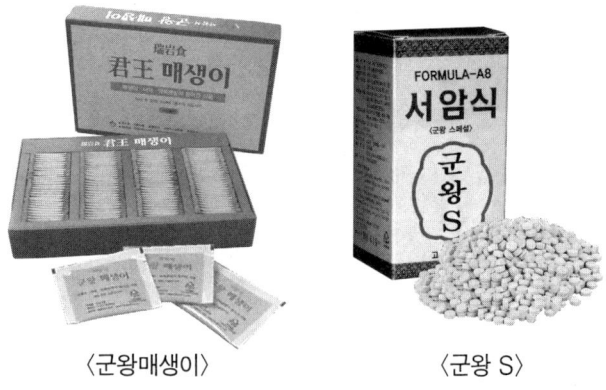

〈군왕매생이〉　　　　〈군왕 S〉

뇌와 심장을 편하게 하는 기능성 음식도 있다.

사람은 스트레스를 받음으로써 모든 성인병들이 발생하고 악화된다. 이 스트레스는 결국 아드레날린을 과잉 분비시키기 때문이다. 그러면 대뇌와 심장에서 많은 증상들이 나타난다.

이때 기능성 음식 중에서 두충·둥굴레차 등을 혼합한 군왕 S인 알음식을 공복 시마다 10알 정도씩 매일 온수로 삼키면 아드레날린을 억제하는데 대단히 우수하여 뇌와 심장이 편해진다. 모든 성인병 예방과 회복에 필요하다(군왕 S의 음식물들이 대뇌혈류를 강력하게 조절하여 시상하부의 교감신경 억제(아드레날린 억제)와 뇌하수체에서의 부신피질자극호르몬을 조절하는 작용과 부신수질의 노르아드레날린·아드레날린 분비·억제·조절반응이 있는 것으로 추측된다). 군왕 S는 음양맥진법으로 실험하면 맥 조절반응이 매우 우수하다.

단, 일반 시중의 두충을 함부로 이용하는 것은 주의해야 한다. 특별한 법제가 필요하다(시중의 두충을 음양맥진으로 실험하면 반응이 없다. 그러나 악화반응은 없다).

건강 관리에 있어서 모든 음식을 주의하고 건강 관리에 도움되는 음식을 선택해서 먹을 필요가 있다. 인체는 영양을 섭취하여 살아가기 때문에 음식 조절은 반드시 필요하다.

기타 서암뜸의 온열요법은 『최신온열요법』을, 운동법은 서금건강법을 참고한다.

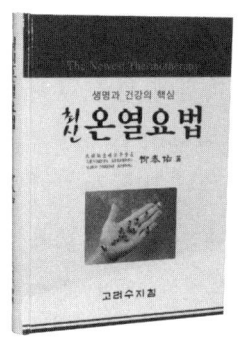

〈최신온열요법〉

4. 건강을 위한 단련(축적)

　수지침요가를 꾸준히 실천하면 신체가 건강해지면서 모든 증상들도 가벼워지고 원하는 건강을 회복할 수가 있다. 그리고 모든 신체적 조건도 매우 건강해진다.
　즉, 항상 손발이 따뜻하고, 혈색 · 피부도 윤택하고, 잔주름이 없어지며, 전신의 근육량도 많아지고 단단해지며, 모든 기억력 · 정신력도 좋아지고, 신체 기능도 활발해져 순발력도 좋아지고, 매사에 긍정적이면서 적극적으로 활동할 수 있게 한다. 그리고 건강 상태를 정상으로 유지하며, 신체에 모든 고통이 없어진다.
　그러나 질병이 완전히 낫기까지는 좋은 방법을 꾸준하게 실시할 필요가 있으며, 이 부분은 서금요법이나 금경술 · 염파요법을 연구한다. 어느 정도 건강이 회복되었다고 중단하거나 게을리하면 또다시 허약해진다.
　사람은 생물(生物)이므로 항상 움직이기 때문에 수많은 에너지를 소비한다. 에너지를 많이 소비하므로 자연히 에너지 부족이 일어난다.
　아침에 밥을 많이 먹었다고 하여 그 영양으로 며칠이나, 평생을 버틸 수는 없으며, 어제 물을 많이 마셨다고 하여 종일, 또는 2~3일 물을 마시지 않을 수는 없다. 마시지 않으면 탈수증이 생기고 생명에 위험을 느낄 수 있다. 오늘 서암뜸을 10~20장을 기본방에 떠서 체온을 크게 상승시켰다고 하여 1~2개월까지 체온을 보호하거나 상승 · 유지할 수는 없다(열은 열의 법칙이 있다).
　젊을 때 근육운동을 많이 하여 근육이 충실하여도 2~3년 운동을 하지 않으면 근육량이 크게 줄어든다. 금경 호흡법을 실시하면 폐·심장·대뇌에 산소량이 충분하여 기분이 좋고 피로가 적으나, 한 번 호흡법을 했다고 하여 그 기운이 며칠이나 몇 달간 가는 것이 아니다. 약도 1~3번 먹어서 어느 정도 증상이 좋아지나 약 효과가 떨어지면 다시 재발하게 된다.

오장에 영양 보충하는 음식도 어제 먹은 것이 며칠간 지속되는 것은 아니다. 손 근육운동, 음양맥상 조절이 되었다고 하여 그것이 계속 유지되지는 못한다. 사람은 항상 기후와 주위 환경과 신체의 활동으로 항상 변화하기 때문이다.

그러므로 올바른 건강법을 연구하여 큰 도움이 된다면 그 방법을 꾸준히 실천하여야 한다. 그러나 올바르지 못한 건강법은 건강을 악화시켜서 질병을 발생·악화시키고 수명을 단축시킨다. 올바르지 못한 건강법은 우리 주위에 너무나도 많다.

현재 시중에서 많이 이용되고 있는 대부분의 건강법은 약 80~90%가 올바르지 못한 건강법임을 명심해야 한다.

(1) 올바르지 못한 건강법의 구별법

올바르지 못한 건강법의 기준이란 서금요법에서 사용하는 음양맥진법·수지력 테스트·진동자의 구별법으로 좋은 반응이 나타나지 않는 방법을 말하며, 직접 사용해서 부작용이 나타나는 모든 방법들이다.

어떠한 음식이나 건강법을 실시하기 전·후에 음양맥진 상태를 보아서 음양맥상이 좋아지는 방법은 좋은 방법이나, 음양맥상이 악화되는 것(편차가 나게 하고 악화시키는 것)은 모두가 올바르지 못한 방법들이다.

그리고 수지력 테스트의 경우도 실험 전·후에 측정해서 수지력 테스트의 악력이 약해지는 모든 방법들은 올바르지 못한 방법이며, 진동자도 마찬가지로 실험한다. 단, 진동자는 너무나 예민하므로 진동자만 가지고 결정하지 말고 반드시 음양맥진과 결부시킨다.

〈수지력 테스트〉

기준점(6시)	실험에서 약할 때(4시)	실험에서 강할 때(8시)
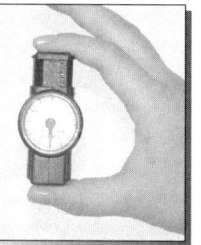	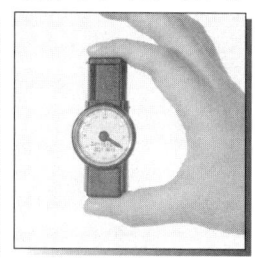	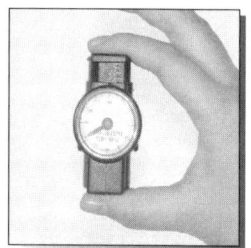
왼손에 아무것도 쥐지 않았을 때 최대한 수축했을 때의 수치인 6시(時)일 때가 기준점이다.	실험하고자 하는 물질을 만지고 즉시 테스트한다. 기준점보다 떨어지면 인체에 나쁜 것, 기능 감퇴, 독성 물질, 부작용 있는 것은 질병악화 표시이다.	실험하고자 하는 물질을 만지고 즉시 테스트한다. 기준점보다 올라가면 건강에 도움, 효과 있는 표시, 혈액순환 잘되는 표시, 음양맥상 조절효과 표시이다. 기준점에만 도달해도 좋다.

이와 같은 실험을 기준으로 보면 모든 대체의학·요법 중에서 정신 안정을 위한 몇 가지의 요법(그림 그리기·음악요법·가벼운 운동·명상·웃음 치료 등)을 제외하고는 거의 모두가 음양맥상을 악화시키고 있으므로 주의해야 한다.

직접 이용해서 부작용이 나타나는 경우는 앞에서 언급한 대로 공복 시에 이용해서 위장 장애·중추신경 장애(구토·어지러움·무기력·구역질·두통·식욕부진·위장 장애·피부 질환 등)나 관절·근육통증이나 운동장애를 일으키거나, 심한 신체냉증이 나타나는 것은 모두가 인체에 좋은 물질과 방법이 아니다. 대부분의 건강식품·건강보조식품과 생식·선식 모두 주의한다.

영양제·비타민제도 필요하나, 첨가제(특히 한방약)가 들어간 것은 거의 모두 음양맥상을 악화시키는 반응이 나타난다.

그리고 양약도 과용·오용하는 것은 문제가 있다. 양약은 적정량을 먹어야 하며, 과용·오용, 장기간 복용 시 수많은 부작용이 나타나고, 결국 난치·고질병 등은 양약으로는 완전하게 치료하기가 어렵다. 약의 부작용이 계속 나타나 질병을 악화시키기 때문이다. 난치·고질병들은 현대 의학으로는 한계성이 있으며, 이 경우는 서금요법이나 수지침요가를 꾸준히 실천하도록 한다.

시중에서 유행하는 건강식품들은 특별히 주의한다. 죽염을 날마다 티스푼으로 몇 숟가락씩 먹으라거나, 흑마늘로 죽염을 쿡쿡 찍어 먹으라거나(흑마늘은 생마늘을 고온에 쪄서 말린 것으로 영양이 손실될 수 있고 효소는 파괴되고, 음양맥상에서는 특이한 반응보다 악화반응이 나타난다), 알로에·율무·발효 식품·홍삼·산수유·상황버섯·영지버섯·누에고치·뽕잎 차·

허브차 · 각종 꽃잎 차 · 다시마 · 프로폴리스 · 로열젤리 · 커피 등 거의 모든 건강식품은 음양맥상을 악화시킨다.

이러한 식품은 처음에는 각성반응이 나와 기분상 좋은 느낌을 받지만, 조금이라도 지나치면 노르아드레날린이 분비되어 맥박수 증가, 심장 기능항진, 압력 증가, 손발 냉증, 모든 분비물 저하 등이 나타난다. 특히 설탕 · 조미료 · 방부제 · 표백제 등의 화학 첨가물과 화학 소금 · 열을 가한 소금은 모두 주의해야 한다.

위와 같이 인체에 좋지 못한 방법들은 조심하고 사람에게 좋은 식품을 선택하는 것이 중요하다. 사람에게 좋은 것은 전통 자연식품이다. 전통 식품이라도 화학 조미료 · 화학 첨가제 등을 사용하면 좋은 반응이 나오지 않고 오히려 위험하다. 전통 식품 중에서도 밤 · 대추 · 보리 · 율무 · 부추 · 일반적인 콩(검은콩 · 완두 · 흰팥 · 녹두를 제외한) 등은 꼭 좋지는 않다.

더욱더 좋은 것은 앞에서 소개한 기능성 식품들이다. 그리고 먹는 것과 자극 주는 것만으로 건강을 관리하는 데는 한계가 있다. 반드시 규칙적이고 적당한 운동이 필요하다. 몇 시간씩 땀을 흘리며 등산하는 것은 건강에 치명적이므로 주의한다(심장병 발생의 원인이 된다). 운동을 지나치게 하는 운동(매일 60분 이상)은 운동 과잉으로 200% 이상 부작용이 나타난다.

또한 신체를 따뜻하게 하고 체온은 상승시켜야 한다. 체온을 상승시키는 방법으로는 서금요법의 한국산 쑥으로 만든 황토서암뜸 외에는 현재로서는 대안이 없다. 일반 온열요법(목욕 · 사우나 · 핫팩 · 뜸질 · 신체뜸 등)은 모두가 인체에 해를 줄 수 있기 때문이다(『최신온열요법』 참조).

건강을 증진시키고 단련하기에 앞서 인체에 해로운 모든 생활 방식과 음식을 먼저 주의해야 한다. 그런 다음에야 건강이 증진되고, 이어서 단련되어 건강이 축적되는 것이다.

건강이 축적된다는 의미는 자율신경이 조절되어 부교감신경과 교감신경이 균형을 이루고, 좋은 호르몬이 분비되고, 모든 병기 물질이 억제되고, 각 운동 기능과 소화 기능, 각 장부와 기관의 기능이 정상으로 회복되는 것을 말한다.

양약의 진통제로 사용되는 아편 · 모르핀 · 아스피린 · 타이레놀 등도 교감신경을 더욱 긴장 · 항진시켜서 환각 증상을 일으켜 낮은 단계의 고통을 느끼지 못하게 하는데, 약 효과가 떨어지면 다시 재발된다. 그러면 다시 약을 투여하고 반복하는 과정에서 때로는 질병이 없어지는 경우도 있으나, 장기 복용하는 경우는 부작용 · 습관성 · 중독성이 심하다.

그러므로 일반 건강법 · 약품 특히 한약 · 대체의학들은 사용하지 않는 것만으로도 교감신경을 저하시킬 수가 있고, 여기에 수지침요가나 서금요법 · 금경술을 이용하면 교감신경을 현저히 저하시킬 수 있다.

자율신경이 조절되는 상태(교감신경과 부교감신경의 조화)에서 근육 단련, 혈액순환 조절, 영양 보충, 체온 상승, 중요 호르몬의 분비가 곧 건강이 축적되는 것이다.

건강을 축적하기 위한 방법이 곧 단련이고, 단련이란 수지침요가나 서금요법을 적극적으로 실시하여 계속 음양맥상 조절을 유지하거나 완전하게 조절하는 상태를 말한다.

(2) 생각을 행동으로 이행하라

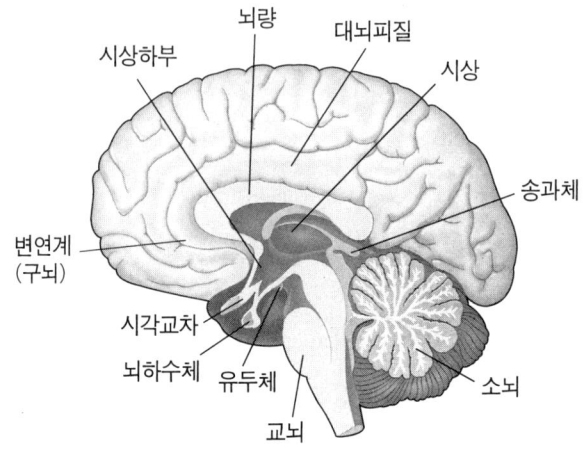

지금까지 종교 계통에서는 종교에서 이루고자 하는 그 세계가 이루어지고 확장되기 위해 모든 신자들에게 끊임없는 예식과 의식, 기도와 주문을 외우게 하거나, 고행과 희생을 독려하여 왔다. 과거에 신선설(神仙說)이나 도학에서도 끊임없는 수련과 고행을 하였다.

이와 같은 주문과 기도를 수없이 반복하는 것은 주문과 기도를 통하여 대뇌를 세뇌시켜서 대뇌의 모든 생각과 행동이 그 기도나 주문대로 이어지기를 바라는 행위이다. 지속적인 자기 세뇌·자기 암시·자기 설득을 통해 신념을 심어 주면 반드시 그 기도나 주문대로 행동하고 이루어지게 된다.

사람은 신뇌라고 하는 대뇌피질이 있어서 감각을 느끼고 많은 정보를 받아서 생각하고 판단하고 결정을 내리고 있다.

이러한 대뇌의 정보는 구뇌라고 하는 변연계를 통하여 자율신경, 호르몬, 면역 체계, 각 기능을 이루게 된다.

적극적인 행동을 요구할 때는 반드시 실천을 해야 한다. 나이가 들어갈수록 생각은 많으나, 실제 행동으로 옮기기까지 매우 힘이 드는 것은 대뇌가 잘 작용하지 않기 때문이다.

대뇌의 생각이나 판단과 기원, 기도, 주문만으로 변연계의 반응을 어느 정도 일으킬 수 있으나 신체를 움직이는 데는 한계가 있다.

그러므로 종교나 선도술에서는 수많은 기도나 주문을 수천만 번 암송하여 자기 세뇌를 시켜야 비로소 행동으로 이어지는 것이다. 종교에서의 주문이나 기도문 등은 종교의 뜻이 이루어지기를 바라는 행위이다. 종교의 뜻이 이루어진다고 하여 인간이 건강하고 행복해지는가는 별개이다. 그러한 기도문이나 주문에는 개인의 건강이나 행복을 원하는 것보다는, 종교가 원하는 세상이 이루어지기를 바라는 내용이 많고, 정작 건강을 위한 구체적인 내용이나 방법은 크게 부족하고, 인간의 행복에 관한 내용도 적다고 생각하기 때문이다.

전래적인 모든 종교는 2천년 전의 종교로서 당시에는 군주제의 왕조 문화를 본받아 통치주의이고 권위주의적인 종교로 발전한 것 같다. 수많은 신자들을 확보하고 복종을 요구하고 지속적인 칭송을 원하였다. 또한 당시는 농경 사회로서 식량이 크게 부족하여 굶주림과 질병, 번민과 탄압의 고통 속에서 탄생된 종교이며, 종교에서는 군주들의 탄압에 대한 해탈과 풍족한 생활이 되기를 염원하는 종교 문화가 이루어졌던 것이다.

그러나 현재는 신본주의(神本主義)에서 인본주의(人本主義)로 바뀌었으므로 모든 종교 문화도 개인의 건강과 행복 중심으로 바뀌어야 한다고 생각한다.

이제 대뇌의 비밀을 안 이상 끊임없는 주문이나 기도를 하는 것도 좋으나, 직접 움직이는 방법을 결정해서 실천해야 한다. 앞으로의 기도나 주문도 건강의 목적과 인간의 행복 추구적인 내용이 들어가는 것이 좋을 것 같다. 즉 하느님의 나라나 불도(佛道)의 나라가 되도록 원하는 것도 좋으나, 개인적인 건강과 행복이 이루어지게 하는 기도나 주문이 더 좋을 것 같다.

요가의 각종 원서를 참고하여 보면 해탈을 위한 경전들이 대단히 많다. 이제 우리들도 건강을 위한 주문이나 기도도 필요하지만 중요한 것은 직접 명령을 내려서 실천과 행동을 하게 하여 모든 건강을 완성할 수가 있다.

자기 스스로 목표를 정하고 그 목표를 향해 끊임없는 신념과 의지와 필요성을 심어 주기 위해 각자는 기도나 기도문을 만들어서 항상 암송하고 행동으로 옮기도록 하자. 단순한 기도나 기도문이 아니라 실천할 수 있는 요강을 만들어 소뇌를 자극하여 생활화한다.

예를 들어 건강을 위한 것이라면
① 항상 웃는 표정을 짓고 웃는 표정을 유지하도록 노력한다.
② 항상 일정한 시간에 일어나 규칙적인 생활을 한다.
③ 매일 발지압판을 40~60분간 밟는 운동을 한다.
④ 매일 황토서암뜸을 5~10장씩 반드시 뜬다.
⑤ 손운동·손요가를 30분 이상 항상 실시한다.

⑥ 오음 호흡법을 30분 이상 항상 실시한다.
⑦ 기마크봉이나 금봉을 요혈처에 항상 붙인다.
⑧ 신침봉반지나 금경팔찌를 항상 착용한다.
⑨ 항상 전자측정이나 음양맥상을 짚어 본다.
⑩ 매사에 무리한 행동을 하지 않는다.
⑪ 나는 항상 건강하게 살아야 한다.
⑫ 수지침요가를 매일 실천하면 질병을 모두 낫게 한다.
⑬ 피부 보호를 위해 음양맥상 실험에서 좋은 반응이 있는 서암 화장품을 이용한다.
⑭ 고혈압이 있으면 수지침요가를 매일 실천하면 혈압을 조절할 수 있다.
⑮ 당뇨가 있으면 수지침요가를 매일 실천하면 당뇨도 조절할 수 있다.
⑯ 난치병도 수지침요가를 매일 실천하여 질병을 낫게 있다.
⑰ 항상 음식은 소식하고 골고루 소화가 잘되는 음식을 먹고 꼭꼭 씹어 침과 섞어서 먹는다.
⑱ 화학 첨가물이 들어간 음식이나 음료수는 마시지 않는다.
⑲ 항상 정상 체중을 유지해야 한다.
⑳ 항상 남을 이해하고 피해를 주지 않고 덕을 베푼다.
㉑ 반드시 하루에 한 번은 봉사나 선행을 한다.
㉒ 항상 좋은 말만 하고 상대방이 듣기 싫어 하는 말은 하지 않는다.
㉓ 신체는 항상 청결히 하고 옷은 단정히 입고 자세는 바르게 한다.
㉔ 잠은 항상 정한 시간에 자고 숙면하기 위한 노력을 한다.
㉕ 소화를 잘 되게 하기 위해 금봉 대형을 양손 A12에 붙인다.

㉖ 숨을 잘 쉬게 하기 위해 C1에 금봉을 붙인다.
㉗ 소변을 잘 보게 하기 위해 A3 · 8, J3에 금봉을 붙인다.
㉘ 대변을 잘 보게 하기 위해 A6, D3 · 7, E22, H3에 금봉을 붙인다.
㉙ 감기 · 피로 예방 · 노화 방지를 위해 F-1치방에 기마크봉이나 금봉 소형을 붙인다.
㉚ 대뇌를 단련 · 훈련하기 위해 독서나 연구, 강의를 들어 대뇌의 기억력을 훈련시킨다.

위와 같은 원하는 목표를 정해 그 목표가 이루어지도록 매일 암송하고 기도하거나, 이루어지도록 행동을 한다. 이외에도 각자는 자기의 건강이나 행복이 이루어지기 위한 규칙이나 원하는 내용을 적어 놓고 날마다 암송하면서 자기 암시 · 세뇌를 통해 인체가 행동으로 옮겨지도록 해야 한다.

생각이 많고 아이디어가 좋아도 실천하지 않으면 이루어지는 것은 없다. 반드시 실천을 해야 무엇인가 이루어진다. 청소년들은 대뇌가 발달하여 생각하는 대로 신체를 움직이나, 나이가 들어갈수록 생각은 많아도 신체 호르몬 활성이 크게 떨어져 활동적이지 못하다. 나이가 들어갈수록 실천하도록 노력해야 한다.

이외에도 각자 좋은 격언 · 기도문 · 주문을 만들어 늘 암송하고 기억시켜서 실천하도록 한다. 요가나 각 경전의 주문들은 인도어나 중국어 등으로 되어 이해하기 어렵고 알 수도 없는 주문을 외우는 것보다, 알기 쉽고 이해하기 쉽고 실천할 수 있는 기도문이나 주문이어야 좋다.

인도인들은 불교의 경전을 잘 이해할 수 있을 것이다. 인도어를 모르는 사람들은 그 주문이나 경전이 무슨 뜻인지 잘 모른다.

고전(古典)이나 경전(經典)에 있는 한문의 주문도 중국인이나 한학에 깊은 사람은 이해할 수 있으나, 그 외의 사람들은 알 수 없는 말이나 주문이다. 기도나 주문은 분명하고 확실한 내용이어야 이해하고 행동으로 실천할 수가 있으나, 알 듯 말 듯한 기도문, 요가 경전들은 대뇌가 잘 파악하지를 못한다. 이런 경우는 대뇌를 자극하여 행동으로 연결시킬 수가 없다.

건강에 관련된 좋은 말이나 선인들의 격언을 모아서 그중에서 자신에게 필요한 기도문·주문을 만들어 암송하고 실천하도록 한다(『동의보감』에 있는 건강 관련 문구를 소개한다).

※ 『동의보감(東醫寶鑑)』의 '양생법(養生法)'

『동의보감』에서는 한약을 이용하기 이전에 내경편(內景篇)을 먼저 소개하면서 그 당시까지 내려온 양생법(養生法)을 소개하였다.

양생법에 소개된 내용은 황제내경이나 삼동계(參同契) 연수서·구선(臞仙)·양생서·황정경(黃庭經) 등의 책자에서 중요한 내용을 요점 정리하였다. 이들 내용은 주로 신선학(神仙學)을 소개한 것으로 어찌 보면 신비로운 신선 세계가 있는 것처럼 보이나, 현재로서는 황당한 이론과 세계가 있어서 그대로 되라 하여도 신선이 될 수 없고, 진인(眞人)·지인(至人)·성인(聖人)·현인(賢人) 등이 된다고 볼 수는 없다.

다만, 현실에서 건강을 회복하고, 무병장수하고, 질병을 낫게 하는 것이 최고의 목표이자 방법이다. 옛사람들이 『동의보감』에 있는 신선 사상을 실천해서 신선이 되거나 장수한 기록은 거의 없고, 신선(神仙)이나 도인(道人)들이 있다고 하나, 사실 확인이 안 되는 전설뿐이고, 신선 열전(列傳)이 있다고 하나 꿈같은 옛 이야기에 불과하다.

신선학(神仙學)·도학(道學)을 연구해서 질병을 낫게 하거나 건강을 회복한 확실한 이론이나 근거는 없는 상황이다.

그러나 건강 장수를 위해서 참고할 필요는 있다. 특히 마음을 다스리는 방법들은 교감신경을 진정시키는 방법으로서 몇 가지를 소개한다. 옛 사람들은 자율신경을 잘 몰랐어도 교감신경의 긴장·항진된 것을 억제해야 한다는 사실만은 알고 있었다. 특히 마음을 다스리는 방법들은 교감신경을 진정시키는 방법으로서 몇 가지를 소개한다.

마음을 다스리는 것은 곧 교감신경을 진정시키고, 대뇌에서 좋은 호르몬을 분비시키기 위한 것이다(이하 『동의보감』에 있는 내용을 소개한다).

● 도(道)로서 병을 고칠 경우

① 구선(臞仙)이 말하기를 옛날에 신성(神聖)한 의원들은 사람의 마음을 능히 다스려서 병이 나지 않도록 예방을 했는데 지금의 의원들은 사람의 마음을 다스릴 줄 모르고 오직 병만을 다스리니, 이것은 곧 근본을 버리고 끝만을 쫓는 격이 되고 있으니 - 어리석은 일이요. 한때의 요행으로 병이 나을 수는 있겠으나, 이것은 시속(時俗)의 용렬(庸劣)한 의원에 불과하다.

② 태을진인(太乙眞人)의 칠금문(七禁文)에 이르기를

첫째는, 말을 적게 하여 내기(內氣)를 길러야 하고,(말을 많이 할수록 교감신경이 항진되고 부교감신경이 저하된다)

둘째는, 색욕(色慾)을 경계하고, 정기(精氣)를 길러야 하며,

(지나친 흥분은 교감신경을 항진시켜 엔케팔린을 분비시켜 쾌감·중독을 일으킬 수 있다)

셋째는, 자미(滋味)를 적게 먹고, 혈기를 길러야 하며,
(소식을 하라는 의미)
넷째는, 정액을 삼켜서 간기(肝氣)를 길러야 하며,
(정액은 입속의 침을 말한다)
다섯째는, 음식을 가려 먹어 위기(胃氣)를 길러야 하며,
(인체에 해가 되는 한약·화학 첨가물 등을 주의하라는 의미)
여섯째는 사려(思慮)를 적게 하여 심기(心氣)를 길러 주어야 한다.
*일곱째는 누락되어 있음.

③ 양생하는 사람은 침을 멀리 뱉지 말고, 걸음도 빨리 걷지 말고, 멀리 보고 듣는 것도 삼가고, 과욕·과식·과음도 하지 말자.

④ 양생에는 오난(五難)이 있다.

명리(名利)를 버릴 수 없는 것이 1난이며, 희노(喜怒)를 없애지 못하는 것이 2난이고, 성색(聲色)을 없애지 못하는 것이 3난이며, 자미(滋味)를 끊지 못하는 것이 4난이고, 신허정산(神虛精散)하는 것이 5난이다. 신허(神虛)는 정신을 허약하게 하고(잡념이 많은 것을 의미), 정산(精散)은 정기를 흩어지게 하는 것(지나친 과로 때문이라는 의미).

⑤ 양생의 술수를 알아야 장생할 수 있다.

양생의 도(道)는 언제나 노고(勞苦)를 적게 하는 것이 좋고, 구행(久行)·구립(久立)·구좌(久坐)·구친(久親)·구청(久聽)하면 모두 장수하는데 해가 된다.

⑥ 섭생(攝生)하는 사람에게는 언제나 소사(少思)·소염(少念)·소욕(少慾)·소사(少事)·소어(少語)·소소(少笑)·소수(少

愁)·소락(少樂)·소희(少喜)·소노(少怒)·소호(少好)·소악(少惡)의 12소(少)가 양생의 근본이 된다(모든 것이 지나치면 교감신경이 긴장·항진되므로 교감신경을 긴장시키거나 흥분시키지 말라는 말이다).

　기타 약간의 양생(養生) 방법들을 소개하였으나 대부분이 교감신경을 진정시키려는 방법이고, 또한 사계절에 따른 건강법과 주야에 많은 행동을 하거나 운동을 해서 건강 장수하도록 권장하고 있다.

5. 대뇌의 호르몬과 건강법

인도 요가가 2,000년간 전래되어 왔다고 하나, 대부분이 수많은 고통에서 벗어나고, 모든 고통을 극복하기 위해 요가 호흡, 요가 명상, 요가 운동, 요가 경전 등을 이용하는 수양법이다.

정신 수양에 따라서 마음을 해탈의 경지에 도달한다는 내용이다. 마음의 수양·정신 수양을 쌓기 위한 방법이다. 그 수많은 수행법들은 각자의 상황에서 설명을 하였기 때문에 종류와 방법, 수행법은 대단히 많다.

이 많은 정신 수양법은 나름대로 가치가 있고 체계성이 있다고 하나, 수지침 건강법 차원에서 보면 전래 요가는 건강과 관련한 확실한 체계나 근거가 부족하고 방법도 구체적이지 못하다. 이러한 정신 수양법은 수지침의 원리에서 다시 정리하여 수행하는 것이 가장 현명한 방법이다.

사람과 동물이 다른 점은 대뇌와 손과 입의 자유로움에 있다 할 것이다. 동물들은 신체에 비하여 뇌가 차지하는 부위가 작고, 인간은 신체에 비하여 뇌가 차지하는 부위가 가장 크다.

대뇌가 큰 것은 모든 사물을 인식하고 정보를 수집하여 종합하고 기억하여, 판단하여 명령을 내리는 기능이 다양하다. 사람의 손과 입이 동물보다 발달한 것은 손을 통해서 수많은 작업이나 활동, 의사 표시, 동작을 할 수 있으며, 언어를 통해 의사를 다양하게 표시할 수 있는 것이 다르다.

따라서 사람과 동물의 운동중추·감각중추와 지각(인지)중추는 사람이 크고, 동물의 중추는 신체에 비하여 작고, 사람의 모든 중추 중에서 손·입 중추가 크게 분포되어 있고 동물들은 극히 작다.

〈대뇌의 구조〉

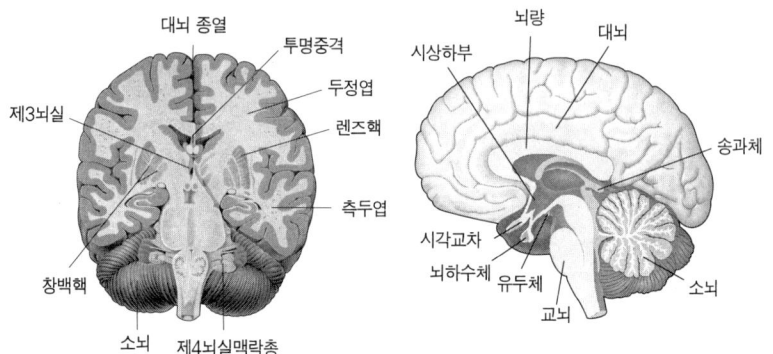

※ 대뇌변연계는 해마와 해마회전·대상회전 등의 대뇌피질과 편도핵·중격핵 등 대뇌피질 아래 여러 핵(核)으로 이루어졌다. 시상하부를 포함하고, 감정·자율기능 등을 담당한다.

〈동물의 뇌와 사람의 뇌 비교〉

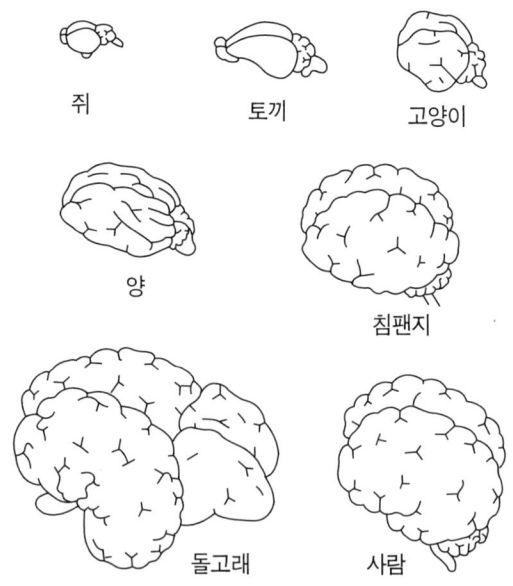

대뇌의 중추 작용에 따라서 말과 손, 신체 운동을 마음대로 조절할 수가 있다. 동물은 중추가 작기 때문에 인간의 지능과 언어, 손, 신체 행동을 따를 수가 없다. 대뇌에서는 많은 기능을 수행하기 위해서 호르몬이라는 물질을 분비시켜서 자율신경과 혈액순환을 조절시키고, 중추를 조절하고 있다. 대뇌 기능을 잘 알기 위해서는 대뇌에서 분비되는 호르몬을 잘 이해하고 알아야 스스로를 조절할 수가 있다.

호르몬은 특수 물질로서 생명체의 활성 물질·촉진 물질로서 생리적 활동을 조절하며, 특히 자율신경과 혈액순환, 내분비 기능을 조절해서 인체를 움직인다. 대뇌가 인체를 조절시키는 것은 대뇌에서 분비되는 호르몬으로 인체 기능을 조절한다.

대뇌에서 분비되는 호르몬은 신경전달물질과 신경호르몬으로 구분하고, 그 외에 원초적 호르몬이 있다. 신경전달물질의 특성은 분비가 빠르며, 가스나 수분과 같이 가벼운 물질로 되어 있어 분비도 빠르며, 없어지거나 변성되기도 쉽고, 다른 물질과 합성되기도 쉽다. 그래서 사람의 기분이나 감정의 변화도 쉽게 변해지기도 한다.

인체 내에서 제일 먼저 분비되고 작용하는 것이 신경전달물질이므로, 이 신경전달물질을 연구하면 건강의 방법이 보이고 수행 방법이 나오게 된다.

수지침요가나 일반적인 방법들을 행할때 대뇌 속에서 어떤 호르몬이 분비되는가를 알아야 필요한 호르몬을 분비시킬 수가 있다.

(1) 대뇌 활성 물질 — 도파민(dopamine/ DA)

각성 호르몬(정신을 차리게 하는 호르몬)
파킨슨병 예방과 치료, 즐거움과 기쁨을 동반하면 가바 물질 분비
스트레스를 받을수록 노르아드레날린 분비, 교감신경 긴장

도파민은 대뇌의 뇌간(A10 신경계)에 있는 흑질에서 많이 분비되며, 대뇌에서 필요한 도파민의 약 75%를 분비한다고 한다. 교감신경 말단과 부신수질에서도 분비되어 신체의 활력을 조절한다. 흑질에서 분비되는 도파민은 대뇌의 각성·활성을 주도하는 물질로 생각된다.

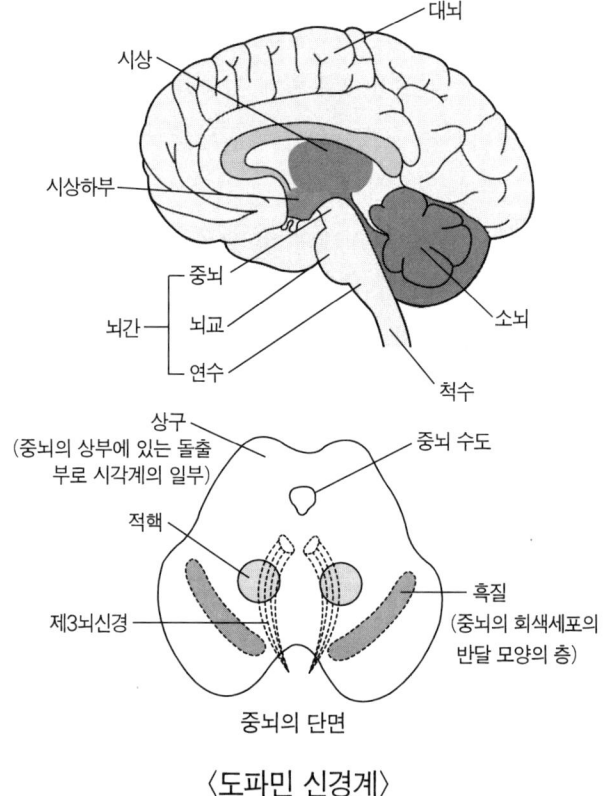

〈도파민 신경계〉

도파민이 분비되기 위해서는 티로신(tyrosine)에서 도파(dopa)가 분비되고, 이어서 도파민이 과잉 분비되면 노르아드레날린(또는 노르에피네프린)과 아드레날린(또는 에피네프린)이 분비되어 모두 교감신경을 긴장시키거나 항진시킨다. 도파민은 아드레날린의 전구물질이다.

도파민은 식욕·성욕·환경·온도에서 만족감을 느끼게 하고, 쾌락 호르몬·쾌락 신경(DA 작동성 신경, A10 신경계)이며, 사랑과 창조의 호르몬이며, 기쁨·즐거움·웃음을 동반하면 가바 물질이 나와 쾌감·각성·활동을 일으키나, 기분 나쁜 스트레스가 있으면 글루탐산이 분비되어 노르아드레날린의 과잉 분비가 일어난다.

도파민의 분비는 모두가 교감신경의 긴장증상을 일으키기 때문에 각성반응이 나타나고 약간의 긴장 상태를 일으킨다. 도파민이 분비되므로 사람은 정신을 차리게 되고 약간의 긴장 상태에서 활동을 하게 된다. 교감신경을 약간 긴장시키는 것은 사람에게 대단히 좋다. 약간 긴장되어야 의욕적으로 활동할 수 있게 한다. 그러나 도파민이 지나치게 분비되면 노르아드레날린이 분비되어 교감신경 긴장 상태를 일으킨다.

교감신경이 긴장되면 전신의 모세혈관 수축, 지나치면 손발 냉증, 체표(피부) 냉증(운동 시나 찬 곳에 있을 때), 심장·대뇌의 압력 증가와 심하면 두근거림, 호흡이 짧아진다. 소화 기능의 긴장으로 운동 저하, 모든 분비물 억제 현상, 신경과민이 심해지면서 교감신경 항진으로 이어진다. 이것은 질병을 일으키는 상태이다.

전체 질병의 80~90%가 교감신경 긴장에서 일어나며, 대뇌에서도 도파민이 약 75% 분비된다. 그러므로 약간의 도파민 분비는 뇌내 활성 물질로서 좋으나, 과잉 분비가 되면 교감신경을 긴장시켜 인체에는 대단히 나쁘다.

도파민이 분비되지 않으면 파킨슨병을 일으키고, 회복하기는 쉽지 않다. 또 도파민이 계속 과잉 분비되면 아세틸콜린이 부족·결핍되어 치매나 우울증을 일으킨다.

① 도파민 — 가바 물질 분비, 세로토닌·멜라토닌의 전구물질

모든 자극은 도파민을 분비시킨다. 도파민 분비가 안되면 무기력증·졸리고 극심한 피곤 증상·의욕 상실 등이 일어난다. 그래서 도파민 분비는 매우 좋기는 하나, 그 도파민 분비의 종류에 따라서 차이가 있다.

인간관계가 원만하고 기분이 좋으면 좋은 도파민이 나오고, 이어서 가바 물질이 나온다. 가바 물질까지 나오면 이해심·양보심·인내심이 생기면서 매사가 즐겁고 적극적인 반응이 나타난다.

대뇌피질에 있는 노르아드레날린 신경계(A6 신경계)와 도파민 신경계(A10 신경계)에 의해서 가바(GABA)라는 억제성 신경전달물질이 분비되면 심한 각성과 활력·흥분이 억제되어 조화를 이룬다.

인간문화가 찬란히 발전하고 대인 관계가 좋아지는 것은 인간이 가진 무한한 자유의지와 행동·감정·활동·흥분을 적절히 조절하는 물질이 가바 물질이다.

가바 물질은 평온한 마음일 때와 인생을 달관한 도사들의 끊임없는 자기 수양과 훈련을 통해서 가바 신경계를 끊임없이 분비·조절시키기 때문이다.

수지침요가를 실시하면 안정된 편안한 마음, 수양 훈련을 통해서 가바 물질을 분비시켜 불안·초조·흥분·갈등, 심한 스트

레스를 조절하는 작용을 한다. 그러므로 정신 안정, 기분 좋음, 인내력, 대인 관계, 협조 관계, 양보심, 이해심이 생긴다(가바 물질을 이용한 정신 진정제, 항우울증 약 등이 있으나 부작용이 있다). 그러나 가바 물질이 지나치면 건망증 등의 부작용이 나타난다.

적당량의 도파민에 운동·영양·온열(햇볕)이 추가되면 최고의 호르몬인 세로토닌·멜라토닌이 분비되어 숙면을 취하고, 최상의 건강 상태, 항우울증·항산화·항노화 현상, 정력 증진, 적극성 등이 나타난다.

도파민이 분비될 때 심한 스트레스를 받으면 기분이 나빠져서 글루탐산이 분비되면서 교감신경을 크게 긴장시켜 아드레날린이 과잉 분비되어 화를 잘 내고, 신경과민, 말을 많이 하고, 성격이 조급해지고, 참을성이 없고, 이해심이 부족하고, 혈압 항진, 손발 냉증 등이 나타난다.

대인 관계가 원만하고 좋으면 가바 물질이 분비되지만 대인 관계가 악화될수록 스트레스를 받고 글루탐산 분비로 이어진다.

그리고 우리가 먹는 음식을 제외한 건강식품·영양제, 특히 홍삼·산수유·알로에·한약·양약 등은 도파민을 과잉 분비시키고, 심하면 글루탐산이 분비될 수 있다. 인체에 독성이 남는 것은 지속적으로 도파민과 아드레날린을 과잉 분비시킬 수 있다.

올바르지 못한 모든 건강법은 노르아드레날린과 아드레날린을 분비시키는 반응이 나타나고 있다.

양약의 경우는 특정 치료 효과가 있는 반면에 지나치면 모두가 부작용이 나타나는 것도 아드레날린을 분비시키기 쉽기 때문이다.

도파민을 분비시키기 위한 활동이나 적당한 운동은 매우 좋은 것이나, 지나친 스트레스·흥분이나 교감신경 긴장반응을 일으키는 한약, 건강식품, 약제 등을 이용한 도파민 분비는 결국은 모두가 부작용을 남긴다는 사실을 강조하고 싶다.

② 세로토닌(serotonin) — 최고의 건강 물질

기분 좋고 즐거운 가운데서 세로토닌이나 멜라토닌이 분비될 수가 있다. 만약 기분이 나쁘고 스트레스가 심하면 아무리 운동하고 영양을 잘 섭취하고 햇볕을 쏘여도 세로토닌이나 멜라토닌을 분비시키기는 어렵다.

세로토닌(serotonin/5-HT)는 혈액(sero)과 활성 물질(tonin)로서 중뇌(뇌간 중앙부)의 봉선핵으로부터 신경원(B신경계)에서 합성 방출되는 신경전달물질이다.

세로토닌은 멜라닌의 중간 전구체로서 A신경(각성·활동, DA·NE·EPI)을 억제하고, 휴식을 취하게 하는 억제형 호르몬이다. 기분과 감정이 지나친 것을 조율하고, 정신과 감정을 조율시킨다. 따라서 기분과 지나친 행동을 조절한다. 수면을 유도하여 숙면하게 하며, 깊은 잠은 전체 수면의 20~30%를 차지하는데, 이때 세로토닌이 작용한다. 낮에는 활력소가 되며, 낮 3시에 세로토닌이 최고로 분비되므로 이때 햇볕이나 온열요법을 이용한다.

세로토닌은 항우울증 호르몬으로 우울증 해소에 제일 중요한 호르몬이다. 항조울증·병적 우울증도 조절한다. 아이코사노이드(eicosanoid)에 영향을 주어 좋은 물질이 나오도록 영향을 준다(나쁜 물질은 프로스타글란딘의 병적 물질). 고도의 정신 기능과 각성·생명 기능, 정서 기능을 조절한다. 안정감·포만감·식욕 억제 · 감정을 조절하고, 유지하는 중요한 물질이다. 위장의 소화 기능에도 영향을 주고, 폐 · 신장의 혈관과 자궁 · 기관지를 수축 · 촉진한다.

세로토닌이 분비되기 위해서는 가바 물질을 분비하면서 적당한 운동(발지압판 운동이 가장 좋다. 매일 60분 이상하는 운동은 해로울 수 있다)과 영양 섭취(가급적 불포화지방산이 많이 든 육류나 생선류, 식물성 단백질 중에서도 검은콩 단백질이 좋다), 온열(햇볕보다는 정상 체온을 보호하고 상승시키는 황토서암뜸의 방법이 좋다)이 필요하다.

요가나 명상, 일반 호흡법은 도파민 정도만 분비시키는 데 불과하다. 다만, 요가 운동을 30~60분 정도 한다면 세로토닌 분비에는 일부 도움이 될 수 있다.

일반에서 '세로토닌을 분비하라' 면서 세로토닌을 분비시키기 위해 명상이나 숲 속 걷기 등은 세로토닌 분비가 아니라, 도파민 정도의 분비에 해당할 뿐이다. 분명히 명상이나 일반 호흡법, 숲 속의 가벼운 걷기는 세로토닌 분비에는 크게 부족하다.

세로토닌은 항우울 호르몬으로 낮에 분비되는 호르몬이며, 심신을 안정시키고, 매사에 적극적으로 활동하게 하는 호르몬이다. 이해심 · 여유 · 만족감을 느끼게 하는 호르몬이다.

③ 멜라토닌(melatonin) — 최고의 항산화제 · 항우울증 · 정력제
　　　　　　　　　면역 강화 물질 · 최고의 성장 호르몬제

낮에 분비되는 좋은 호르몬은 세로토닌(serotonin)으로서 교감신경이 흥분되어 항진될 때 세로토닌이 분비되면 아드레날린을 억제시켜 교감신경을 저하시켜 정신 · 신체 · 정서 · 감정을 안

정·진정시키고, 항우울증 호르몬으로서 작용이 크다.

밤에 분비되는 최고 좋은 호르몬은 멜라토닌(melatonin)으로서 밤중(밤 2~3시)에 제일 많이 분비되며, 멜라토닌이 분비되는 순서는 도파민에서 가바 물질이 분비될 때 세로토닌이 분비되고, 세로토닌이 분비된 다음에 멜라토닌이 분비될 수 있다.

만약 도파민에서 기분 나쁜 자극이 주어지면 글루탐산이 분비되어 노르아드레날린·아드레날린을 과잉 분비시키면 세로토닌은 분비 억제되어 세로토닌·멜라토닌을 분비시킬 수가 없다. 그러므로 항상 기분 좋게 웃음을 나타내는 상황이 중요한 것이다.

세로토닌에서 멜라토닌이 합성된 후 뇌척수액에 직접 분비되어 일주기(日周期) 리듬을 조성하는 역할을 한다. 송과선이 손상되면 멜라토닌 분비가 감소된다. 송과선은 좌우 시상 사이인 제3 뇌실 후상방인 끝부분에 있다.

멜라토닌(melatonin)은 흑색소(mela)와 활성 물질(tonin)로서 피부 색상을 희게 하는 의미의 호르몬이다. 멜라토닌은 빛과 생체 리듬을 조절하는 중요 호르몬으로 생물 시계라고도 한다. 햇볕을 많이 쏘일 때 멜라토닌이 많이 분비된다고 하나, 여기에는 반드시 운동과 영양 보충이 있어야 하고, 햇볕만 쏘인다고 멜라토닌이 분비되는 것이 아니라, 온열요법이 충족해야 한다. 온열요법으로서 황토서암뜸이 가장 좋다.

온열 부족 시에 우울증을 일으키고, 수태력이 저하된다. 그 이유는 냉증 때문이다. 멜라토닌은 최고의 항산화제로서 비타민 E보다 1,960배 강력하고, 심장병·암·우울증을 예방하고 억제한다.

일광이 적은 겨울철에 우울증 환자가 많고 심해지고, 1일에

20시간 이상 일광이 비추는 6~7월에 수태율이 가장 높으며, 이것은 단순한 햇볕이 아니라 온도의 차이이다.

멜라토닌은 밤중의 수면을 유도하고 숙면을 일으키며, 생체 시계를 조절하여 각성·배고픔·포만감·휴식을 조절한다. 코르티솔과 남성 호르몬인 테스토스테론과 성장호르몬을 지배한다. 강력한 산화 방지 작용으로 노화를 방지하고 억제한다.

항스트레스 작용을 하고, 수명을 연장시키고, 면역력을 증가시키고, 심장 기능을 개선하고, 교감신경의 항진을 억제시키므로 모든 성인병을 예방·억제하며, 시차 피로 방지, 골다공증의 방지와 피부 보호, 모발 성장·착색·탈모 조절, 모낭을 보호하기도 한다.

멜라토닌이 과잉 분비되면 아침 기상 시에 잠을 지나치게 잔 관계로 탈진감, 머릿속의 혼란, 졸음, 피곤, 두통이나 수면 장애가 올 수 있고, 우울한 기분이 나타날 수 있다.

멜라토닌을 분비하기 위해서는 서금건강법인 발지압판 운동을 잠자기 전에 40~60분간 실시하고, 평소(오전이나 오후 3~5시)에 황토서암뜸을 뜨고, 단백질을 섭취해 준다.

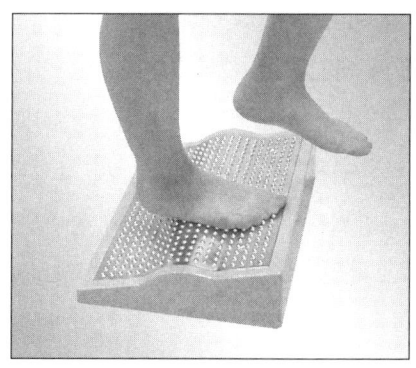

〈발지압판 운동하는 모습〉

④ 베타엔도르핀(β-endorphin)을 분비시켜야 한다.
  행복감 · 희열감 · 성취감 · 만족감 등과 신체 통증 물질 제거 호르몬 무념무아 · 긍정적 사고, 간곡 · 절박한 때 통회의 기도 · 염원 · 만족감, 수지침요가 · 염기법 · 고려수지침 · 서금요법 · 금경술(일정 정도의 강자극) — 베타엔도르핀 분비

과거 재미 의사가 엔도르핀을 행복물질이라고 하여, 엔도르핀을 분비하기 위해서는 기쁘고, 즐겁게 웃자고 하였고, 지금도 일반에서는 엔도르핀을 분비하기 위해서는 기쁘게, 즐겁게 웃자고 한다. 또한 침 · 뜸의 효과가 과학적으로 규명이 안되고 설명도 안되므로 전통 침술은 비과학적이라는 비판과 함께 철저한 위약 효과라고 밝혀지는 논문들이 발표되고 있다.

그러나 1970년대부터 침술 자극은 엔도르핀을 분비시켜 진통 효과가 있다고 발표하였는데 침술 자극의 엔도르핀 분비는 어떤 것인지 연구할 필요가 있다.

엔도르핀은 베타엔도르핀(β-endorphin) · 감마엔도르핀(γ-endorphin) · 알파엔도르핀(α-endorphin)이 있다. 엔도르핀이 분비되는 것을 알기 이전에 각성 · 환각 · 마약 호르몬의 분비 계통을 먼저 이해할 필요가 있다. 각성 · 마약 계통의 호르몬 물질은 페닐알라닌에서 티로신이 합성 · 분비되고, 다시 도파에서 도파민 · 노르아드레날린 · 아드레날린이 합성 분비되며, 엔케팔린이 시상하부와 뇌하수체 전엽〔POMC〕에서 합성된다. 이어서 모르핀 · 에페드린 · 암페타민 · 메탐페타민이 분비된다.

이 과정에서 도파민은 대뇌의 흑질에서 제일 많이 분비되며 대뇌 신경전달물질의 약 75% 이상 분비되어 대뇌 기능을 각성 · 활성화시키는 작용을 한다.

사람을 만나서 인사하고, 대화하고, 토론을 할 때에도 도파민이 나와서 대뇌 기능을 활성화시킨다. 커피를 마시거나 홍삼, 쓴맛의 음식을 먹어도 각성반응(이것을 피로 회복 현상이라고 오해하는 사람들도 있다)이 나타나는 것도 모두 도파민이 분비되기 때문이다.

도파민이 과잉 분비되면(홍삼·커피 등을 많이 마시면) 즉시 노르아드레날린·아드레날린이 분비되어 교감신경을 긴장시켜 모든 질병을 악화시키거나 발생시킨다(여기에서 모든 성인병이 시작되거나 악화된다).

노르아드레날린은 맥박수 증가, 모세혈관 수축, 손발 냉증, 심장·대뇌 압력 상승, 소화관 운동 저하, 소화액 분비 감소, 혈압 상승 등이 나타난다.

아드레날린(교감신경 항진물질)이 과잉 분비되면 이어서 POMC(Proopiomelanocortin)에서 엔케팔린이라는 쾌감·쾌락 물질이 생성된다. 강한 자극, 즉 때리거나 흥분하거나 강한 섹스(연약한 피부가 강하게 접촉될 때 대단히 아프면서도 쾌감이 나타난다) 등 충격적 자극이 가해지면 엔케팔린이 합성되고, 이어서 마약 물질인 모르핀이 분비된다.

모르핀은 환각·마약 물질로 환각 현상으로 인해 고통을 느끼지 못하게 하는 것이다. 이와 같은 각성제·환각·마약 물질의 분비 과정에서 분비되는 것이 엔도르핀이라는 것이다. 이 엔도르핀은 시상에서 엔도르핀의 전구물질인 베타리포트로핀(β-lipotropin)이 분비되면 뇌하수체에서 감마리포트로핀(γ-lipotropin)과 베타엔도르핀(β-endorphin)으로 분리된다.

엔도르핀은 내인성 아편 유사 펩타이드이다. 베타엔도르핀에서 감마엔도르핀이 분리 분비되고, 이어서 알파엔도르핀이 분비되며, 이들 전체를 통칭하여 엔도르핀이라고 한다. 엔도르핀이 과잉 분비되면 엔케팔린도 생성된다. 이 엔도르핀은 엔케팔린이나 모르핀과 같은 각성·환각·마약 반응과 쾌감·쾌락적인 정신 작용을 한다.

엔도르핀은 POMC(시상하부의 뇌하수체 전엽)에서 분비되기도 하나, 신체의 중요 부분의 신경세포에서도 분비된다고 한다. POMC에서 분비되는 3가지의 엔도르핀은 각각의 특징이 있다.

베타엔도르핀은 엔도르핀 중에서 맨 처음 분비되는 물질이면서 제일 강력하게 정신적인 고통 작용을 없애 주고 희열감·만족감·행복감을 느끼게 하는 물질임과 동시에 신체 각 부위에서 발생되는 모든 통증 물질을 제거시키는 작용을 한다. 베타엔도르핀은 정신적으로 만족감이나 긍정적인 사고 방식이나 예술품을 보고 감탄하고 희열을 느낄 때와 각종 고통이나 고충을 없애기 위해 간절하고 간곡한 염원이나 기도를 할 때 분비된다.

필자도 가끔은 두통이나 몸살감기 등으로 아플 때가 있다. 극심한 고통이 있을 때 눈물을 흘릴 정도로 간절하고 간곡한 심정으로 염원이나 기도를 하면 조용히 숙면이 되며, 숙면을 하고 나면 전신에서 땀이 쭉 나면서 모든 고통 증상이 없어진다. 이때 행복감·만족감·희열감·성취감을 느끼게 된다. 이러한 경우가 바로 베타엔도르핀이 분비되고 있는 것이다. 간단히 기도하고 보통 정도의 염원이나 기도로는 베타엔도르핀이 분비되지 않는다. 간절한 염원일 때 가능하다.

베타엔도르핀은 대뇌의 혈액순환이 조절되고 왕성할 때 비로소 분비되고, 베타엔도르핀은 혈액 중에 흘러들어가 모세혈관이 확장될 때 통증부위로 들어가 통증 물질을 제거한다.

특히 고려수지침·서금요법·금경술에서 어느 정도(금봉 이상의 강자극) 자극을 줄 때 베타엔도르핀이 분비된다.

수지침요가도 베타엔도르핀 분비에 좋은 반응이 나타난다. 그러나 일반 침·뜸·지압 등의 자극은 음양맥상, 즉 대뇌혈류 조절과 전신의 혈액순환 조절이 안되므로 베타엔도르핀이 분비될 수 없다. 다만, 통증부위에 사혈이나 강자극을 주면 일시적으로 모세혈관이 확장되어 베타엔도르핀을 유입시켜 통증 물질의 제거가 가능하나, 그 효과는 한계성이 있다.

사혈요법이나 체침의 강자극은 통증이 심할 때 진통 효과가 우수하나, 곧 모세혈관 수축으로 재발되는 경향이 많아, 계속 사혈을 하면 자극이 너무 강하여 알파엔도르핀이 분비되거나, 엔케팔린이 분비되어 쾌감을 느껴 진통 효과는 있으나, 반복·지속적으로 사혈하는 경우 습관성·중독성이 나타난다.

사혈요법이나 강자극들은 모두 주의해야 한다.

㉠ 강한 활동이나 자극을 줄 때 감마엔도르핀이 분비된다.
웃음·강한 타박·강한 쾌감일 때 분비

과거 재미 의사가 엔도르핀이 좋다고 강조한 것은 감마엔도르핀(γ-endorphin)을 말한 것이다. 어떤 운동에 재미가 들리면 기분이 좋고, 상쾌하며, 계속 운동을 하면 약간의 습관성·중독성이 있다.

그리고 신나게 기분 좋게 웃을 때도 감마엔도르핀이 분비된다. 게임이나 화투·흡연·음주 등 강력한 쾌감을 느껴 기분이

상쾌한 것도 감마엔도르핀 때문이다. 또한 육체적인 충격·고통·타박 등도 반복되면 쾌감을 느낀다. 이러한 감마엔도르핀도 어느 정도 진통 효과가 있다.

만성병이 있을 때(증상이 있을 때) 운동이나 취미 활동을 하면 증상을 느끼지 못한다(운동을 많이 하는 사람일수록 병 증상을 느끼지 못하고 심하게 악화될 때 증상이 나타나고 곧 중증으로 진단된다).

감마엔도르핀은 쾌감을 느끼고 시원함·기분 좋음을 느끼나, 인체의 통증 물질 제거나 질병 치료에는 큰 작용을 하지 못한다. 웃는다고 하여 건강맥이 나오지 않고, 지나친 운동(유산소운동 1년 이상)을 하는 경우 오히려 혈액순환 장애가 심각하다.

감마엔도르핀은 인체의 활력과 재미·취미를 갖는데 도움이 되는 물질이다.

ⓒ 강한 자극 등을 지속적으로 반복되면 알파엔도르핀이 분비된다.

알파엔도르핀(α-endorphin)이 많이 분비되면 엔케팔린과 비슷하게 쾌감·쾌락·중독·습관성이 되어 폐인이 된다. 술도 1~2잔 정도 마시면 기분이 좋아 베타엔도르핀을 약간 정도의 분비가 가능하나, 과음을 하면 지나치게 기분이 좋고 모든 스트레스가 풀리는 듯할 때가 감마엔도르핀이 분비되는 것이며, 계속 반복하면 쾌감을 느끼고 쾌락을 즐기다 보면 중독·습관성이 된다. 이때가 알파엔도르핀이 분비되는 때이다.

손의 고려수지침 이론을 제외한 다른 위치의 자극, 인체의 침(유해 중금속) 자극은 모두 음양맥상을 악화시키므로 베타엔도르핀 분비나 작용은 극히 어렵다. 침술은 일정 정도의 강자극을 줄 때 국소에서 일시적으로 모세혈관 확장으로 감마엔도르핀의 유입으로 통증 물질을 제거할 수가 있다.

그러나 침술에서 유해 중금속인 침으로 초강자극을 주면(굵고 긴 침으로 아프게 찌르는 자극) 대단히 아프므로 모세혈관이 확장되어 가벼운 통증은 없어질 수도 있으나, 심한 통증은 얼마가지 않아 모세혈관 수축으로 재발하거나 악화된다.

침술의 초강자극이 반복·지속되면 알파엔도르핀이 나와서 시원한 쾌감이 나타난다. 초강자극으로 침 맞는 사람들은 시원한 쾌감 때문에 침을 자주 맞는 경향이 있다. 계속 초강자극의 침 자극을 반복하면 중독·습관성이 되어 계속 아픈 침을 맞으려 하며, 결국은 면역력의 억제로 허약해진다. 그래서 예로부터 침을 맞으려면 북엇국을 끓여 먹거나 몸보신을 하라고 했고, 실제로 환자나 시술자 모두 극도로 허약해진다. 그래서 침을 아프게 많이 계속 맞는 것은 주의해야 한다.

적당한 게임·도박(화투·마작) 등은 감마엔도르핀이 분비되지만 계속 반복·지속하면 쾌감·쾌락이 최고조로 올라간다. 이때 알파엔도르핀이 분비된다. 중독·습관성이 생기고 인체의 면역력이 극도로 약해진다.

감마엔도르핀부터는 면역 억제 반응이 나타나 많은 질병에 시달리게 된다.

젊어서 심한 고생이나 갖은 고초를 당해도 감마엔도르핀이나 알파엔도르핀이 분비되어 일종의 쾌감을 느낀다. 알파엔도르핀이 지나치게 분비되면 단명하게 된다. 그래서 고생을 많이 한 사람들이 단명하는 경우가 여기에 있다. 간혹 즐기는 섹스는 감마엔도르핀이 나와서 좋기는 하나, 반복·지속·집착하면 쾌감·쾌락으로 이어져 알파엔도르핀이 분비되어 습관·중독이 되고, 면역 억제가 나타나 피폐해진다. 알파엔도르핀에서 더욱 계속 지속되면 엔케팔린이 생성된다.

ⓒ 베타엔도르핀 — 안정적이며 지속성이 우수하며 진통 효과가 제일 강력
희열감·성취감·행복감·만족감·창의력·항암 효과·면역 증진·기억력·
항노화 호르몬이다.

베타엔도르핀은 POMC에서 분비되지만 반드시 아세틸콜린이 분비되어 대뇌 혈류가 왕성해지고 조화를 이룰 때 분비된다. 대뇌 혈류 조절, 아세틸콜린 분비(부교감신경 우위 상태)일 때만이 분비되는 호르몬이므로 안정적이고 지속성이 우수하다. 또한 분자 수에서도 베타엔도르핀은 30개(61~91)이며, 감마엔도르핀은 14개(61~75), 알파엔도르핀은 13개(61~74)이다.

베타엔도르핀의 분자수가 제일 많기 때문에 안정적이고 지속성이 우수하나, 감마엔도르핀이나 알파엔도르핀은 분자수가 각각 14개와 13개이다. 이것은 안정적이지 못하고 지속 시간도 짧다. 쾌감·쾌락이 오래 갈 수가 없으므로 쾌락을 갖기 위해서 계속 반복하다 보면 습관성·중독성이 되어 지속적인 쾌감·쾌락을 갖고자 하는 것이다.

침술에서 초강자극, 강자극이나 사혈요법의 진통 효과는 오래 가지 못하고 안정적이지 못해 심한 통증일 때는 또다시 재발하므로 반복하여 강자극을 요구하여 중독성이 생기는 것이다.

베타엔도르핀이 분비되면 만족감·행복감·성취감과 희열감 그리고 신비감을 느끼고, 모르핀보다 80배 강력한 진통 효과(통증

물질 제거 작용)를 느끼고, 아편제들보다 40~200배의 진통 효과 (통증 물질 제거 작용)를 나타내고, 노화 감소, 암세포 파괴·억제, 뇌의 기억력 향상, 창의력 등 예술적 감각에 큰 도움이 되므로 삶의 보람과 의욕을 갖게 하고 아름다운 인생을 즐길 수가 있다.

베타엔도르핀은 만족감·행복감을 느낄 때도 분비되나, 대자연의 웅장하고 신비스러움을 보고 경탄할 때도 분비되며, 아름다운 예술품을 보면서 탄복·감탄할 때, 최고의 맛을 느낄 때, 창작 예술, 연극을 할 때나 감상할 때도 분비된다.

자연신에게 간절히 갈구하는 절박한 상태이거나 간절한 기도일 때도 베타엔도르핀 분비가 많아진다.

그러나 위와 같은 경우에 분비되는 엔도르핀의 양은 충분하지 않아서 강력한 진통 효과를 일으키기에는 크게 부족하다. 베타엔도르핀이 분비된다는 점에서 중요하므로 예술가나 예술품 감상가, 아름다움을 느낄 줄 아는 사람들이 장수하는 이유이다.

수지침요가에서의 수지침 호흡법, 오음 호흡법, 금경 호흡법, 염기요법 등도 베타엔도르핀을 분비시키는 방법이며, 고려수지침·서금요법에서의 상응점, 기맥혈 자극도 대뇌혈류 조절로 인하여 베타엔도르핀 분비가 왕성하다. 특히 서암뜸·아큐빔·수지음식 등은 베타엔도르핀 조절이 우수하다.

서암뜸(반드시 한국산 쑥으로 만든 제품)을 계속하여 5~10장 이상씩을 계속 뜰 때의 무념무아, 정신 집중, 전신의 온열감, 대뇌혈류량 조절, 체온 상승으로 인한 베타엔도르핀 분비가 왕성하므로 항암 요법·항암 치료 후의 모든 후유증 제거, 만성 고질병 회복과 낫게 하는데 우수하다.

또한 신체 통증이 심한 곳에 금봉이나 금추봉·부항추봉이나 아큐빔의 자극도 강력한 베타엔도르핀 분비 방법으로서 진통 효과는 대단히 탁월하며, 또한 금경술의 금혈 자극도 베타엔도르핀 분비가 탁월하다.

수지침요가의 염기요법도 베타엔도르핀을 분비시키므로 통증 해소에 우수하다.

그러나 신체 부위의 경락이나 압통점에 일반적인 침·뜸 등의 자극은 대뇌혈류량을 악화시키기 때문에 베타엔도르핀을 분비시키는 극히 곤란하다.

사람들은 베타엔도르핀을 분비시키기 위해 여행을 통해 자연의 신비스러움과 예술품의 아름다움을 만끽하거나 감상하면서 스스로 만족하고 행복감을 느끼는 것이다. 문화 예술을 하면서 만족한 작품을 만들 때의 희열감도 베타엔도르핀이 분비되는 것이며, 종교 활동을 하면서 행복감과 간절하고 간곡한 기도와 축복감·신비감·은혜로움을 느낄 때도 베타엔도르핀이 분비된다.

성서에 보면 예수의 수난과 고초가 기록되어 있다. 앞으로 미래를 볼 때 죄짓는 수많은 사람들이 회개하지 않는 것을 보고, 구원하려는 열정과 기도에서 베타엔도르핀이 분비되었을 것이고, 십자가를 지면서 고통을 겪을 때도 저들을 용서하여 달라는 간절한 기도로서 베타엔도르핀이 많이 분비되어 고통을 참을 수 있었다고 생각된다. 또한 많은 환자들이 질병이 낫기를 간절히 소망하고 염원할 때 예수의 말 한마디로 고통과 질병이 나아진 것도 베타엔도르핀이 분비되었기 때문이라고 생각한다.

※ 예수가 나병 환자를 치료한 내용(『대신약성서』 마태복음 8장 1절~16절 참조)

① 예수께서 산에서 내려오시자 많은 군중이 뒤따랐다.

② 그때에 나병 환자 하나가 예수께 와서 절하며 "주님, 주님은 하고자 하시면 저를 깨끗하게 하실 수 있습니다."하고 간청하였다.

③ 예수께서 그에게 손을 대시며 "그렇게 해 주마. 깨끗하게 되어라."하고 말씀하시자, 대뜸 나병이 깨끗이 나았다.

④ 예수께서는 그에게 "아무에게도 말하지 말아라. 다만 사제에게 가서 네 몸을 보이고 모세가 정해 준 대로 예물을 드려 네 몸이 깨끗해진 것을 사람들에게 증명하여라."하고 말씀하셨다.

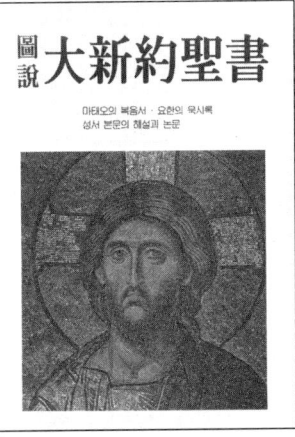

『대신약성서』, 음양맥진출판사 발행(1985년) 우리나라 최고의 원색 도보(圖譜) 성서이다.

⑤ 예수께서 가파르나움에 들어가셨을 때에 한 백인대장이 예수께 와서

⑥ "주님, 제 하인이 중풍병으로 집에 누워 몹시 괴로워하고 있습니다." 하고 사정하였다.

⑦ 예수께서 "내가 가서 고쳐 주마." 하시자

⑧ 백인대장은 "주님, 저는 주님을 제 집에 모실 만한 자격이 없습니다. 그저 한 말씀만 하시면 제 하인이 낫겠습니다.

⑨ 저도 남의 밑에 있는 사람입니다만 제 밑에도 부하들이 있어서 제가 이 사람더러 가라 하면 가고 또 저 사람더러 오라 하면 옵니다. 또 제 종더러 이것을 하라 하면 합니다." 하고 대답하였다.

⑩ 이 말을 들으시고 예수께서는 감탄하시며 따라 오는 사람들에게 이렇게 말씀하셨다. "정말 어떤 이스라엘 사람에게서도 이런 믿음을 본 일이 없다.

⑪ 잘 들어라. 많은 사람이 사방에서 모여 들어 하늘 나라에서 아브라함과 이삭과 야곱과 함께 잔치에 참석하겠으나

⑫ 이 나라의 백성들은 바깥 어두운 곳에 쫓겨 나 땅을 치며 통곡할 것이다."

⑬ 그리고 나서 백인대장에게 "가 보아라. 네가 믿는 대로 될 것이다." 하고 말씀하셨다. 바로 그 시간에 그 하인의 병이 나았다.

⑭ 예수께서 베드로의 집에 들어가셨을 때에 베드로의 장모가 마침 열병으로 앓아누워 있었다. 그것을 보시고

⑮ 예수께서 부인의 손을 잡으시자, 그는 곧 열이 내려 자리에서 일어나 예수께 시중들었다.

⑯ 날이 저물었을 때에 사람들이 예수께 마귀 들린 사람을 많이 데려 왔다. 예수께서는 말씀 한 마디로 악령을 쫓아내시고 다른 병자들도 모두 고쳐 주셨다.

⑰ 이리하여 예언자 이사야가 "그분은 몸소 우리의 허약함을 맡아 주시고 우리의 병고를 짊어지셨다." 하신 말씀이 이루어졌다.

⑱ 예수께서는 둘러 서 있는 군중을 보시고 제자들에게 호수 건너편으로 가라고 하셨다.

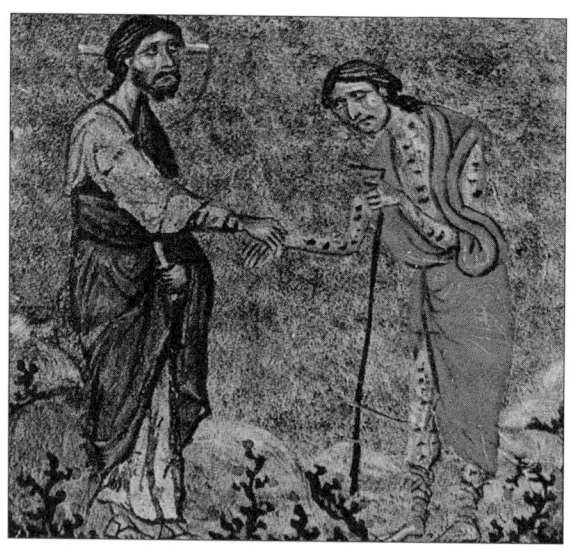

예수께서는 불행한 환자들을 동정하셔서 문둥병을 고쳐 주셨는데, 그 사실이 퍼지지 않도록 말문을 막고 집에 돌려 보내셨다. 위는 문둥병 환자를 고치는 예수를 그린 세밀화(12세기, 아테네 국립 도서관 소장).

⑤ 아세틸콜린 — 만족감, 편안함을 주는 신경전달물질

아세틸콜린(acetylcholine)은 초산(酢酸, AC, acetyl)과 콜린(Ch, choline 비타민 B군)이 결합된 물질이다.

차가운 음료수나 맥주·커피 등을 먹어서 각성반응인 기분 좋은 느낌을 받는 것은 도파민이 분비되는 현상이다. 이것은 조금이라도 지나치면 즉시 노르아드레날린이 분비되나, 약간의 도파민 분비는 대뇌의 활성화에 도움이 된다.

구수한 숭늉이나 음료수를 먹어서 심신이 편안하고 안정감을 주는 것은 아세틸콜린이 분비되는 것이라고 생각한다.

아세틸콜린은 부교감신경 말단과 중추에서 분비되는 신경전달물질이다.

인체 질병의 80~90%가 교감신경이 긴장하면 부교감신경의 저하로 인하여 질병이 발생한다. 현재의 모든 치료는 교감신경을 더욱 항진시켜서 낮은 단계의 교감신경 긴장증상을 느끼지 못하게 하는 방법이라고 생각하며, 부교감신경을 우위로 조절하는 물질은 거의 없을 정도이다. 부교감신경을 우위로 하기 위해서는 아세틸콜린이 분비되어야 한다. 안정되면 아세틸콜린의 분비가 왕성해진다.

인체는 아세틸콜린이 크게 부족하여 부교감신경이 저하되어 있는 것이다.

아세틸콜린이 부족하면 교감신경이 긴장·항진되고(부교감신경은 저하), 이어서 심하면 치매증의 원인이 된다. 치매증은 대뇌의 혈관 수축, 혈액순환 장애로 인해 뇌세포들이 위축되거나 감소·소멸되기 때문에 발생된다. 이때 아세틸콜린을 분비시키는 주사약이 있어서 초기 치매에는 어느 정도 효과를 주나, 역시 부작용이 문제이며, 아직까지 양약이나 한약에서 아세틸콜린을 분비시키는 완전한 약은 없는 것 같다.

아세틸콜린은 모세혈관을 확장시켜 충혈·염증을 일으키기 때문에 일종의 염증 물질·통증 물질로도 알려져 있다.

그러나 아세틸콜린에서 보면 부교감신경을 우위로 하여 말초의 모세혈관 확장, 체온 발생, 내장의 운동 촉진과 모든 분비물(누액, 침, 소화액 등)의 촉진, 교감신경 억제(저하)와 모든 기능을 회복시키는 물질로 대단히 중요하다. 이 아세틸콜린이 분비되어야 질병이 나아지는 것으로 본다.

척추를 통해서 내려가는 중추에서도 아세틸콜린이 분비되는데, 이때 스트레스를 받으면 아드레날린이 즉시 과잉 분비되어 교감신경을 긴장·항진시켜서 인체에 질병으로 작용한다. 그러나 심신이 안정되고 기분이 좋아지면(안정) 아세틸콜린이 분비되어 부교감신경이 우위로 되어 모든 내장의 기능을 조절하게 되어 질병을 낫게 한다. 내장은 교감신경이 긴장되어 있으므로 내장의 기능 조절에서 아세틸콜린은 중요한 물질이다.

아세틸콜린은 교감신경을 긴장시킬 때 분비되는 도파민·글루탐산·아드레날린 호르몬 등을 모두 억제할 수 있다. 그런 의미에서 아세틸콜린은 인체의 나쁜 물질을 억제하거나 해독하는 호르몬이라고 본다.

사람은 나쁜 생각·습관·생활·행동을 하거나, 나쁜 환경·스트레스, 약물을 과용하게 되면 나쁜 호르몬인 아드레날린·엔도르핀 등이 과잉 분비된다.

교감신경을 강력하게 억제·저하시키는 물질이 아세틸콜린이다.

자신을 낮추고 겸손과 이해심을 갖고 돕고, 봉사와 낮은 자세로 생활하면 마음이 편하고, 좋은 예술품을 보고 감탄하거나, 기도를 하거나, 사심이 없을 때, 수행·수련을 할 때 아세틸콜린이 분비되어 부교감신경을 우위로 조절한다.

아세틸콜린은 각성 상태나 우쭐하거나, 기분이 좋은 때는 절대 분비가 안된다. 사람은 정신을 안정시킨 상태에서 자신을 낮추고, 겸손하면서 간절히 바라거나 기도하거나 수련할 때 아세틸콜린이 분비되어 부교감신경을 우위로 조절한다.

수지침요가에서 오음 호흡법은 결국 아세틸콜린을 분비시키는 최상의 방법이다.

성경을 보면 예수가 환자들의 질병을 치료할 때 환자가 예수를 믿고 자신을 낮추고 예수를 존경할 때 아세틸콜린이 분비되며, 존경하는 예수의 말 한마디에 아세틸콜린이 대량 분비되어 베타엔도르핀까지 분비시켜 저항력 증진과 기적 같은 질병 치료 효과가 나타나는 것이라고 생각한다.

우리의 몸속에서 질병을 악화시키는 도파민의 과잉 분비, 아드레날린의 과잉 분비와 약물의 독성 물질을 제거하는 것은 아세틸콜린이라고 생각한다. 아세틸콜린을 분비시키기 위한 종교 생활, 수련법, 수지침요가 등은 참으로 좋은 방법이다.

사람들의 심성도 자신을 낮추고 겸손한 사람을 도와주려는 것은 사람의 본성이듯이 인체에 질병이 만연되어 악화될 때 겸손하고 자신을 낮추고 간절히 기도하는 마음을 갖으면 부교감신경 말단에서 아세틸콜린이 분비되어, 모든 질병의 원인인 과잉 분비된

아드레날린을 억제·제거시켜 질병 회복이 가능하다.

　조금이라도 기분 나쁘거나 우쭐대는 즉시 아드레날린이 과잉 분비된다는 사실을 알아야 한다.

　아세틸콜린을 분비시키려는 정신 자세, 신체 자세와 수지침요가법, 서금요법은 건강 회복을 위해 매우 필요하다.

(2) 온열요법은 아세틸콜린을 분비시키는 최고의 방법

　건강을 회복시켜 주고 원기를 왕성하게 하고 정력을 증진시키고 항산화·항노화·항우울증 효과를 가져다주는 세로토닌과 멜라토닌을 분비시키기 위해서는 도파민·가바 물질의 분비에 이어서 적당한 운동과 영양 그리고 햇볕이라고 하였다.

　이 중에서 운동은 근육을 단련시키고 열을 발생시키고 활력을 주고, 혈액순환을 왕성하게 해 주고, 기분을 상쾌하게 해 주지만, 운동을 지나치게 많이 할수록 고지혈증·동맥경화증·심장병·신체 냉증 등을 일으키고, 수많은 질병을 발생·악화시킬 수 있다.

　운동을 많이 하고 찬 곳에 있으면 즉시 건강에 위험할 수 있다. 그러므로 적당한 온열이 있어야 한다.

　영양 섭취를 충분히 하라고 하나, 아무리 좋은 음식을 먹어도 찬 곳에 있으면 소화가 안 되고, 감기 등 각종 질병에 걸리거나 악화된다. 영양 보충이 필요하나 영양 보충에 앞서 필요한 것이 온열이다.

　사람은 찬 곳에 있으면 즉 노르아드레날린·아드레날린이 분비되어 모세혈관이 수축되고 긴장을 하여 병이 생기고 아세틸콜린은 크게 줄어든다.

신체를 따뜻하게 하면 즉시 아세틸콜린이 분비되어 모세혈관이 확장되고, 혈액순환이 잘되고, 자율신경 기능이 조절되면서, 전신 기능이 좋아져 질병을 물리치고, 질병의 원인 물질을 제거시킬 수 있다. 아세틸콜린은 따뜻할 때 분비되는 특이한 물질이다.

그러므로 아세틸콜린을 분비시키려면 따뜻한 음식·음료수·기능성 음식·전통 자연식을 먹고 따뜻한 곳에 기거하고 잠을 자도록 해야 한다.

그러나 이러한 온열 생활은 체온 보호에는 좋아도 체온 상승에는 큰 도움이 못 된다.

예로 목욕탕에 들어가는 즉시 맥박은 긴장되고 오래 있으면 땀이 너무 많이 나오고, 탈진·피로가 심하다. 교감신경 긴장 증상이 나타나 잠시 후에는 찬 기운을 느낀다. 사우나도 마찬가지다.

신체의 경락에 직접뜸을 떠서 태우거나 간접뜸을 떠도 교감신경 긴장·항진 증상들이 나타난다. 맥박이 빨라지고, 심장 두근거림, 도파민의 과잉 분비(각성반응)가 심해진다. 신체 뜸·침 자극은 아드레날린을 분비시켜 좋지 않다.

신체에 전기 찜질 등을 해도 교감신경 긴장반응이 나타난다. 신체 표면에는 과민한 부교감신경이 분포되어 부교감신경 저하 현상이 일어나 아세틸콜린이 줄어들기 때문이다.

사람은 정상 체온(36.5~37.2°C)을 유지하면 건강하고 질병을 낫게 할 수 있으나 체온이 떨어질수록 질병이 생기고 나중에는 사망하게 된다. 정상 체온을 유지하는 사람들은 많지 않고 대부분이 35.5°C를 유지하므로 잔병에 잘 걸리고, 35°C에서 암세포가 가장 많이 발생하며, 32~33°C가 되면 인사불성·졸도·급체·곽란·

쇼크 증상이 나타나고, 27~28°C가 되면 사망한 것으로 판단한다.

체온이 떨어질수록 수많은 병기·바이러스·세균 등이 발생하고, 프로스타글란딘의 이상 합성에 의해 각종 염증·통증·열이 발생한다. 이 프로스타글란딘은 신체 냉증이 심할 때 이상 합성 증가를 가져오고 있다.

체온을 증가시키기 위해 수많은 방법들이 있으나 손을 제외한 신체의 열자극은 아세틸콜린을 저하시키는 결과만 초래한다. 아세틸콜린을 분비하기 위해서는 교감신경의 과밀 부분인 손 부위의 수지침 요혈처에 황토서암뜸(한국산 뜸쑥)을 뜰 때만이 가능하다.

황토서암뜸을 뜨면 인체의 중심부에 온열을 전달해서 혈액순환을 조절시키고, 자율신경 조절반응과 음양맥상을 조절시키고, 아세틸콜린을 분비시켜 모세혈관을 확장시키고, 모든 기능을 왕성하게 도와준다.

인체에서 가장 중요한 호르몬인 아세틸콜린의 분비를 위해서는 온열요법 중에서도 가장 효과적인 방법인 황토서암뜸을 뜨는 것이다(『최신온열요법』 참조). 황토서암뜸을 떠서 회복된 만성 질환자들은 대단히 많다.

아세틸콜린의 분비를 위해 우리가 할 일은 신체를 따뜻하게 보호하는 일과 마음을 편하게 하고 겸손하고 부드럽게 다스리는 방법이며, 가장 적극적인 방법은 한국산 뜸쑥으로 만든 황토서암뜸을 뜨는 것이다.

수지침요가에서는 황토서암뜸을 뜨면서 수지침요가를 실시하면 건강 증진을 더욱더 속히 증진시킬 수가 있다.

건강을 위한 요가는 수지침요가이며, 일반적 요가는 신체에 활력을 줄 수 있으나 건강에는 직접적인 영향을 주는 데는 한계성이 있다.

최상의 건강 증진 방법은 수지침요가를 하면서 황토서암뜸을 뜨는 방법이다. 황토서암뜸을 뜰 때 진정한 건강을 체험할 수 있다.

제6장 금경금혈(金經金穴)의 염기(念氣) 자극법

*수지침 호흡, 오음 호흡, 금경 호흡법을 실시하면서 염기 자극한다.

    반결가부좌나 결가부좌 또는 양반 자세, 의자에 올바로 앉은 자세, 똑바로 서 있는 자세, 가장 안정된 자세를 취한 다음에 오음 호흡법을 약 30~60분간 실시하면 정신 집중이 잘되고, 정신이 집중되어 옆에서 누가 뭐라고 해도 정신 집중에 흔들림이 없다. 특히 실내 온도 22~25℃에서 실시하면 전신이 뜨거워지고, 온몸에 열기가 생기면서, 정신이 맑아지고, 심신은 지극히 편해지며, 전신의 모든 피로가 풀어진다.

    이와 같은 경지를 신선의 경지라고 부르며, 이러한 신선의 경지도 등급이 있어서 지선(地仙)·인선(人仙)·천선(天仙)이 있다고 한 것이다. 여기에서는 자연히 심호흡이 잘되고, 입안에서 침이 많이 나오고, 모든 고통은 없어지고, 어떠한 스트레스에 의한 괴로움도 없어지고, 마음은 돌같이 굳건해지며, 담력과 용기가 생기고, 매사에 침착해지고, 경거망동하지 않으며, 올바른 일과 올바르지 못한 사리를 분별하고, 올바른 생각과 행동을 하고, 남에게 부담을 주거나 해를 주지 않으며, 이웃을 편하게 하고 이해와 양보심과 덕을 베풀며, 마음을 항상 즐겁거나 평정심을 갖으며 유순하고 부드럽다. 쾌락이나 유혹에 넘어가지 않으며, 모든 일에서 진심을 갖고 올바른 행동을 하며, 진심과 양심에 따라 행동한다.

이 모든 것들은 사람의 본성에서 나오는 것으로 정신 집중과 대뇌에 혈액순환이 잘될 때만이 나오는 심상이다.

대뇌의 혈액순환이 잘되면 시상하부와 뇌하수체에서 부신피질자극호르몬이 분비되고 부신수질에서 과잉 분비되는 아드레날린을 조절시켜 신체의 근육과 관절의 긴장과 피로를 풀어 준다.

안정된 상태에서 수지침 호흡을 하면서 소금경(小金經)과 대금경(大金經)을 행하면 전신의 금혈들을 자극하여 신체 각 부분의 기능을 더욱더 활성화시키고, 기능을 최대한 왕성하게 함으로써 인체의 모든 병기를 물리치고 질병을 낫게 하는데 도움이 된다.

대뇌의 금경·금혈중추에서 금혈을 조절하여 체표를 중심으로 체외의 원·근거리와 체내의 모든 내장이나 각 기관의 기능을 조절한다. 금경·금혈은 전래되어 온 경락과 경혈을 2008년경 유태우(柳泰佑)가 개편·보완한 것이다.

금경·금혈을 연구·개편·보완하게 된 동기는 다음과 같다.

(1) 경락(經絡)은 2000년간의 역사가 있으며, 현재 전 세계 침구인들이 신체경락에 침·뜸 자극을 주고 있으나, 경락의 과학적인 입증·설명·이해와 경락의 작용과 기능 조절 부분은 극히 부족한 실정이다.

(2) 침의 아픈 자극이 엔도르핀(endorphin)을 분비시켜 통증물질(痛症物質)을 제거한다고 하나, 엔도르핀은 습관성·중독성·면역력 저하가 나타나며, 교감신경 긴장반응이 나타나 진통시키는데 한계가 있으므로 통증관리에 효과적이지 못하다. 또 침 자극을 자주 줄수록 자극 강도를 높여 강자극을 주어야 효과성을 느끼게 된다.

(3) 2008년 제19회 한일서금요법학술대회(韓日瑞金療法學術大會) 논문 발표 시 경락의 침 자극 실험을 실시했다.

(4) 경락에 침·뜸으로 자극하는 즉시 음양맥상 악화반응과 교감신경 긴장반응(맥박수 증가)이 나타나는 것은 질병의 악화반응이다.

(5) 침·뜸으로 경락을 자극하면 도파민이 분비되어 기분상 각성효과가 나타난다. 계속해서 침 자극을 주면 아드레날린이 과잉 분비되어 환각 현상으로 정신을 몽롱하게 하므로 뇌 건강에 치명적인 부작용이 나타날 수 있다.

(6) 굵고 가는 침이나, 길고 짧은 침으로 피부에 접촉만 해도 맥박수가 증가하고 음양맥상이 악화된다. 침 자극을 많이 줄수록 악화반응은 심하게 나타난다.

(7) 신체경락에 침 자극을 주는 즉시 음양맥상이 악화되는 이유는 침 재질이 유해 중금속이기 때문이다. 중국(中國) 명나라 때 쓰인 『침구대성(鍼灸大成)』의 「제침법(製針法)」에 보면 "철침(鐵針)은 독(毒)이 있다"라고 되어 있다.

현재 사용하는 모든 침 재질은 스테인리스와 플라스틱으로 만들어지고 있다. 플라스틱에는 인공 환경호르몬이 들어

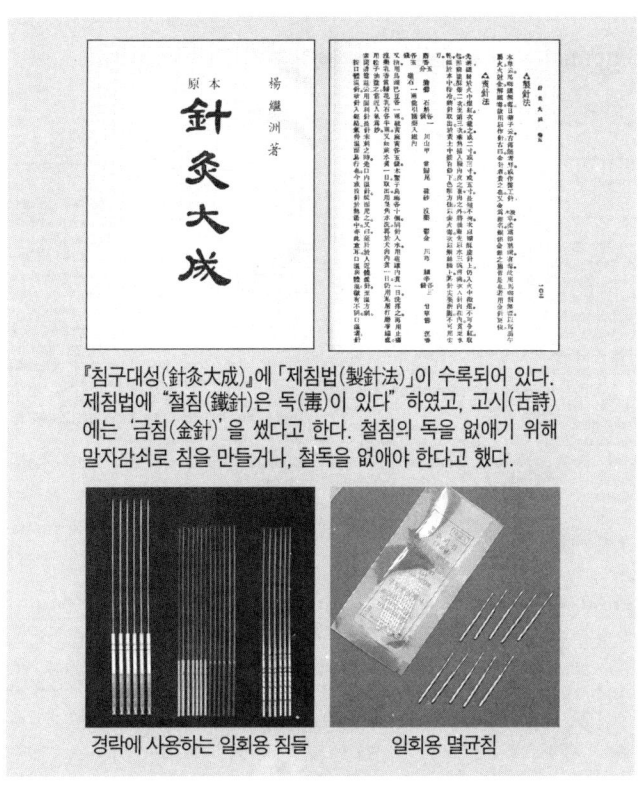

『침구대성(針灸大成)』에 「제침법(製針法)」이 수록되어 있다. 제침법에 "철침(鐵針)은 독(毒)이 있다" 하였고, 고시(古詩)에는 '금침(金針)'을 썼다고 한다. 철침의 독을 없애기 위해 말자감쇠로 침을 만들거나, 철독을 없애야 한다고 했다.

경락에 사용하는 일회용 침들   일회용 멸균침

경 긴장반응이 나타나며, 스테인리스에는 유해 중금속인 철(Fe)·니켈(Ni)·크롬(Cr)·수은(Hg)·카드뮴(Cd)·6가크롬($Cr6^+$)·인(P)·납(Pb)·코발트(Co)·몰리브덴(Mo) 등이 들어 있었다.

(8) 유해 중금속으로 경락을 자극하면 부교감신경이 저하되고, 교감신경 긴장증상이나 항진반응이 나타나 질병이 악화된다 – 아드레날린의 과잉 분비 증상을 일으킨다.

(9) 영국의 어니스트(E. Ernst) 교수 등이 연구한 바에 의하면 침술은 강력한 위약효과일 뿐 임상적 효과는 크게 부족하다고 하였다(어니스트 교수의 논문 참고).

Acupuncture – a critical analysis

E. ERNST
From the Complementary Medicine, Peninsula Medical School, Universities of Exeter & Plymouth, Exeter, UK

Abstract. Ernst E (Universities of Exeter & Plymouth, Exeter, UK). Acupuncture - a critical analysis (Review). *J Intern Med* 2006; 259: 125–137.

Even though widely used in today's clinical practice, acupuncture has remained a controversial subject. Many reviews are currently available but most lack a critical stance and some are overtly promotional. The aim of this overview is to provide a balanced, critical analysis of the existing evidence. Some of the original concepts of traditional acupuncture are not supported by good scientific evidence. Several plausible theories attempt to explain how acupuncture works but none are proved beyond doubt. The clinical effectiveness of acupuncture continues to attract controversy. Many controlled clinical trials and numerous systematic reviews of these studies have been published. Considerable problems are encountered when interpreting these data. Heterogeneity is a significant drawback of both clinical trials and systematic reviews. Some of the controversies may be resolved through the use of the new 'placebo needles' which enable researchers to adequately control for placebo effects of acupuncture. The majority of studies using such devices fails to show effects beyond a placebo response. Acupuncture has been associated with serious adverse events but most large-scale studies suggest that these are probably rare. Nonserious adverse effects occur in 7–11% of all patients. In conclusion, acupuncture remains steeped in controversy. Some findings are encouraging but others suggest that its clinical effects mainly depend on a placebo response.

Keywords: acupuncture, clinical trials, efficacy, reviews, safety.

침술 - 체계적 비평
요약
E.Ernst(영국 엑시터 & 플리머쓰대학)
비록 침술이 오늘날의 임상에 널리 사용되고 있지만, 여전히 논쟁의 여지가 남아 있는 대상이다. 많은 비평이 현재 이용될 수 있지만 대부분은 비평인인(정밀한 분석) 태도가 부족하고, 일부는 매우 침의 효과를 선전하거나 장려하고 있다. 이 개략의 목적은 존재하고 있는 증거들을 균형 있고 비평적 분석을 통해 제공하려는 것이다. 일부 전통침술의 본래의 개념들은 과학적 증거에 지지되지는 않는다. 몇몇 그럴듯한 학설들이 침술이 어떻게 작용하는지를 설명하려 했으나, 어떠한 것도 그 불확실성을 해소할 수는 없었다. 침술의 임상적 효과는 계속해서 논쟁의 여지를 제공하고 있다. 이 주제에 관한 많은 임상적 내조 연구들과 비평적 분석들이 발표되었다. 이러한 자료를 분석하는데 상당한 문제에 직면했다. 임상실험들과 비평적(체계적) 분석들 사이에서의 이질성(실험이나 연구 사이의 심한 결과 차이)이 큰 약점이다. 일부의 논쟁점은 아마도 연구자가 적절히 침술의 위약효과를 통제할 수 있는 새로운 위약침(가짜 침으로 환자가 진짜 침을 맞고 있다고 안심시키기 위해 쓰임)의 사용으로 해소될 수도 있다. 그러한 기구들을 사용한 대부분의 연구들은 침술의 위약효과 이상을 증명하는 데 실패했다. 침술은 심각한 부작용들을 야기할 수도 있는데 가장 큰 규모의 연구는 이러한 심각한 부작용들이 아마 드물다고 제안한다. 경미한 부작용들이 전체 환자의 7~11%에서 발생했다.
결론적으로, 침술은 여전히 그 효과성에 관한 논쟁의 여지를 제공하고 있다. 일부 연구 결과는 고무적이지만 반대로 일부에서는 그 임상효과가 주로 위약효과라고 주장하고 있다.

▲ 2006년 영국의 어니스트(E. Ernst) 교수의 논문 「침술 - 체계적 비평(Acupuncture - a critical analysis)」에서 침술은 과학적 효능이 없다고 결론 짓고, 위약효과일 뿐이라고 주장했다.

※ 참고 — 침 재질이 '유해 중금속'이라는 근거
(1) 2009년 11월 식품의약품안전청에서는 침 재질 기준고시에 중금속인 납·주석·아연·철의 전체 함량이 5mg/ℓ 이하, 카드뮴 함량은 0.1mg/ℓ 이하이어야 한다고 하였다.
(2) 2009년 8월 지식경제부 산하 기술표준원에서는 이상운 수지침사법추진위원장에게 보낸 회신에서 침 재질에는 코발트·몰리브덴·티타늄 등이 들어 있다고 하였다.
(3) 2009년 11월 건강실천연대의 자료에 따르면 모 침선 납품회사의 시험성적표에 의하여 철(74%), 크롬(18%), 니켈(8%) 등이 들어 있다고 하였다.

화학성분		탄소	규소	망간	인	황	니켈	크롬	나머지: 철	(비%)
번호		C	Si	Mn	P	S	Ni	Cr		
KIM000100		0.0720	0.3900	1.2290	0.0390	0.0030	8.4300	18.0000		

Test Items	Unit	Test Method	MDL	Results
Cadmium (Cd)	mg/kg	US EPA 3052, ICP-AES	1	N.D.
Lead (Pb)	mg/kg	US EPA 3052, ICP-AES	5	N.D.
Mercury (Hg)	mg/kg	US EPA 3052, ICP-AES	2	N.D.
Hexavalent Chromium (Cr VI)	mg/kg	US EPA 3060A, UV-VIS	1	N.D.

▲ ○○○ 시험성적서

※ 모 침선 납품회사의 시험성적표에 의하면 화학 성분은 다음과 같이 함유되어 있다고 하였다.
• C(탄소) 0.00720, Si(규소) 0.3900, Mn(망간) 1.2290, P(인) 0.0390, S(황) 0.0030, Ni(니켈) 8.43, Cr(크롬) 18.000, 나머지 71.97%가 철(Fe)이라고 하였다. 또 국제시험인증기관에서는 중금속 함유량이 다음과 같다고 하였다.
• 카드뮴(Cd) MDL이 1mg/kg
• 납(Pb) MDL이 5mg/kg
• 수은(Hg) MDL이 2mg/kg
• 6가크롬(Cr. VI) MDL이 1mg/kg이라고 했다.
MDL은 기준치를 말하고, 기준치 이하로 함유되었다는 의미라고 한다.

(10) 침 재질이 유해 중금속으로 확인된 이상 유해 중금속인 침을 경락에 찌를 이유가 없고 경락에 뜸을 뜰 이유가 없다.

(11) 경락에 침·뜸 자극을 줄수록 음양맥상은 더욱 악화되고 경락이 아닌 곳은 악화반응이 심하지 않아서 경락 작용이 있음을 확인하였다.

서금요법 기구로 경락을 자극하고 음양맥진법으로 실험하면서 경락 작용을 확인하였고, 이어서 경락이 일부 잘못된 것을 알게 되어 경락을 개편·보완하여 금경과 금혈을 다시 정했다.

이들 금경과 금혈은 반드시 순금으로 된 기구로 자극하거나 본 학회에서 연구된 금봉이나 금추봉·부항추봉·기마크봉으로 자극을 줄 때만 금혈이 작용하여 음양맥상을 조절시킨다.

금경이나 금혈을 자극하면 대뇌의 금경중추가 자극을 인식하여 변연계로 자극을 전달해서 자율신경과 면역계·혈액순환계를 조절해서 건강을 회복하거나 질병을 낫게 한다.

정확한 금경과 금혈이 아니면 자극반응이 나오지 않거나 미약하다. 그리고 자신의 손으로 금혈을 자극하면 반응이 있으나, 타인이 자극하면 금경중추가 거부반응을 일으켜 악화된다.

이러한 금경·금혈에 수지침 호흡을 하면서 염기(念氣) 자극을 주면 역시 금경중추가 염기 자극을 받아들여 음양맥상 조절반응이 나온다.

염기 자극이란 수지침 호흡을 충분히 실시하고 무념·무아의 상태에서 오직 한 가지만 생각하고 염원하는 기운으로 금혈을 자극하는 방법이다. 염기 자극을 줄 때는 오직 금혈만을 생각해야 하며, 다른 위치를 생각하면 염기 반응인 음양맥상 조절이 안 된다. 염기 자극반응이 적을 때는 자신의 손으로 금혈을 가볍게 접촉하면 더욱더 좋다.

염기 자극을 금혈에 줄 때 음양맥상 조절반응이 나오므로 모든 건강을 회복·관리하고 건강을 증진시킬 수 있다.

1. 소금경(小金經) 염기법(念氣法)

소금경(小金經)이란 CA 임금경 CB 독금경을 말한다. 일반 선도술에서는 소주천(小周天)이라고 하는 것이며, 소주천에서는 구체성 없이 임·독맥을 움직인다고 한다.

소금경에서는 한 부위마다 수지침 호흡을 하면서 1호흡(一呼吸)씩 하되, 모든 생각을 집중시켜 염기 자극을 주는 방법이다. 그러면 염기 자극을 주면 음양맥상 조절반응이 나타난다.

임·독금경의 금혈을 모두 염기 자극하는 것이 아니라, 처음에는 가장 중요한 요혈만을 염기 자극한다. 수지침 호흡법을 하면서 한 곳씩 집중 자극을 하는 것이다.

즉, 숨을 크게 많이 들이마시고 서서히 내쉬면서(반드시 복식 호흡법) CB1을 생각하고 집중하는 것이다. CB1은 항문을 말하고, 항문을 바짝 당겨서 수축·이완을 반복한다. 다시 숨을 들이마시고 서서히 내쉬면서 CB3에 생각과 의념을 집중시킨다. 이와 같이 중요한 요혈에 염기 자극을 준다.

다음의 그림을 보면서 이해한다(중요한 요혈만을 염기 자극한다).

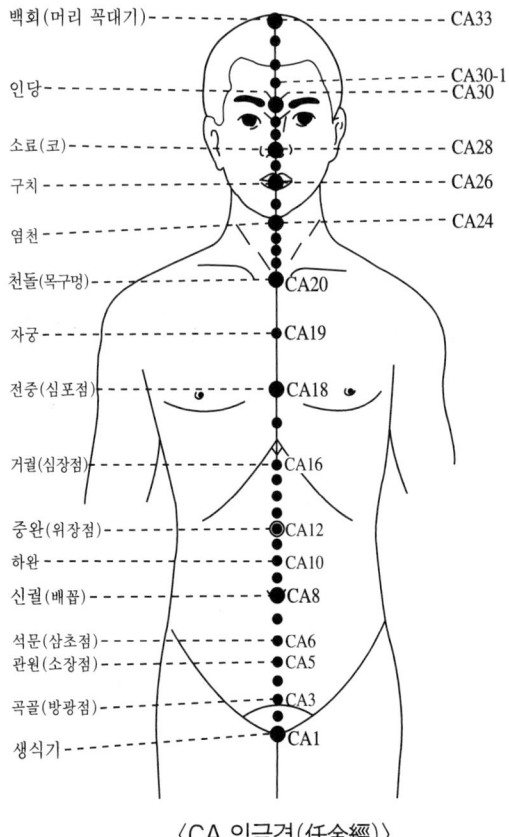

〈CA 임금경(任金經)〉

① CA1 : 생식기 · 회음
② CA3 : 방광 요혈
③ CA5 : 소장 · 자궁 요혈
④ CA6 : 삼초 · 자궁 요혈
⑤ CA8 : 장의 중심, 복대동맥 요혈
⑥ CA10 : 십이지장 요혈
⑦ CA12 : 위장 요혈
⑧ CA16 : 횡격막 · 심장 요혈
⑨ CA18 : 심장 · 흉중 요혈
⑩ CA19 : 면역 요혈
⑪ CA20 : 갑상선 기능 요혈, 기관지 · 성대 요혈
⑫ CA24 : 인후 · 기관지 요혈
⑬ CA26 : 입 · 치아 요혈
⑭ CA28 : 코의 요혈
⑮ CA30 : 양미간 · 정신의 요혈
⑯ CA30-1 : 전두엽 요혈
⑰ CA33 : 두정엽 요혈

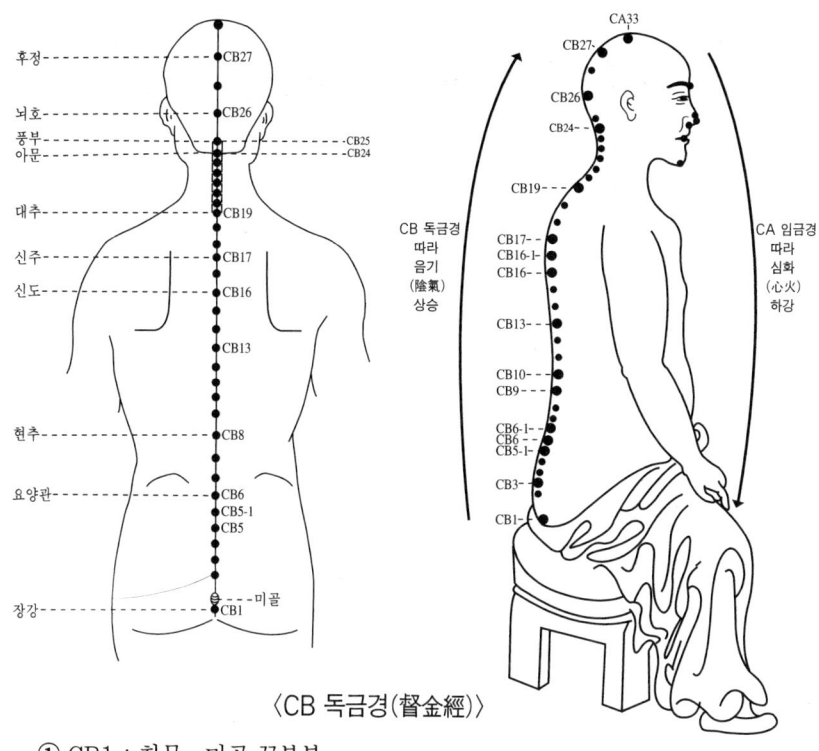

〈CB 독금경(督金經)〉

① CB1 : 항문 · 미골 끝부분
② CB5 : 제1~2 천골 사이, 여성의 자궁 기능 요혈
③ CB5-1 : 제5요추와 제1천골 사이(디스크 요혈), 방광 요혈
④ CB6 : 제4~5요추 사이, 디스크 요혈(대장 요혈)
⑤ CB8 : 제1~2요추 사이, 부신 기능 조절 요혈
⑥ CB13 : 제8~9흉추 사이, 간장 요혈
⑦ CB16 : 제5~6흉추 사이, 심장 요혈
⑧ CB17 : 제3~4흉추 사이, 폐 기능 요혈
⑨ CB19 : 제7경추와 제1흉추 사이, 목 · 어깨 요혈
⑩ CB24 : 제1~2경추 사이, 뇌의 연수 자극 요혈
⑪ CB25 : 후두융기 직하 함중 뇌간 변연계 자극 위치
⑫ CB26 : 후두융기 함몰 지점 뇌간 변연계
⑬ CB27 : 두정엽 뒤쪽 부위

2. 대금경(大金經) 염기법

전래 선도술(仙道術)에서 12경락을 움직인다고 하는 것을 대주천(大周天)이라고 한다. 일반 선도술을 연구하는 사람들은 건강해야겠다면서 호흡법에서 대주천을 실시하고 있는 것 같다.

그러나 과거나 현재나 이 대주천은 문제가 있다. 전래 경락은 잘못된 곳이 많아 음양맥상을 조절시키는 이론이 아니거나 크게 부족하다.

그러므로 전래적인 대주천 이론은 수지침요가적 차원에서 본다면 과학성과 체계성·구체성이 결여되었다고 생각한다.

모든 학문, 특히 의학은 인체를 대상으로 하기 때문에 반드시 과학성이 있어야 한다. 과학성이란 우선 실험 방법이 있어야 하고, 건강에 대한 기준이 있어야 하고, 실험에서 입증이 되어야 하며, 반복과 재현이 가능하고, 확인이 되어야 한다.

음양맥진법이라는 과학성의 잣대를 가지고 소위 동양의학인 한약이나 침·뜸·선도술 등을 실험해 보면 현격하게 차이 나는 것이 너무나 많다. 특히 한방약·침·뜸의 방법들은 크게 잘못되었던 하나의 민간요법 수준이면서 비과학적인 것이었다(『한방약 부작용의 실상』, 『금경술강좌』, 『제19·20회 학술대회 논문집』 등 참조).

따라서 지금까지도 실시되는 대주천에서는 경락의 위치가 잘못되어 있는 것을 의념적으로 움직이는 것과 각자의 건강 상태나 질병 상태, 장부 허승을 고려하지 않고 무조건 경락을 움직인다고 하여 경락 작용이 나타나는 것은 아니다.

본론에서 소개하려는 대금경은 소금경에서 언급된 임·독금경을 제외한 12금경의 금혈에 수지침 호흡을 하면서 염기 자극을 주는 것이다. 12금경은 대뇌의 금경·금혈중추에서 총괄하여 체표에 위치하는 것으로 추정되며, 체외로는 원·근거리를 담당하고 체내에서는 모든 장기 기관, 세포 기능에 관여한다(금혈은 원·근거리에서 자극해도 반응이 나타나며, 체표의 자극은 금혈을 통해서만이 금혈중추에 전달되어 변연계를 움직이게 된다).

12금경은 6장 6부에 1개씩 배당되어 있어서 해당 장부 기능을 조절하고, 나아가 상대 장부 기능까지 조절할 수 있다.

12금경은 다음과 같다.

① CC 폐금경은 폐 계통을 조절한다. CC에는 15혈이 있다.
② CD 대장금은 대장 계통을 조절한다. CD에는 25혈이 있다.
③ CE 위금경은 위장 계통을 조절한다. CE에는 53혈이 있다.
④ CF 비금경은 비·췌장 계통을 조절한다. CF에는 25혈이 있다.
⑤ CG 심금경은 심장 계통을 조절한다. CG에는 15혈이 있다.
⑥ CH 소장금경은 소장 계통을 조절한다. CH에는 21혈이 있다.
⑦ CI 방광금경은 방광 계통을 조절한다. CI에는 51혈이 있다.
⑧ CJ 신금경은 신장 계통을 조절한다. CJ에는 45혈이 있다.
⑨ CK 심포금경은 심포 계통을 조절한다. CK에는 15혈이 있다.
⑩ CL 삼초금경은 삼초 계통을 조절한다. CL에는 16혈이 있다.
⑪ CM 담금경은 담낭 계통을 조절한다. CM에는 37혈이 있다.
⑫ CN 간금경은 간장 계통을 조절한다. CN에는 18혈이 있다.

3. 금경 금혈의 이해

(1) 12금경 금혈의 특성

① 12금경보다 금혈이 더욱 중요하다.
금경은 금혈을 연결시킨 선이며, 작용은 금혈의 작용이다.
② 금혈은 정확한 위치가 아니면 작용하지 않는다.
금혈은 상하 좌우에서 약 1~3mm만 틀려도 작용하지 않는다.
③ 금혈은 자기 계통의 장(臟)과 부(腑)만을 다스린다.
④ 금혈은 오생혈과 중요혈이 있어서 작용한다.
⑤ 금혈에 침·뜸은 음양맥상을 크게 악화시킨다.
직접 타인이 금혈을 만져도 음양맥상을 악화시킨다.
⑥ 금혈에는 반드시 서금요법 기구로만 자극해야 한다.

(2) 금혈의 요혈 — 염기 자극 위치

금혈을 모두 염기하여도 좋으나 너무나 숫자가 많다. 그러므로 각 금경에서 중요한 위치만을 염기 자극한다.
임·독금경을 제외한 12금경의 금혈은 다음과 같다.

① CC 폐금경(肺金經)

＊編著 柳泰佑

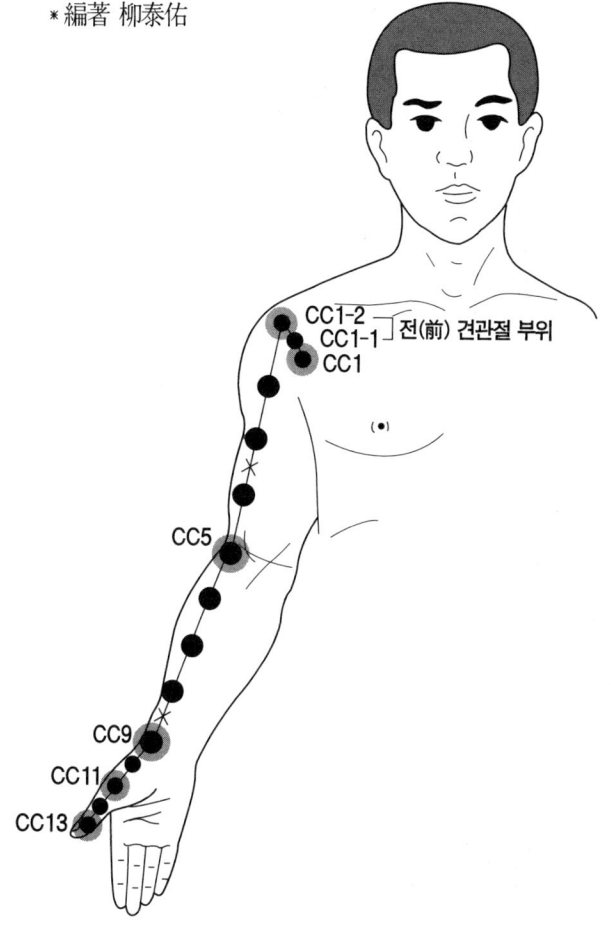

※ CC의 염기 자극 요혈은 ① CC1, ② CC1-2, ③ CC5, ④ CC9, ⑤ CC11, ⑥ CC13이다.

나중에 질병이 있거나 필요성에 의해 폐금혈을 모두 염기 자극해도 된다(양쪽을 모두 염기 자극한다).

② CD 대장금경(大腸金經)

*編著 柳泰佑

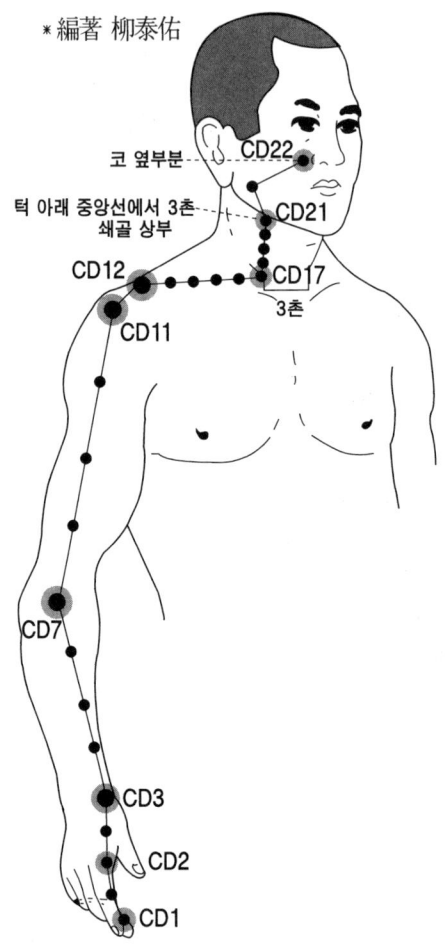

※ CD의 염기 자극 요혈은 ① CD1, ② CD2, ③ CD3, ④ CD7, ⑤ CD11, ⑥ CD12, ⑦ CD17, ⑧ CD21, ⑨ CD22이다.
수지침 호흡을 하면서 염기 자극하되, 좌우를 동시에 자극한다. 대장 질환이 있으면 대장 금혈을 모두 염기 자극해도 좋다.

③ CE 위금경(胃金經)

*編著 柳泰佑

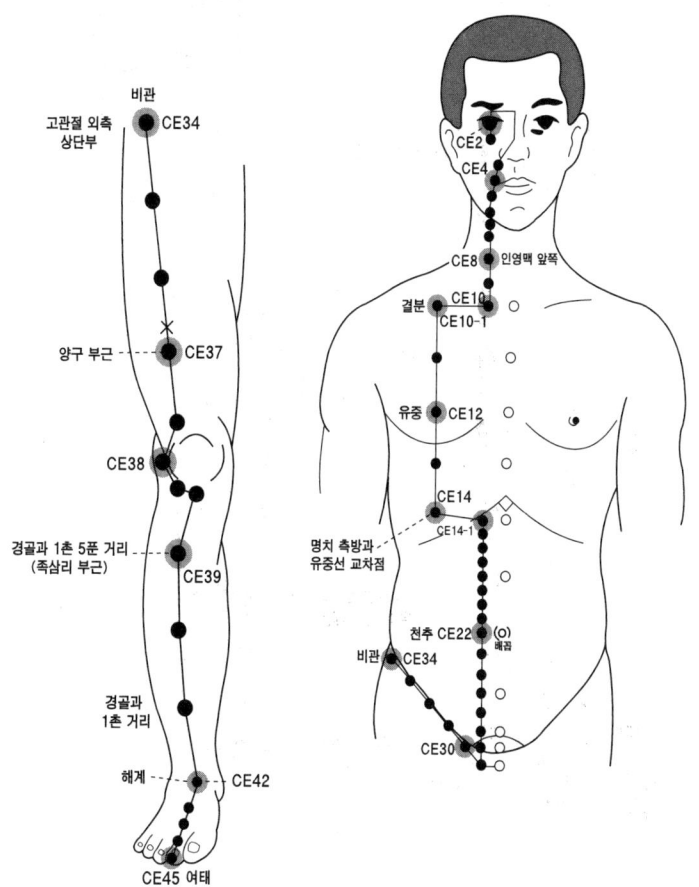

※ CE의 염기 자극 요혈은 ① CE2, ② CE4, ③ CE8, ④ CE10, ⑤ CE10-1, ⑥ CE12, ⑦ CE14, ⑧ CE14-1, ⑨ CE22, ⑩ CE30, ⑪ CE34, ⑫ CE37, ⑬ CE38, ⑭ CE39, ⑮ CE42, ⑯ CE45이다.

④ CF 비금경(脾金經)

*編著 柳泰佑

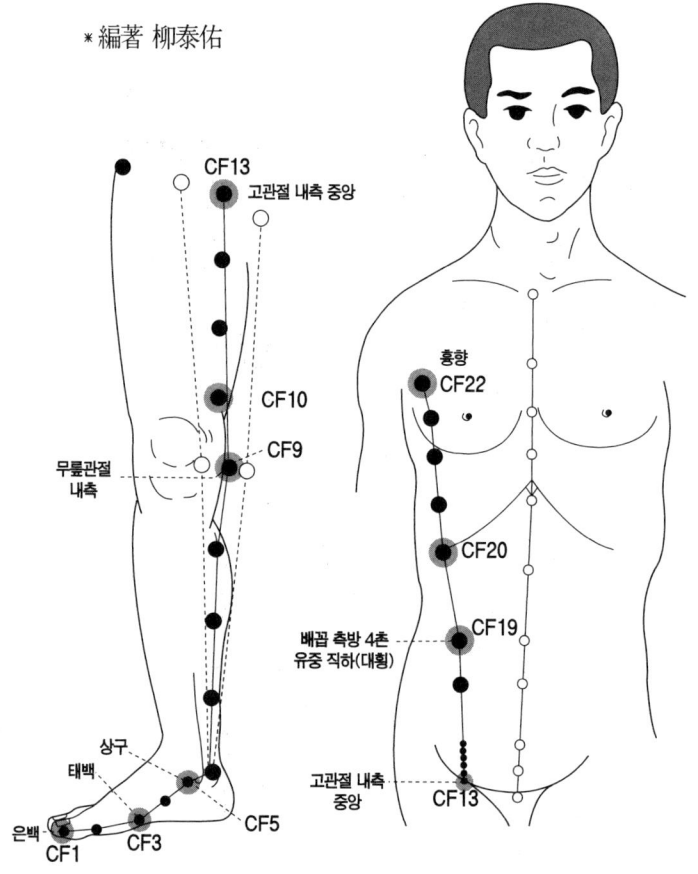

※ CF의 염기 자극 요혈은 ① CF1, ② CF3, ③ CF5, ④ CF9, ⑤ CF10, ⑥ CF13, ⑦ CF19, ⑧ CF20, ⑨ CF22이다.

비금경·금혈을 활성화시키기 위한 방법으로 금혈마다 수지침 호흡을 실시한다. 비승·허증이면 모든 비금혈을 염기 자극해도 좋다.

⑤ CG 심금경(心金經)

*編著 柳泰佑

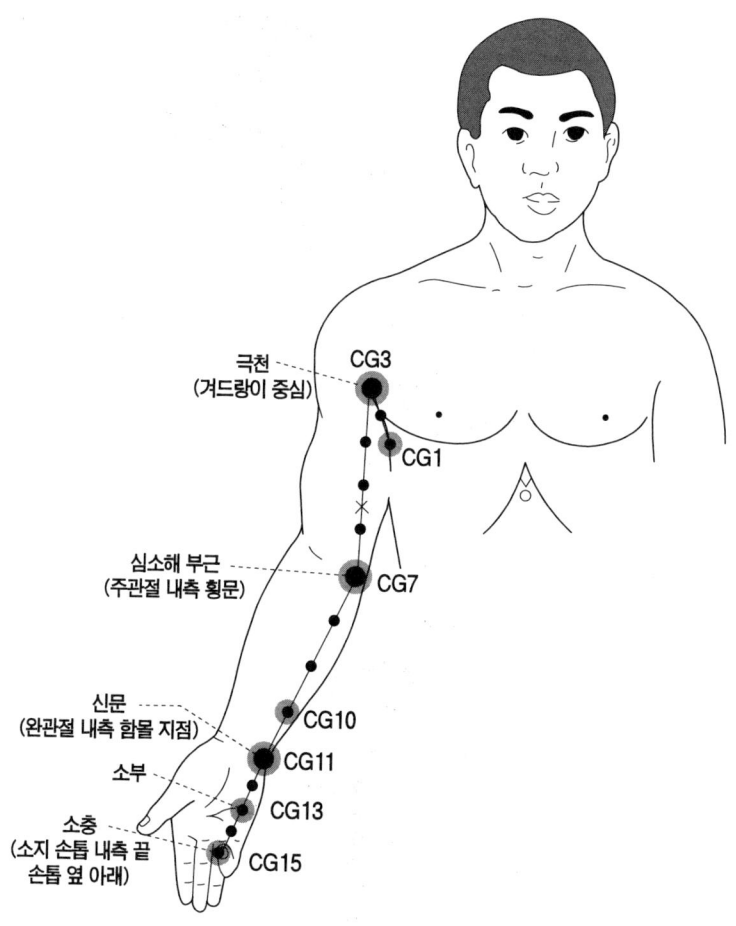

※ CG의 염기 자극 요혈은 ① CG1, ② CG3, ③ CG7, ④ CG10, ⑤ CG11, ⑥ CG13, ⑦ CG15이다.

⑥ CH 소장금경(小腸金經)

*編著 柳泰佑

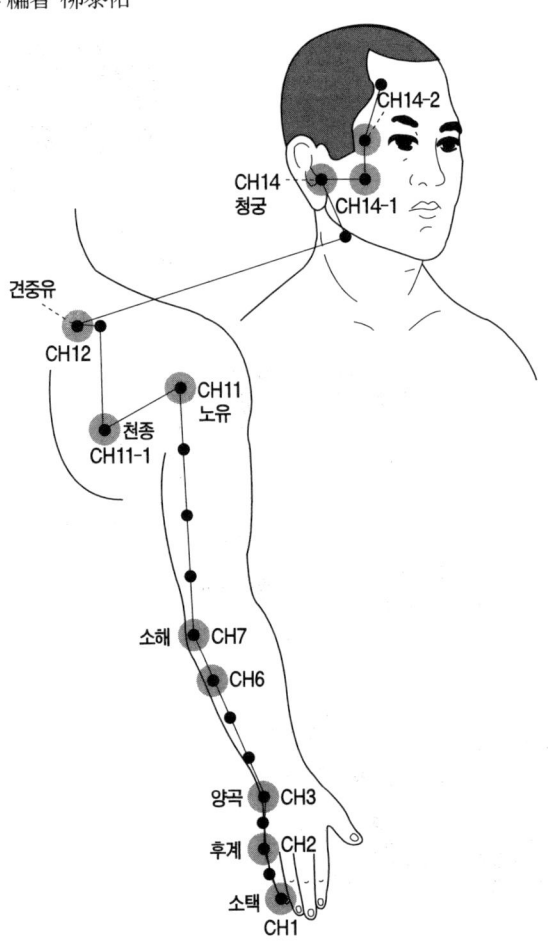

※ CH의 염기 자극 요혈은 ① CH1, ② CH2, ③ CH3, ④ CH6, ⑤ CH7, ⑥ CH11, ⑦ CH11-1, ⑧ CH12, ⑨ CH14, ⑩ CH14-1, ⑪ CH14-2이다.

⑦ CI 방광금경(膀胱金經)

*編著 柳泰佑

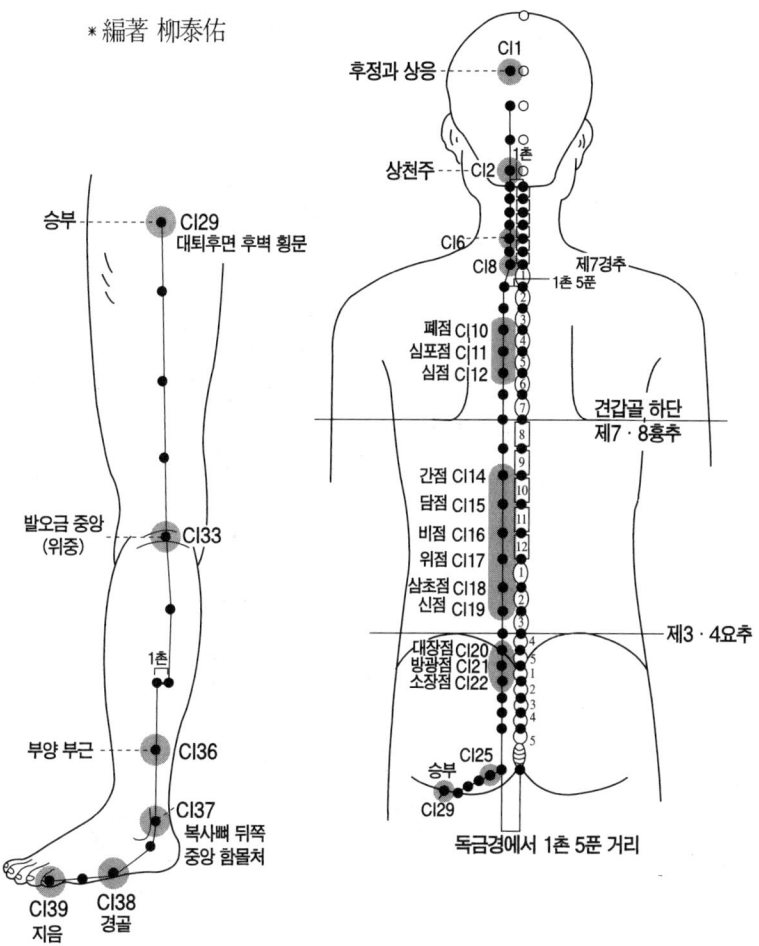

※ CI의 염기 자극 요혈은 ① CI1, ② CI2, ③ CI6, ④ CI8, ⑤ CI10 폐요혈, ⑥ CI11 심포 요혈, ⑦ CI12 심장 요혈, ⑧ CI14 간장 요혈, ⑨ CI15 담낭 요혈, ⑩ CI16 비 요혈, ⑪ CI17 위장 요혈, ⑫ CI18 삼초·부신 요혈, ⑬ CI19 신장 요혈, ⑭ CI20 대장 요혈, ⑮ CI21 방광 요혈, ⑯ CI22 소장 요혈, ⑰ CI25, ⑱ CI29, ⑲ CI33, ⑳ CI36, ㉑ CI37, ㉒ CI38, ㉓ CI39이다.

⑧ CJ 신금경(腎金經)

*編著 柳泰佑

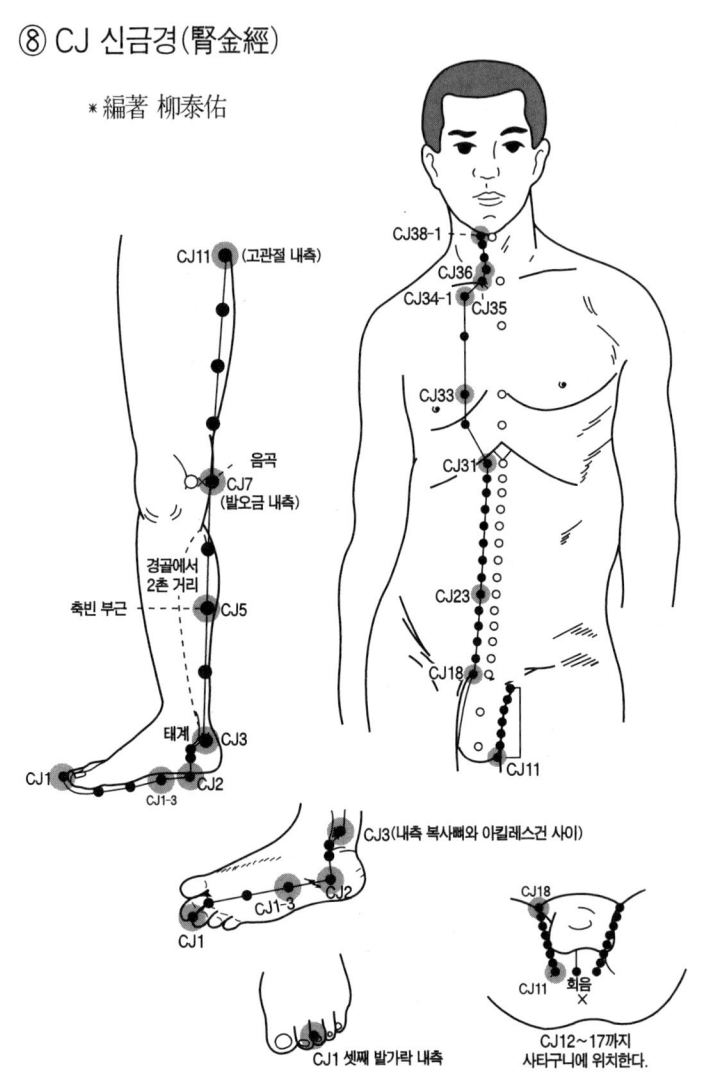

※ CJ의 염기 자극 요혈은 ① CJ1, ② CJ1-3, ③ CJ2, ④ CJ3, ⑤ CJ5, ⑥ CJ7, ⑦ CJ11, ⑧ CJ18, ⑨ CJ23, ⑩ CJ31, ⑪ CJ33, ⑫ CJ34-1, ⑬ CJ36, ⑭ CJ38-1이다.

⑨ CK 심포금경(心包金經)

*編著 柳泰佑

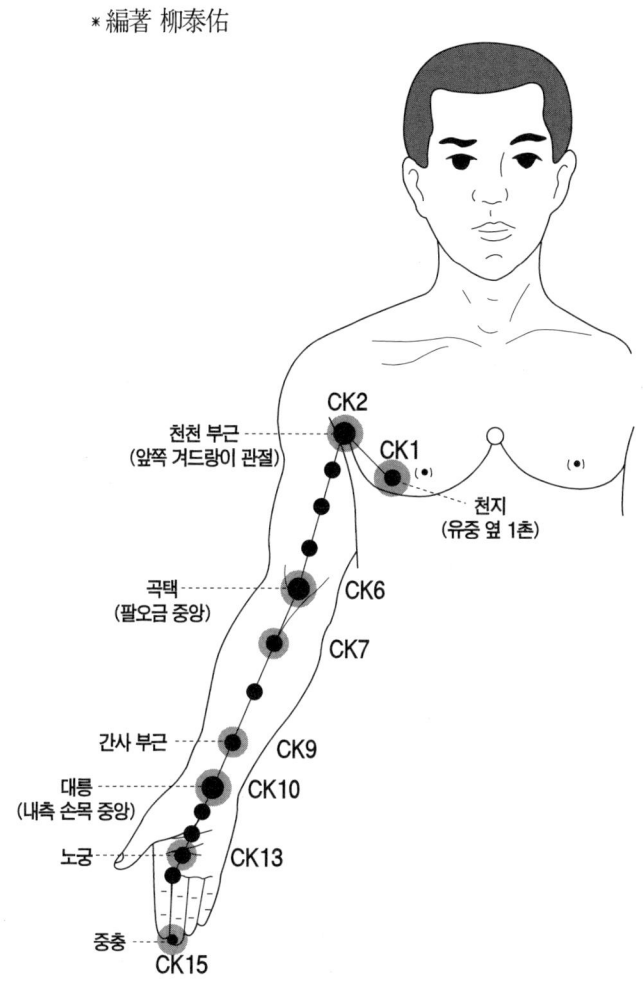

※ CK의 염기 자극 요혈은 ① CK1, ② CK2, ③ CK6, ④ CK7, ⑤ CK9, ⑥ CK10, ⑦ CK13, ⑧ CK15이다.

⑩ CL 삼초금경(三焦金經)

*編著 柳泰佑

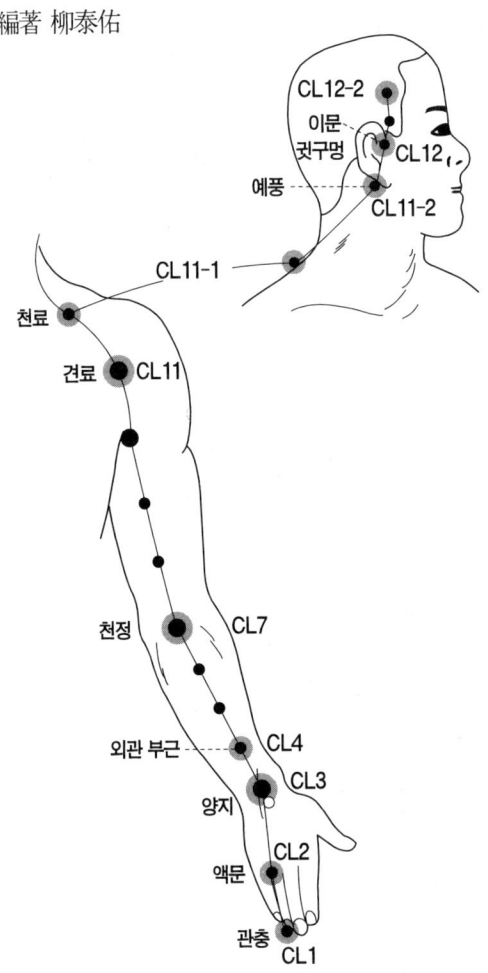

※ CL의 염기 자극 요혈은 ① CL1, ② CL2, ③ CL3, ④ CL4, ⑤ CL7, ⑥ CL11, ⑦ CL11-1, ⑧ CL11-2, ⑨ CL12, ⑩ CL12-2이다.

⑪ CM 담금경(膽金經)

*編著 柳泰佑

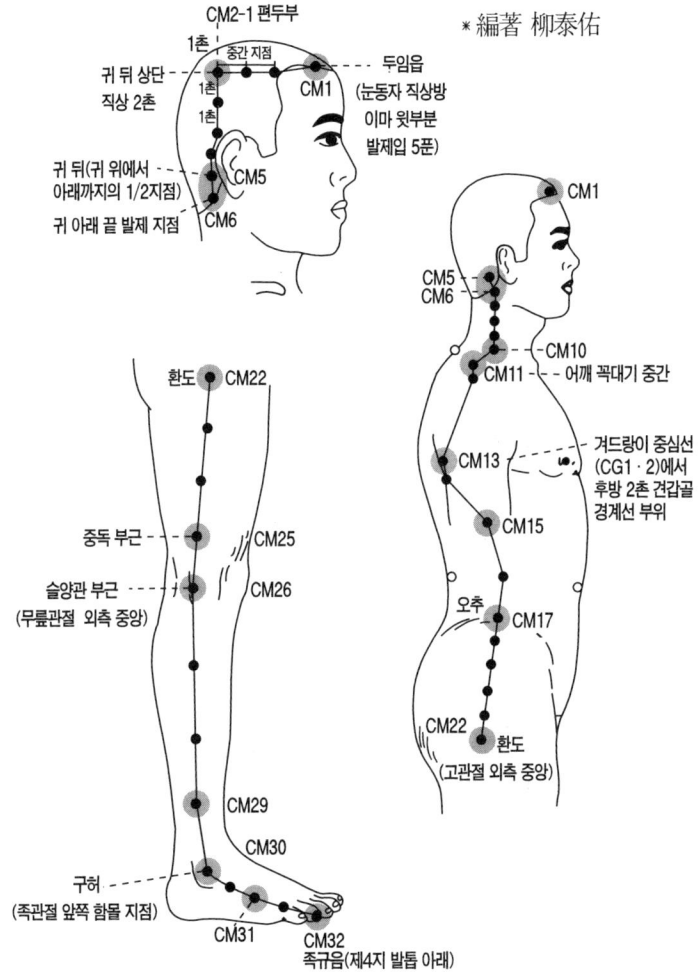

※ CM의 염기 자극 요혈은 ① CM1, ② CM2-1, ③ CM5, ④ CM6, ⑤ CM10, ⑥ CM11, ⑦ CM13, ⑧ CM15, ⑨ CM17, ⑩ CM22, ⑪ CM25, ⑫ CM26, ⑬ CM29, ⑭ CM30, ⑮ CM31, ⑯ CM32이다.

⑫ CN 간금경(肝金經)

*編著 柳泰佑

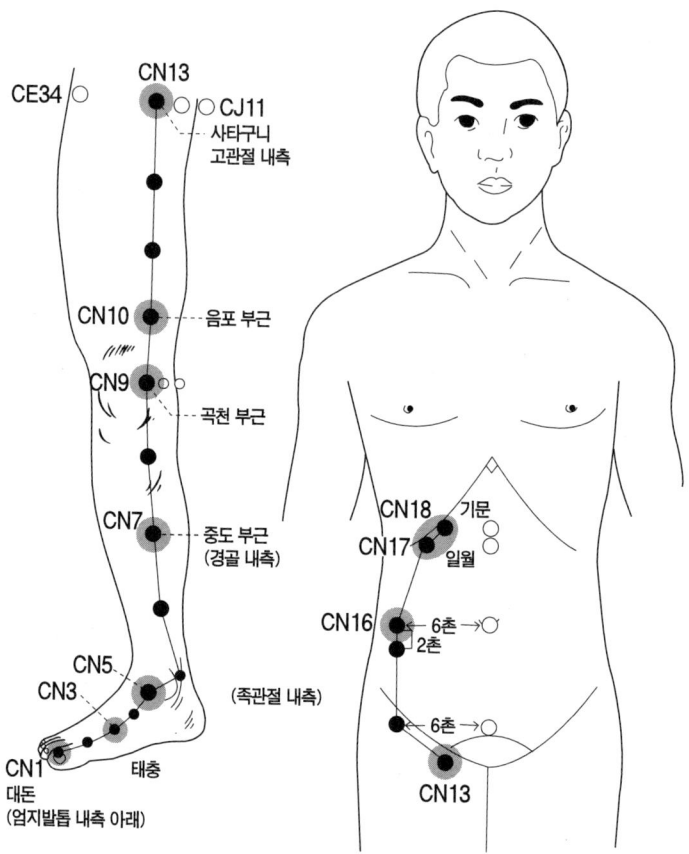

※ CN의 염기 자극 요혈은 ① CN1, ② CN3, ③ CN5, ④ CN7, ⑤ CN9, ⑥ CN10, ⑦ CN13, ⑧ CN16, ⑨ CN17, ⑩ CN18이다.

(3) 금혈의 염기 자극 방법

금혈은 404혈이며, 이 모두 염기 자극을 하려면 404번의 호흡과 많은 시간이 필요하다. 404개 혈을 염기 자극하면 전신의 기능을 활발히 하는 데는 도움이 되나, 개인의 장부 기능 조절을 하는 데는 불필요할 수 있다. 개인의 장부 기능 허승에 따라서 필요한 것만을 염기 자극하는 것이 좋다. 404개 혈보다 앞에서 제시한 요혈들을 먼저 염기 자극한다. 차후에 각자의 운기체형과 건강 상태에 따라서 필요한 금경·금혈만을 염기 자극한다.

404개 금혈의 염기 자극은 시간이 있을 때 장생익수(長生益壽)의 방법으로 사용하고, 건강에 이상이 있을 때는 염기 자극을 준다. 허약체, 전신 쇠약, 노화 방지에 금혈의 염기법(念氣法)이 필요하다.

(4) 장부 허승에 따른 염기 자극법

① 해당 금혈의 염기 자극 — 오생혈의 염기 자극

각자는 장부 허승을 가지고 있다. 각자의 장부 허승은 운기체형을 기본으로 판단한다.

운기체형은 사람의 입태 시와 출생 시의 기후, 병기가 인체에 침입하여 장부 기능을 부조화시킨 상태를 파악한다. 운기체형을 보면 좌우의 장부 허승이 나온다. 그중에서도 가장 심한 곳을 중심으로 결정한다.

운기체형을 보고서 아큐빔 Ⅲ로 기전혈을 측정하면 더욱 구체적이며, 또는 음양맥진법으로 음증과 양증을 결정한다(이 부분은 다른 과정에서 연구한다).

만약에 폐에 질병이 심하면 폐금경에서 중요한 금혈인 오생혈인 CC5·7·9·11·13만 자극해도 되나, CC1을 추가하면 더욱 좋다. 각각 일호흡(一呼吸)씩 하고, 계속 반복한다.

폐허증일 때는 금경의 순서대로 호흡하며, 폐승증이면 역행으로 염기 자극한다.

이와 같은 염기 자극을 주면서 음양맥상을 보면 음양맥상이 조절되는 것을 볼 수가 있다. 음양맥상이 조절된다는 것은 대뇌 혈류가 조절되어서 자율신경이 조절되고 있다는 증거이다.

이와 같은 호흡법은 1주회(1주회란 한 금경의 요혈을 모두 염기 자극하는 것을 말한다)가 아니라 2~5주회를 계속할수록 좋다. 맥상 조절을 통해서 기능을 회복할 수가 있는 것이다.

예를 들어 대장에 질환이 있으면 대장금혈 중에서도 요혈만을 염기 자극한다.

대장금경의 요혈로는 오생혈과 금원혈인 CD1·2·3·5·6·7만 자극해도 좋으나, CD11이나 CE22를 함께 자극하면 더욱 좋다.

여기에서는 대장이 허증이면 대장금경을 보하는 방향을 주회하고, 대장승증이면 대장금경을 제하는 방향을 주회한다.

여기에서 중요한 것은 대장의 허승 구별을 정확히 해야 한다. 각자는 지회장·학술위원의 도움을 받아서 운기체형과 장부 허승을 판단한다. 장부 허승과 금혈을 따라 호흡하면서 염기 자극한다. 의념적으로 자극하되 가급적 근육을 움직일수록 좋다.

삼일체형으로 본다면 양실증·양증인 경우에는 대장제법이나 소장보법을 사용하고, 음증인 경우에는 간제법이나 심제법·신보법을 사용한다.

신실증·양증인 경우에는 소장제법이나 대장보법을 사용하고, 음증이면 신제법이나 심보법을 이용한다.

음실증·양증인 경우에는 방광제법이나 소장보법을 사용하고, 음증이면 비제법이나 신보법을 사용한다. 오생방보다는 우선 금경보제법을 이용한다(삼일체형은 『고려수지침강좌』, 『서금요법강좌』를 참조한다).

(5) 병처·통증처·증상 부위의 염기 자극법

장부 허승을 구별한 다음 염기 자극을 줄 때 금경을 따라서 보제법을 쓰기도 하나, 병처나 환처 또는 증상 부위에 직접 염기 자극을 주면 도움이 된다.

금경이나 금혈은 체표에 있는 것으로 생각되나, 체외에서는 원·근거리에 관계없이 무한대로 자극감수능력이 있으며(염파요법), 체내에서도 자율신경과 호르몬 작용, 병기 제거 작용을 통해서 많은 부위로 자극이 전달된다.

그러므로 병처, 통증 위치, 이상 증상이 있는 곳을 지속적으로 염기 자극을 계속 주어 혈액순환을 촉진시킨다면 건강 회복에 큰 도움이 된다.

통증·염증·발열은 프로스타글란딘의 이상 합성으로 인하여 발생되며, 프로스타글란딘은 혈액순환이 안되기 때문에 이상 합성이 증가되는 것이다. 이때 환부에 혈액순환을 촉진시켜 주면 프로스타글란딘의 이상 합성 증가를 억제한다.

또한 통증은 혈액순환 장애로 인하여 많은 통증물질이 있었기 때문이다. 사람의 혈액 속에는 일정량의 베타엔도르핀이 분비되어 있다. 다만, 혈액순환이 안되어 환부에 베타엔도르핀이 부족하여 통증물질을 제거할 수가 없다. 이때 혈액순환만 조절되면 베타엔도르핀이 환부로 가서 많은 통증물질들을 제거시킬 수가 있다. 수지침 호흡법을 하면서 환부에 염기 자극을 계속적으로 주어야 한다.

예를 들어 요통이 있을 때 수지침 호흡법을 실시하면서 요통 부위를 의식하고 의념적으로 염기 자극을 주면 요통 부위에 혈액순환을 유도해서 요통을 진정시키는 것이다. 요통의 종류와 성질에 따라서 차이는 있으나 요통의 진정에 큰 도움이 된다. 또한 위장 장애가 있으면 수지침 호흡법을 하면서 위장을 의식하고, 소화기능을 촉진하는 염기 자극을 주면 소화 기능을 촉진시킬 수가 있다. 모든 통증부위에 염기 자극을 준다(염증부위의 염기 자극은 주의한다).

(6) 상대 금혈의 염기 자극(念氣刺戟)

수지침 호흡법을 하면서 모든 생각을 중지하고, 무아·무념의 상태에서 오직 질병과 장부 허승을 생각하고 또는 보제와 처방을 생각하면서 금혈처에 정신을 집중시킨다. 이때 염기 자극은 서금요법의 기맥혈에 자극을 주어도 좋으나 금경의 금혈에 자극을 주는 것이 더욱더 자극반응이 우수하다.

그러므로 수지침 호흡법의 염기 자극은 가급적 금경 금혈에 자극을 하도록 한다. 금경 금혈에 염기 자극함에 있어서 금혈은 정확하게 정할수록 효과반응이 분명하고 확실하다. 금혈은 해당 장부 질환을 조절하는 반응이 탁월하다. 질병이 있는 장부를 정확히 구분하고 정확한 금경과 금혈을 선정하여 염기 자극을 해야 한다.

　장부 허승의 구별이 잘못되면 금경의 선정이 틀리게 되므로 효과를 기대하기보다 질병을 악화시킬 수 있음을 알아야 한다. 또한 금경은 상대 장부끼리는 확실하게 작용을 하고 있다.

　여기에서 상대(相對)라는 말은 일반 동양철학에서 말하는 음양이며, 동양의학에서 말하는 음양 장부 관계이다. 동양의학에서의 음양 장부는 판단을 잘못하고 있다. 음양 장부를 동일시하는 것은 건강할 때만 적용해야 하며, 질병이 들었을 때는 음양의 부조화 상태가 되므로 - 자율신경의 작용과 같이 반대로 판단을 해야 한다.

　즉, 음양 장부 배당을 보면 간(肝)과 담(膽), 심(心)과 소장(小腸), 비(脾)와 위(胃), 폐(肺)와 대장(大腸), 신(腎)과 방광(膀胱)을 배당시키고, 간과 담이 동시에 허하거나 승하고, 심과 소장이 동시에 허하거나 승하다고 판단하고, 폐와 대장이 동시에 허하거나 승하다고 판단하고, 신과 방광이 동시에 허하거나 승하다고 판단하거나, 비와 위가 동시에 승(勝)하고 허약한 것으로 판단하는 것은 잘못된 것이다. 비허(脾虛)이면 위승(胃勝)이고, 위허(胃虛)이면 비승(脾勝)인 것이다. 다른 것도 마찬가지이다. 현재 소위 동양의학에서는 동일시하기 때문에 문제가 있다.

　그래서 서금요법에서는 음양이라는 용어 대신 상대라는 용어를 선택하였다.

　상대 관계는 건강에 이상이 생기면 즉시 서로간 반대 작용이 나타난다. 그러므로 정확하게는 보제법을 사용하여야 하나, 보제법은 다음 단계에서 소개하고, 상대 장부 금혈을 함께 자극하는 방법을 소개한다.

4. 상대 장부론(相對臟腑論)

간대담(肝對膽), 심대소장(心對小腸), 심포대삼초(心包對三焦), 비대위(脾對胃), 폐대대장(肺對大腸), 신대방광(腎對膀胱)의 관계이다.

따라서 상대 장부의 건강에 이상이 생기면 하나의 금경 금혈만 선택하는 것보다는 상대 관계의 금혈을 함께 염기 자극하는 것이 더욱 효과적이기 때문이다.

여기에서 요혈은 여러 가지가 있으나 그중에서 금원혈(金原穴)이나 금합혈(金合穴) 또는 금기혈(金氣穴)을 자극한다. 금기혈의 별명이 금의혈(金醫穴)이다. 금기혈이란 명칭이 좋지 않기 때문이다. 또는 금모혈(金募穴)을 이용하는 것도 좋다.

① 금원혈

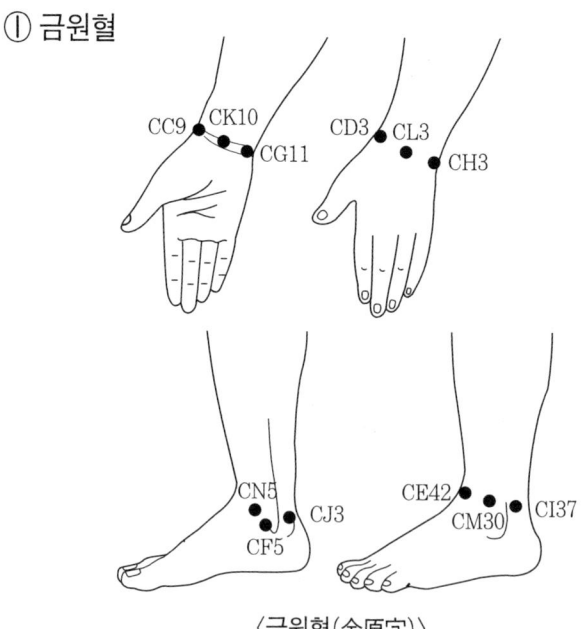

〈금원혈(金原穴)〉

② 금합혈

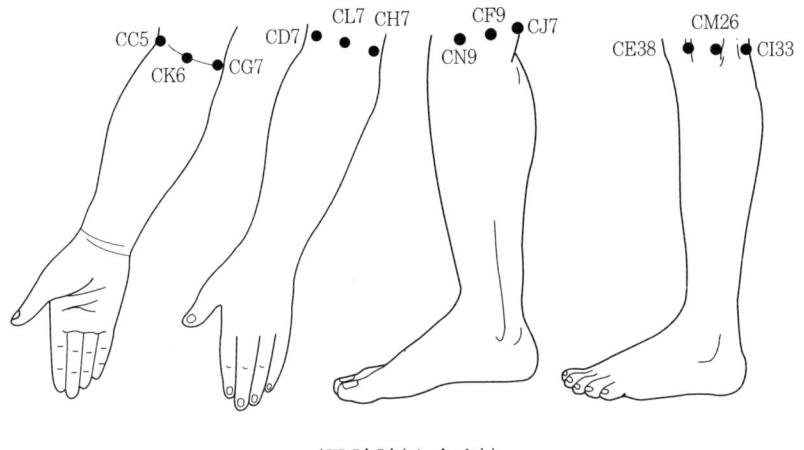

〈금합혈(金合穴)〉

③ 금의혈

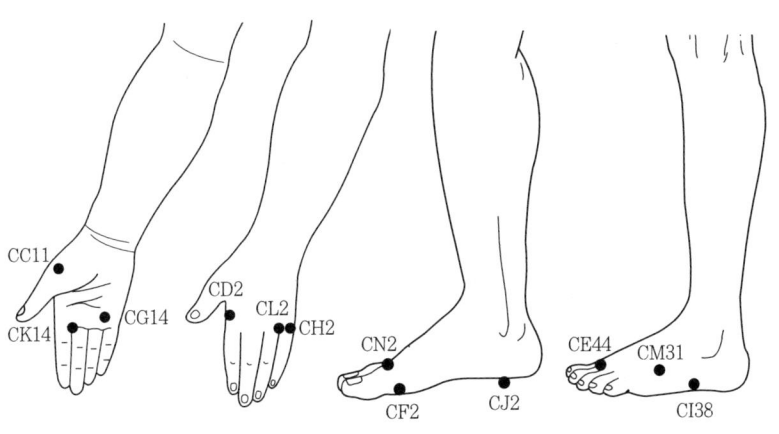

〈금의혈(金醫穴)〉

④ 금모혈

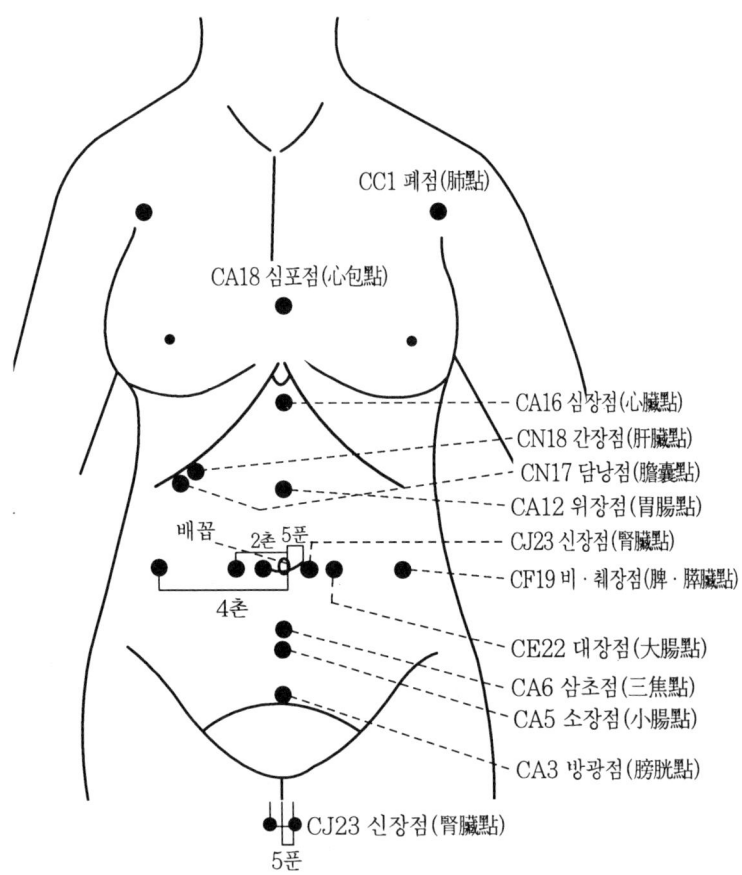

※ 복부의 모혈은 서금요법에서 다시 정했다.
　CF19 비·췌장점, CJ23 신장점, CA3 방광점을 정하여
　금모혈(金募穴)이라 한다.

〈금모혈(金募穴)〉

(1) 간장과 담낭의 건강에 이상이 있을 때

① 만성일 때 CM30, CN5

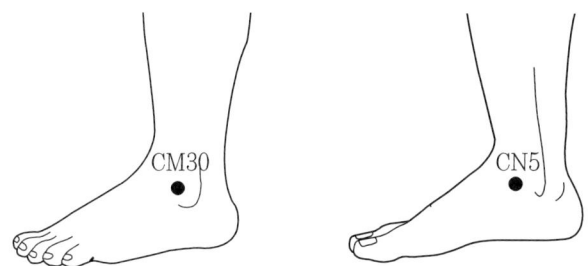

② 고질적일 때 CM26, CN9

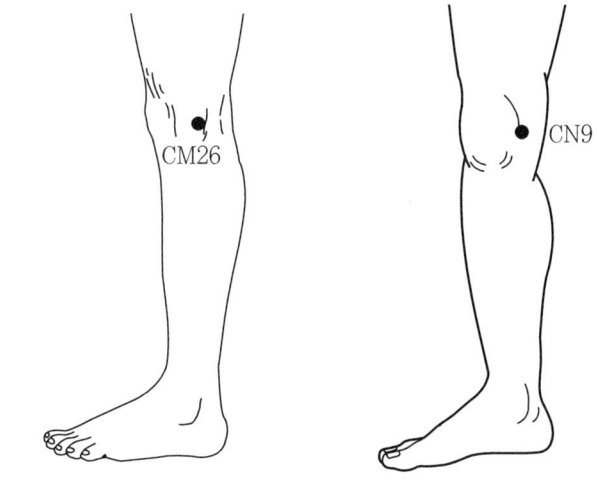

③ 준급성·급성일 때 CM31, CN3

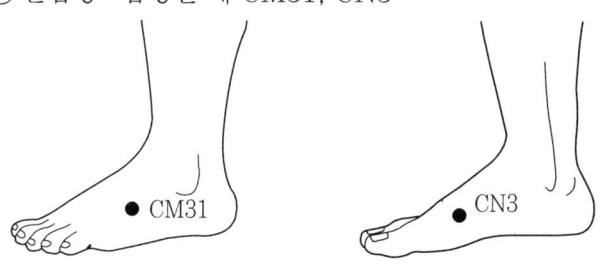

(2) 심장과 소장의 건강에 이상이 있을 때

① 급성·아급성일 때 CG13, CH2

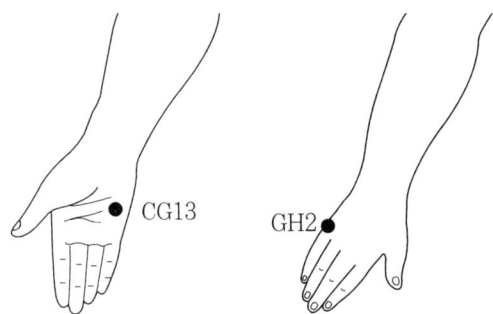

② 만성일 때 CG11, CH3

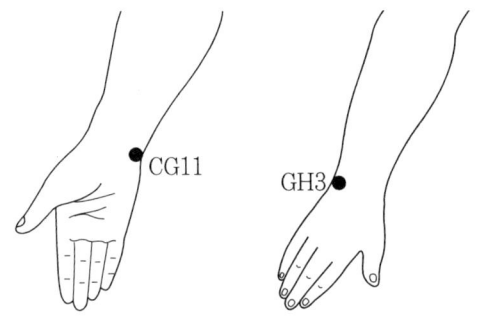

③ 고질적일 때 CG7, CH7

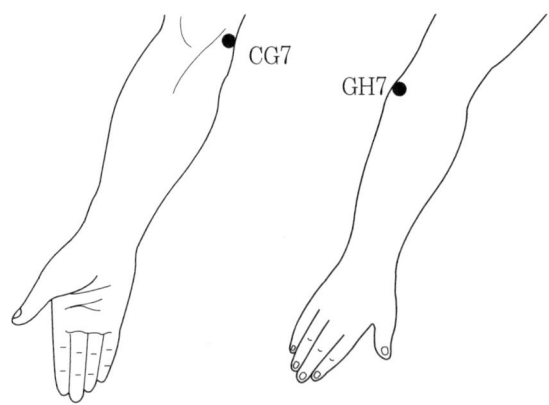

(3) 심포와 삼초의 건강에 이상이 있을 때

① 급성·준급성일 때 CK13, CL2

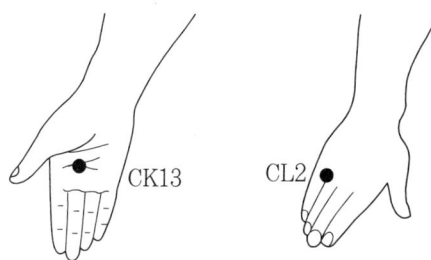

② 만성일 때 CK10, CL3

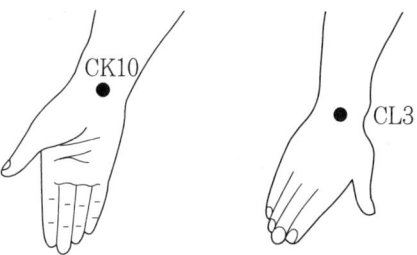

③ 고질적인 질환일 때 CK6, CL7

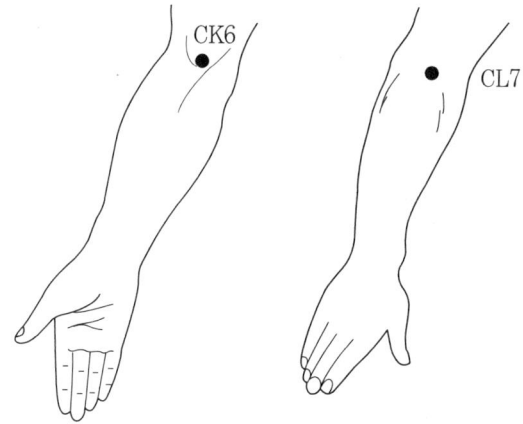

(4) 비(췌장)와 위장의 건강에 이상이 있을 때

① 급성·준급성일 때 CF3, CE44

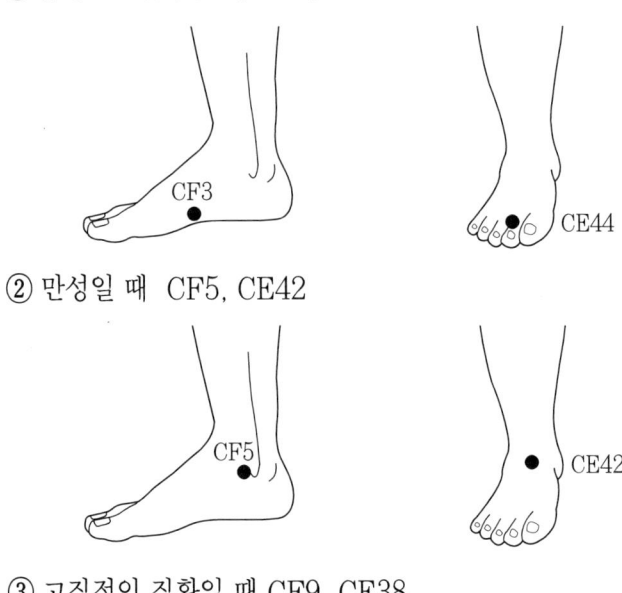

② 만성일 때 CF5, CE42

③ 고질적인 질환일 때 CF9, CE38

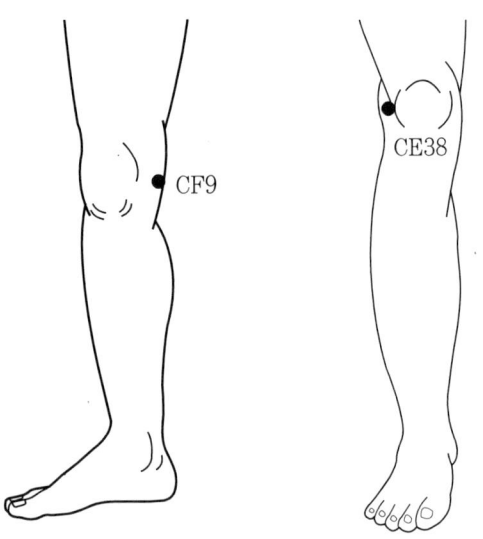

(5) 폐와 대장의 건강에 이상이 있을 때

① 급성·준급성일 때 CC11, CD2

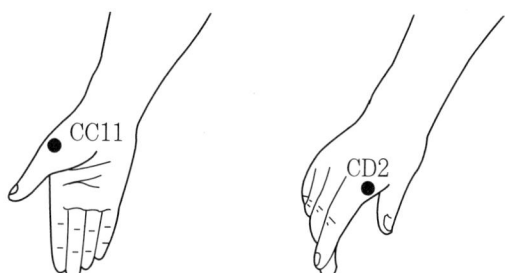

② 만성일 때 CC9, CD3

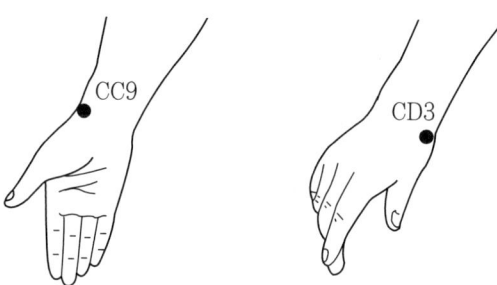

③ 고질적인 질환일 때 CC5, CD7

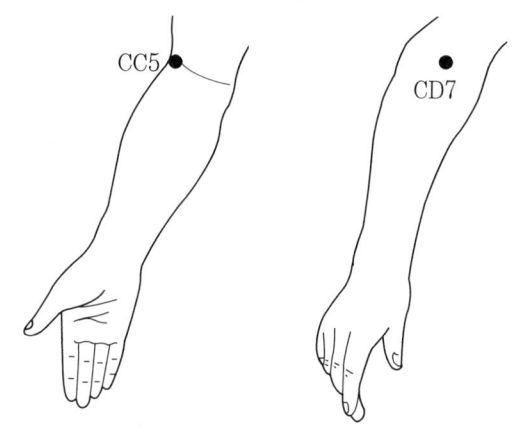

(6) 신장과 방광의 건강에 이상이 있을 때

① 급성 · 준급성일 때 CJ2, CI38

② 만성일 때 CJ3, CI37

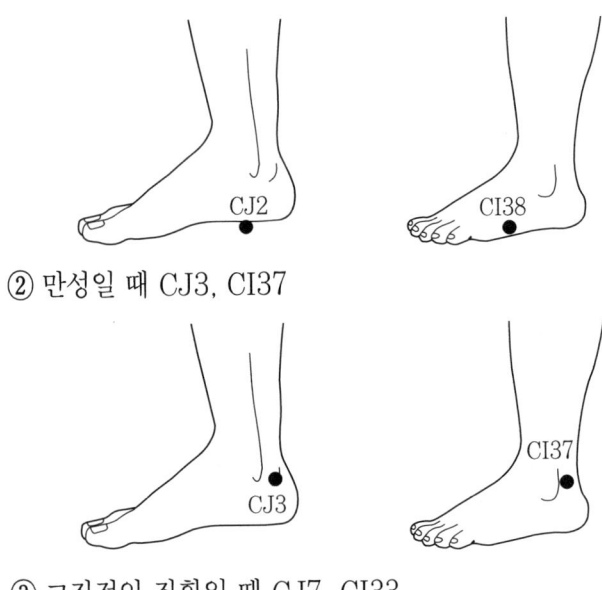

③ 고질적인 질환일 때 CJ7, CI33

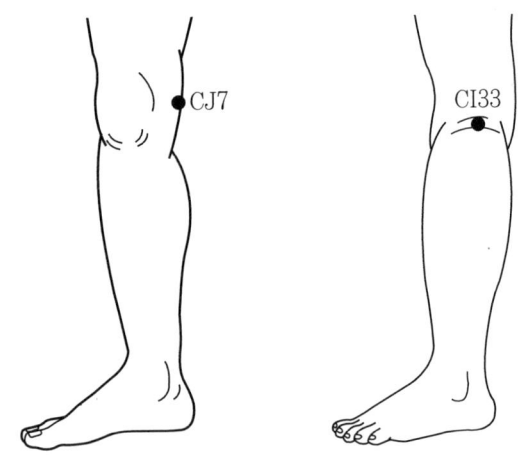

이외에도 여러 가지 치방을 응용할 수가 있다.

5. 염기(念氣) 자극의 효과성을 높이기 위한 방법

　수지침 호흡을 하면서 의념적으로 특정 금혈에 염기 자극을 주면 음양맥상이 조절된다. 이 과정에서 의념의 염기를 금혈에 집중한다. 초보자의 경우는 큰 느낌이나 반응을 얻기가 힘들다. 그러나 자주 반복하면 염기 자극의 효과를 얻을 수가 있다.
　이때 염기 자극의 효과성을 높이기 위해서는 수지침 호흡을 하면서 자신의 손가락을 금혈의 위치에 가볍게 접촉하며 염기 자극을 실시하는 것이다.
　예를 들어 좌 대장의 건강 상태가 나쁘거나, 만성일 때는 좌 CD3에 우수의 제2지나 제3지의 손가락 끝으로 접촉하고서 수지침 호흡을 실시하는 것이다. 그러면 염기의 느낌도 좋고, 또한 맥 조절반응도 탁월하다.
　좌 CD3에서 몇 차례의 호흡을 하고, 다시 좌 CC9에 손가락을 접촉하고 수지침 호흡을 한다. 또는 CD3과 CC9를 동시에 손가락을 대고서 염기 자극을 주어도 좋다.

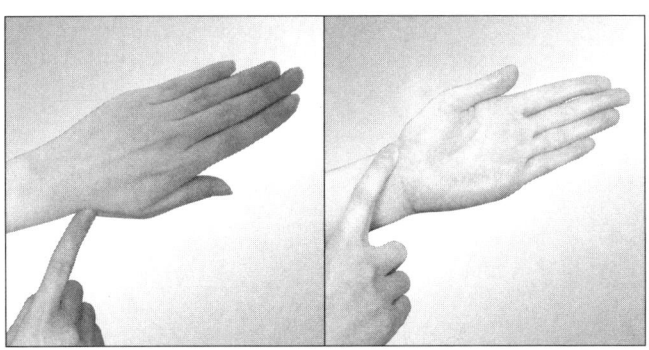

〈금추봉으로 CD3과 CC9에 자극하는 모습〉

두 손가락으로 동시에 자극을 줄 수 있으면 함께 자극하는 것이 좋으나, 가급적 한 곳씩 염기 자극을 줄 때 효과반응이 강력하다. 좌우의 반응이 다르므로 좌우는 치방이 같을 수도 있고, 다를 수도 있다.

그리고 자세는 가급적 편안한 자세를 취하고 염기 자극을 하는 것이 좋다. 심·소장의 건강이 나쁘다면 CG11, CH3을 동시에 두 손가락으로 접촉하고서 자극을 준다. 상지에서는 두 손가락을 동시에 자극하는 것이 좋으나, 하지의 경우는 조금 차이가 있다.

6. 기구를 이용한 염기(念氣) 자극법

자신의 손가락을 금혈에 접촉하고 염기 자극만을 주어도 음양맥상 조절반응이 나타난다. 그러나 더욱 좋은 방법은 서금요법의 금경술 기구들을 이용하면 더더욱 반응이 좋다. 금경술이나 서금요법의 기구들만으로도 효과반응이 우수하므로 각 기구로 자극을 주면서 염기 자극을 주면 효과반응이 더욱더 좋다.

(1) 금추봉의 자극

금추봉의 효과금속은 금혈에 접촉만 해도 자극반응이 우수하나, 이때 염기 자극을 주면 더더욱 효과적이다. 처방이나 보제 원칙은 위의 처방을 이용한다.

금추봉을 금혈에 접촉하고 염기 자극을 주면서 수지침 호흡을 하면 효과반응은 더더욱 우수하다.

예를 들어 대장승일 때 CD3에 금추봉 1호나 다수 돌기를 가볍게 대고서 수지침 호흡을 하면서 염기 자극을 하는 것이다. 한결 우수한 반응이 나타난다. 다시 CC9에 금추봉을 접촉하고서

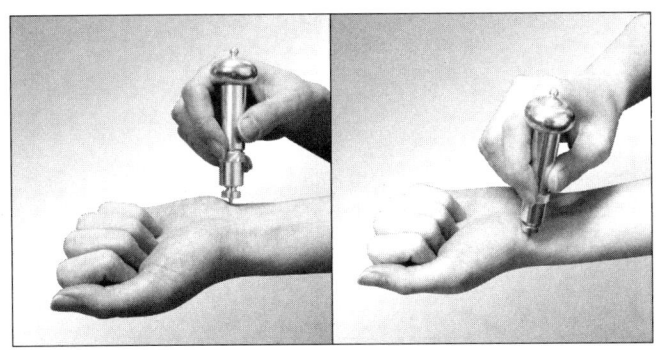

〈금추봉으로 CD3과 CC9에 자극하는 모습〉

수지침 호흡을 하면서 염기 자극을 준다.

일반 금속 기구를 사용할 때는 모두 주의한다. 일반 금속 기구들은 유해 중금속이므로 피부에 닿는 순간 맥상이 악화되기 때문이다. 스테인리스·동철(銅鐵)·알루미늄·양은 등도 유해 중금속으로 음양맥상 악화반응이 심각한 정도이다.

또 위승·비허일 때는 금추봉으로 CF5나 CE42에 접촉하고 수지침 호흡을 한다. 금추봉은 한 개씩만 접촉하고 염기 자극을 한다. 손에서는 금추봉 1개만 가지고 자극을 주나, 하지는 양손으로 금추봉을 잡고 접촉할 수가 있으므로 2개를 가지고 자극한다. 금추봉의 효과와 염기 효과가 어우러져 더 큰 반응이 나타난다. 금추봉을 아프게 꼭 누르는 방법이 아니다.

순금침봉은 끝이 뾰족하여 날카로우면 대뇌가 긴장하여 좋은 호르몬이 분비되지 않을 수 있다. 압진봉보다도 금추봉의 반응이 가장 우수하다.

(2) 은추봉의 자극

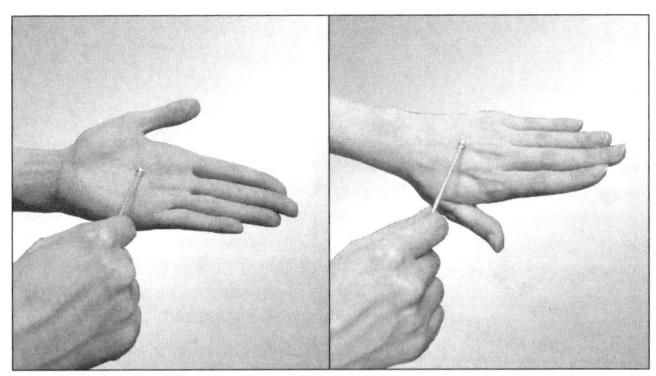

〈은추봉으로 자극하는 모습〉

금추봉은 유색 금속으로 만들며, 피부 접촉 시 맥상이 조절되는 특수 금속으로 합금하여 만든 기구이다. 그러나 일반 동·백동·스테인리스·철 등은 모두 유해 중금속으로 피부 자극반응이 없거나 악화된다(대개가 교감신경 긴장반응이 나타난다).

   금추봉은 황동에 특수 금속을 합금하였으므로 맥 조절반응이 나타난다. 금추봉보다 더욱 좋은 기구가 은추봉이다.

   은추봉은 금봉 은색(은봉)의 재질로 만든 것으로 매우 반응이 좋다. 보통 순은은 알레르기 반응이 나타나고, 음양맥상을 악화시키고 있고, 일반 은합금도 알레르기 반응이 나타나거나, 음양맥상을 악화시킨다.

   은봉의 재질은 순은 90% 이상과 특수 금속을 특수 공법으로 만든 것으로, 열전도가 높고, 금속 이온화 경향 효과가 제일 우수하여 대뇌에서도 반응이 우수하다. 이러한 은봉 재질로 염기 자극을 주기 위해서 별도로 제작하여 금추봉처럼 사용하는 것이다.

   은추봉을 피부에 접촉하면 금추봉보다 자극반응이 우수하다. 은추봉을 2개씩 잡고서 자극을 준다. 상지에서는 한 손에 1개 또는 2개를 잡고서 염기 자극을 주고, 하지에서는 양손에 1~2개를 잡고서 염기 자극을 준다.

   은추봉으로 염기 자극을 줄 때는 옷 위에 접촉을 하여도 효과반응이 우수하다(가급적 얇은 옷 위에 접촉한다). 한 곳에 접촉하고 1~2번 이상 수지침 호흡을 실시한다. 염기 자극도 한 장부씩, 질병이나 건강을 생각하고, 가급적 적은 요혈을 자극해야 효과반응이 좋다.

(3) 요혈에 금봉을 부착시키는 방법

요혈에 금봉을 붙여도 효과가 우수하고 염기 자극을 주어도 효과가 있으나, 염기 자극을 준 다음에 효과성을 유지하기 위하여 금봉을 붙여 준다. 또는 금봉을 붙인 다음에 염기 자극을 주면 더더욱 효과반응이 좋다.

금봉을 붙인 다음에 염기 자극을 줄 때는 너무 꼭 누르지 말고 접촉하는 것만으로도 의념 집중, 기(氣) 자극반응이 우수하다. 통증이 심한 경우는 금봉을 꼭 누르면서 수지침 호흡 후 염기 자극을 주면 좋다.

금봉을 사용할 때 증상이 가벼우면 소형 금봉을 사용하고, 건강 상태가 크게 악화되면 중형이나 대형 금봉을 사용한다.

테이프는 피부 알레르기 반응이 적은 테이프를 선택하며, 반드시 좁게 절단해서 사용한다. 테이프는 3~5시간 후에 바꾸거나 위치를 바꿔서 피부 알레르기를 예방하도록 한다. 테이프를 열십자(十字)로 붙여서 쉽게 떨어지지 않게 30~60분 정도만 붙였다가 떼도록 한다.

금혈을 정확히 취해서 금봉을 붙일수록 정확한 반응이 나타난다.

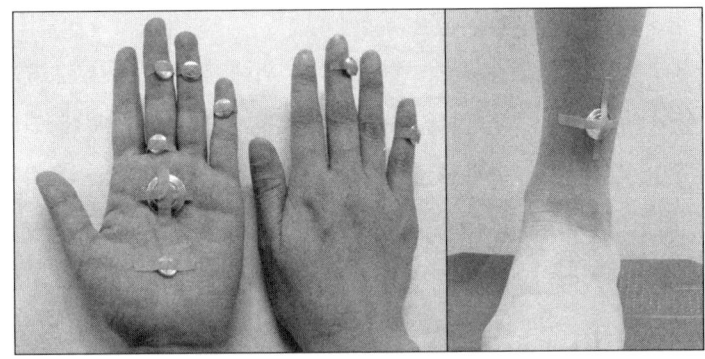

〈손과 다리에 금봉을 붙인 모습〉

제7장 염기법(念氣法)의 처방

*수지침 호흡, 오음 호흡, 금경 호흡법을 실시하면서 반드시 은추봉을 사용할 때 더욱 좋다.

　수지침 호흡을 하면서 정신을 집중하고 무념·무아의 상태에서 염기 자극을 주어야 한다. 정신 집중과 무념·무아의 상태가 되려면 보통 10~30분 정도는 되어야 한다.
　급한 경우라도 최소한 3분 이상 수지침 호흡을 하고 그런 다음에 염기(念氣) 자극을 주되, 한 위치의 처방마다 1~2호흡씩 자극을 주어야 한다. 너무 급하게 한꺼번에 여러 금혈을 자극하면 염기가 분산되어 효과반응이 다소 늦게 나타날 수도 있다.
　또한 모든 질병은 교감신경의 긴장이나 항진 상태에서 발생하므로 교감신경을 조속히 저하·억제시키는 방법은 수지침 호흡을 하면서 편안히 쉬는 안정 상태가 좋다.
　이러한 상태에서 염기 자극을 주어야 효과반응이 크다. 교감신경의 긴장이나 항진반응도 병처에서 나타나므로 단순한 휴식과 안정만으로도 교감신경을 저하시키기는 하나, 가장 중요한 병처의 교감신경 저하는 어렵다. 이때 염기 자극을 주어야 병처와 교감신경의 저하·억제가 가능한 것이다.
　이때도 교감신경이 제일 긴장된 위치, 질병의 위치에 염기 자극을 주어야 교감신경을 저하시킬 수가 있다. 염기 자극은 서금요법 처방을 따라서 자극하여도 효과반응이 우수하다.

1. 소화기 질환

(1) 급성 체증, 소화불량일 때

수지침 호흡을 하고 안정된 다음에 염기 자극한다. 먼저 CE45에 염기 자극한 후에 CE38에 염기 자극을 한다. CE45를 손끝으로 접촉이 안될 때는 은추봉이나 금추봉으로 접촉한다.

만약 은추봉이 없는 경우는 CE42를 자극하거나 또는 CE38을 자극한다. 그런 다음 좌수 중지로 CA16, 우수 중지로 CA12를 염기 자극한다. 또 CA10·14를 자극하거나 CA6·8을 좌우 중지로 염기 자극을 하면 급성 체증이라도 속히 안정이 된다. 또는 기맥 요혈에 염기 자극해도 반응이 좋다.

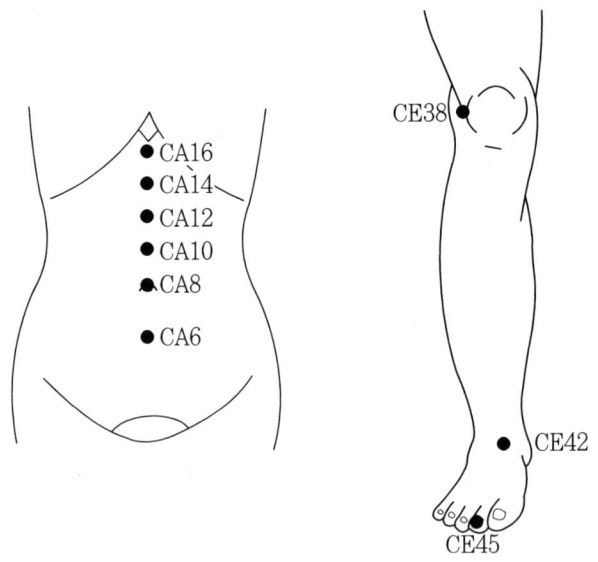

(2) 만성 소화불량

만성 소화불량이나 만성 위장병이 있을 때 다음의 금혈을 염기 자극한다. 한 위치마다 좌우 중지로 자극한다. CA6·8·10·12·16과 CE37~39, 좌 CD3, 우 CH3을 염기 자극한다. 각 금혈에 1회씩 자극한다.

자극반응을 높이기 위하여 염기 자극 후에 금봉 소형이나 중형을 붙여 주면 좋다. 음식을 먹은 후나 항상 소화불량을 느낄 때에도 수시로 자극하면 좋다. 오심·구토·가스·헛배 부름·담음 질환 제거에도 좋다. 또는 기맥 요혈에 염기 자극해도 반응이 좋다.

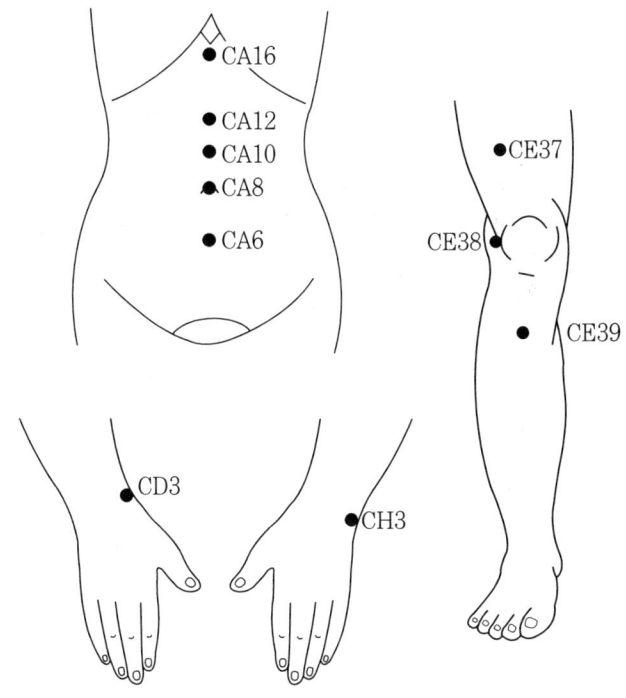

(3) 만성 위장 질환

만성 위장 질환이라고 하면 만성 위염·위산과다·위산과소·위궤양·위하수·위무력증을 말한다. 이들 질환은 위장 질환만이 아니라 대장과 소장, 삼초와도 관련이 있으므로 요혈을 같이 이용한다.

CA6·8·10·12·14·16과 CE22·39, CD3, CH3, CL3을 염기 자극한다. 한 금혈마다 1호흡씩 염기 자극하기를 10~30분간 반복한다. 더욱더 효과를 유지시키기 위해서 금봉을 붙여 주면 더욱 좋고, 특제 기마크봉을 부착시켜도 좋다.

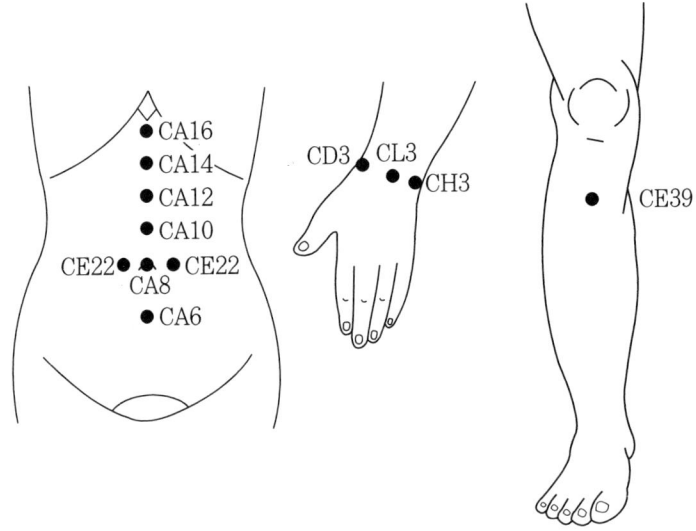

(4) 구내염

구내의 질환은 위장에 있는 교감신경의 긴장과 항진반응으로 염증이 생긴 경우로 혀의 염증, 입안병의 염증·치은염으로 나눈다.

염증 질환은 F-2 치방을 사용하고, CE3·4를 염기 자극하고, 이어서 CE38과 CE44를 자극한다.

위장 질환이므로 CA12·16을 염기 자극한다. F-2 치방은 해열치방으로서 CI38과 CH6이다.

구내염은 대개 과로나 비타민 부족에서 나타나므로 휴식과 영양 보충이 필요하다.

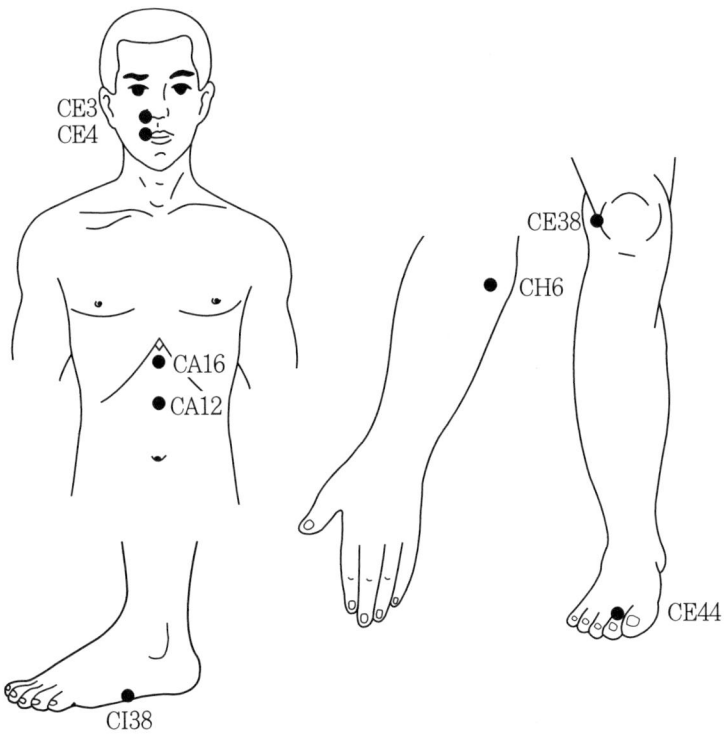

(5) 입안에서 침이 잘 나오지 않을 때

교감신경이 과민하면 입안의 침샘에서 침이 잘 분비되지 않는다. 입안과 위장의 교감신경을 억제·저하시켜야 한다. 침샘에서 침이 분비되지 않을수록 안정과 수지침 호흡이 필요하다.

CA10·12, CE6·39, CD6을 염기 자극하고, 입안에서 혀를 움직이도록 한다. 또는 CE8·CI2를 함께 자극한다.

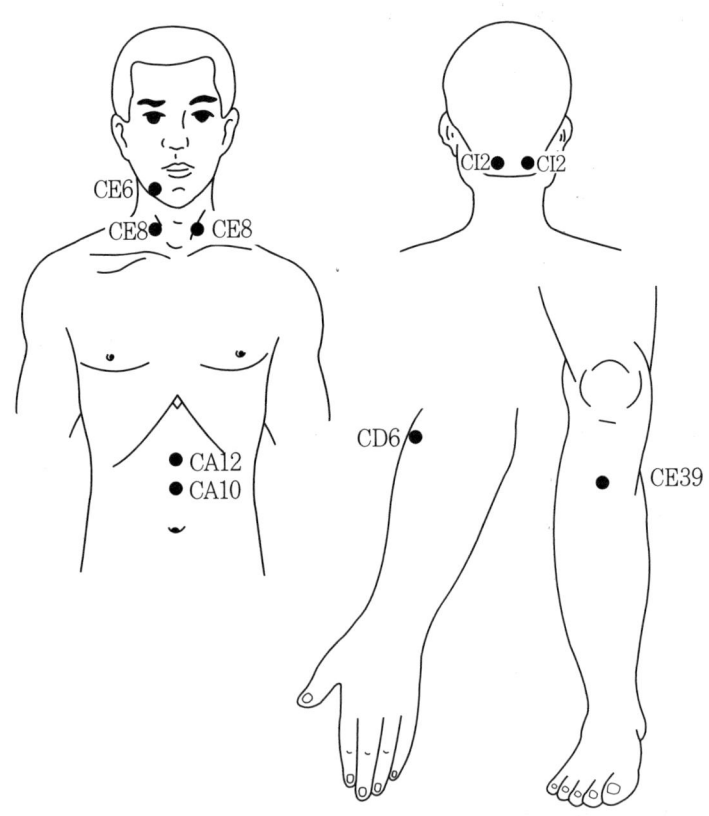

(6) 발열·고열·염증을 해소하는 치방

신체가 차지거나 영양이 부족하거나 운동이 부족하면 질병 물질인 프로스타글란딘의 이상 합성 증가로 인하여 각종 염증·발열·통증들이 나타난다. 이들 질환은 감기·몸살과 모든 질병의 원인이 되며, 노화의 원인이 되고 피부 노화의 원인도 된다.

그러므로 신체를 항상 따뜻하게 정상 체온을 유지시켜야 하고 적당한 운동과 영양을 섭취하여야 한다.

일단 프로스타글란딘의 이상 합성 증가로 인하여 질병이 발생하면 다음의 방법을 이용하면 전신의 체온 조절과 영양 공급을 통해서 프로스타글란딘의 이상 합성을 억제할 수 있으나, 이 위치에 기마크봉이나 금봉을 붙여 주어도 좋다.

먼저 수지침 호흡을 5~10분 정도한 다음 CI38과 CH6을 염기 자극한다. CA19와 CB18도 함께 자극한다. CB18을 자극하기 곤란하면 기마크 목걸이를 CB18에 올려놓고 염기 자극한다.

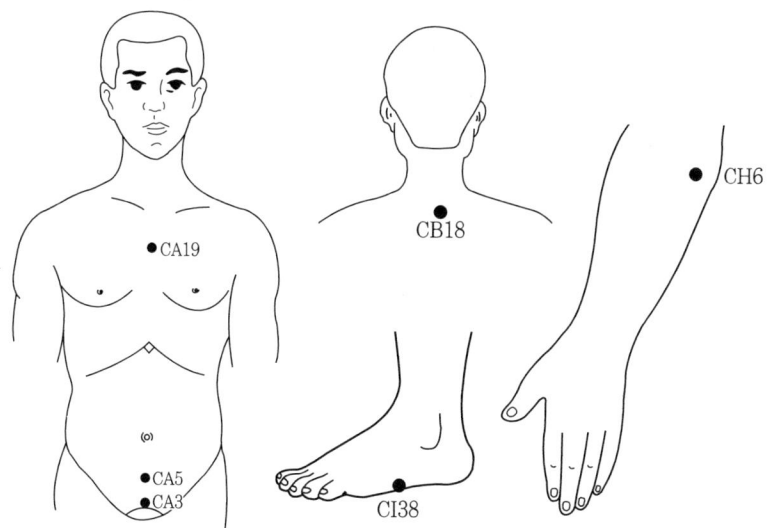

교감신경을 저하시키기 위해서는 CA3·5를 염기 자극을 한다. 한 위치마다 수지침 호흡을 실시한다. 그러면 해열 진통과 항염반응이 나타난다.

(7) 쇼크·인사불성 회복법

사람은 원기가 허약한 상태에서 심한 스트레스나 충격을 받으면 쇼크를 일으켜 정신이 혼미해지게 된다. 이때는 일종의 뇌빈혈 상태를 일으킨 것이므로 손발이 차진다.

대뇌의 혈액순환을 시켜야 하고 폐 호흡을 왕성하게 하여 대뇌에 산소 공급을 원활히 해야 한다.

대뇌 혈류 조절을 위해서 CE8·CI2를 염기 자극하고, 폐 기

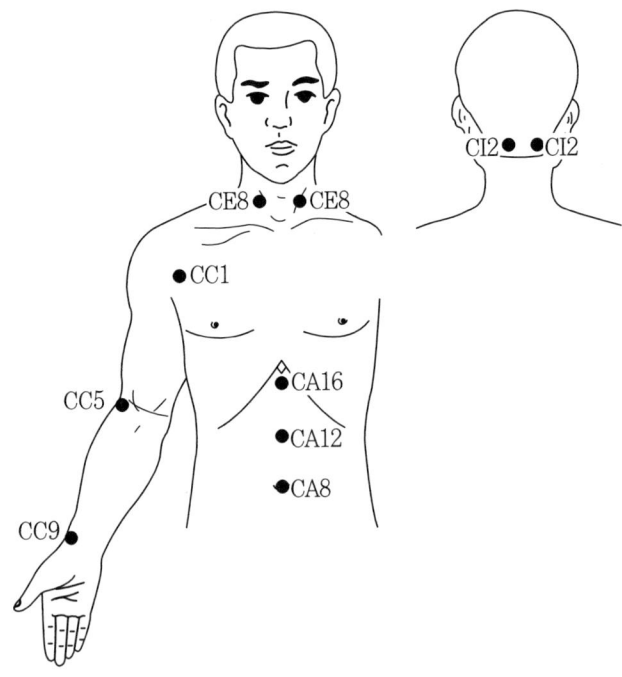

능을 왕성하게 하기 위해 CC1·5·9를 염기 자극한다. 이때는 혼자 호흡을 하면서 스스로 자극을 주어야 하나, 만약 스스로 할 수 없는 경우는 반드시 금추봉 2개를 가지고 염기 자극을 준다. 금추봉이 없으면 금봉을 금혈에 대고서 염기 자극을 한다. 그리고 교감신경의 긴장을 완화시키기 위해서 CA8·12·16을 염기 자극한다.

쇼크 증상이 있을 때는 속히 따뜻한 곳에 눕히고, 신체를 따뜻하게 하고 안정과 휴식을 취한다. 환자 스스로 염기 자극을 할 수 없으면 타인이 염기 자극할 때는 금추봉이나 금봉을 대고서 가벼운 압박자극을 준다.

인사불성 당시에 손발이 따뜻한 경우는 위와 같이 자극하면서 손끝과 발끝 혈을 염기 자극한다.

(8) 감기의 퇴치법

① 코감기

감기는 과로와 영양 부족과 신체를 차게 하고 스트레스 때문에 생기므로 항상 감기 예방을 위해서는 과로를 줄이고 충분한 영양 섭취와 신체를 따뜻하게 하고 스트레스를 없애야 한다.

일단 감기에 걸렸어도 위와 같은 관리는 필요하다. 감기에 걸렸을 때 아스피린을 복용하는 것도 좋고, 독감 예방주사를 맞아도 좋으나 일상생활에서 주의하지 않으면 언제든지 발생할 수가 있다.

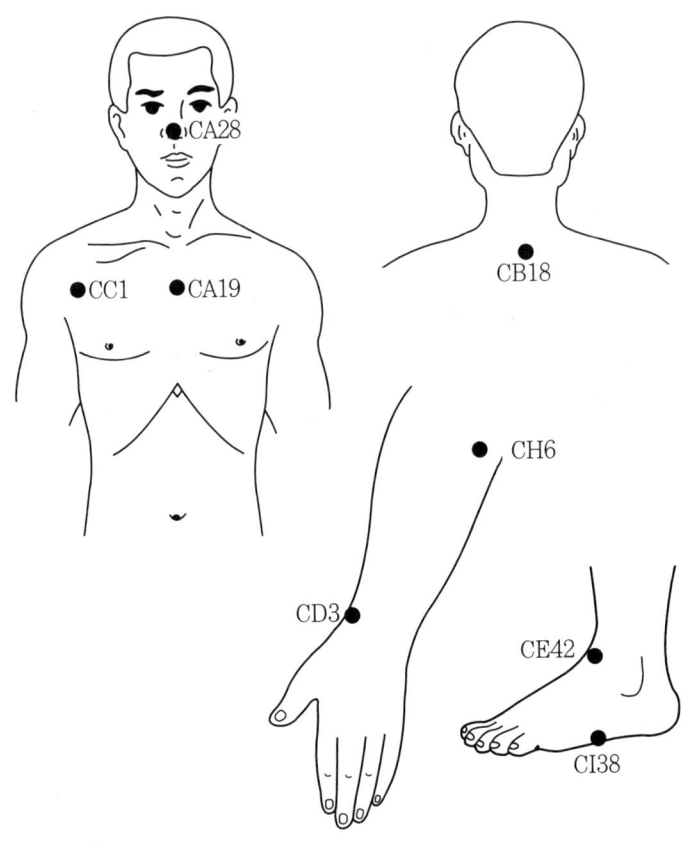

앞에서 소개한 해열치방인 F-2 치방이 감기 예방과 퇴치에 탁월하다. 그러나 감기에도 종류가 있어서 코감기·목감기와 몸살 통증이 있다. 일단 감기에 걸렸다면 F-2 치방인 CI38, CH6을 자극하고, 이어서 CA19, CB18도 함께 자극한 다음에 코감기이면 CA28(코부위)과 CC1, CD3, CE42를 함께 염기 자극하면 코감기 해소에 도움이 된다. 또는 골무지압구를 끼워도 좋다.

② 목감기

과로와 스트레스가 심하고 신체를 차게 할수록 목감기나 몸살을 앓게 된다. 역시 F-2 해열치방을 사용한 다음에 목 반응점과 위금경 · 대장금경 · 신금경을 자극한다.

목 반응점은 목감기일 때 목구멍이 아픈 부위를 말한다. 여기에 중지두를 지그시 대고서 수지침 호흡을 한다. 그런 다음에 CJ1, CD1, CE45를 금추봉이나 은추봉으로 염기 자극한다. 그러면 해열이 되면서 목의 통증도 사라진다.

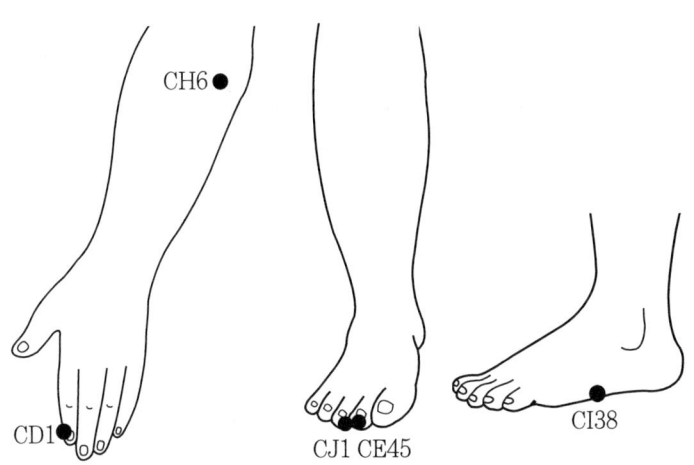

③ 몸살

과로가 심하면서 영양 부족과 체온이 크게 떨어지면 질병 물질인 프로스타글란딘의 이상 합성이 증가되면서 인후 염증·발열과 각 근육·관절 통증이 심해진다.

따라서 몸살이 걸리면 충분한 휴식과 영양 보충이 우선이며, 아울러 신체를 따뜻하게 온보시켜야 한다. 신체를 따뜻하게 온보시킬 때 목욕이나 신체뜸·찜질·운동·원적외선 등은 절대 주의해야 한다. 교감신경 긴장으로 더더욱 심해진다. 따뜻한 음료수나 따뜻한 실내에서 따뜻하게 하는 것 외에 직접 신체에 온열접촉은 주의한다.

온열을 속히 올리고 싶다면 반드시 황토서암뜸을 많이 뜰수록 효과적이다. 그러면서 F-4 치방을 이용한다. 수지침 호흡을 하

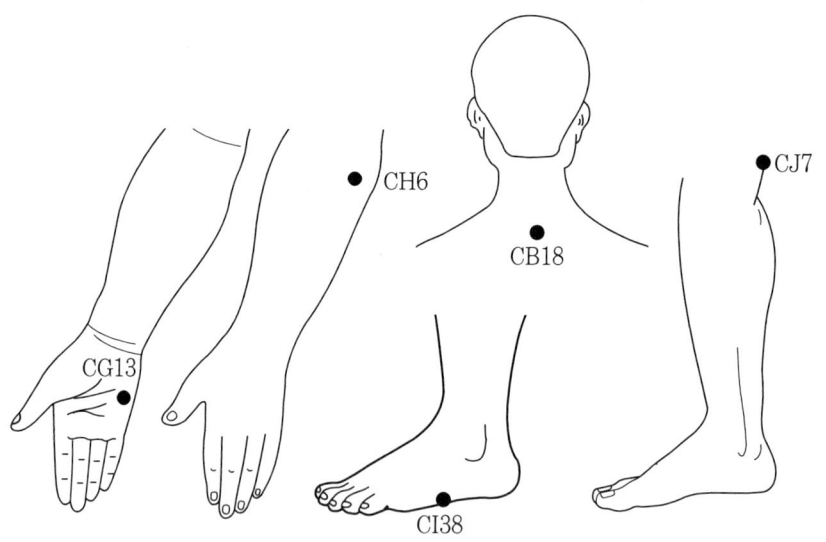

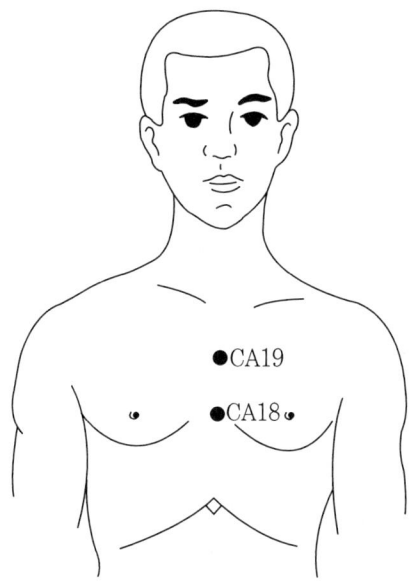

고 어느 정도 집중되면 CI38, CH6, CJ7, CG13, CA18·19 양쪽 인후 부위를 염기 자극한다. 한 요혈마다 1호흡씩 하면서 염기 자극을 주되, 5~10분 이상 오래할수록 도움된다.

 전신의 한열을 조절시키는 치방이나 신체의 등줄기와 신장 부위를 온보시키고, 심장과 소장의 열을 해열시켜 주고, 영양을 분산·공급시키는 작용을 하는 치방이다. 여기에 CA18·19는 흉선 자극 치방이다.

 염기 자극을 준 다음에 더욱 효과를 주기 위해서는 기마크봉 중형이나 금봉을 붙이면 더욱더 좋다.

④ 코감기 · 코 알레르기

코감기는 위의 감기 치방에 CA28 코 부위에 치방하거나 CD22를 염기 자극한다.

코 알레르기는 대체로 냉증성 코 알레르기가 많다. 긴장하거나, 찬 곳에 가거나, 찬 것 등을 만지면 코 알레르기가 생기는 것은 모두 교감신경 긴장에서 나타난다. 코 알레르기는 혈액순환 장애로 말미암아 알레르기의 침입 물질을 흡입한 혈구가 이동·순환히지 못하기 때문에 발생한다.

신체가 차질수록 코점막 부위는 압력이 높아지지만 주변 모세혈관은 수축된다. 이때는 장부의 허승에 따라서 다르게 나타난다.

남성은 대장 · 방광승에서 오므로 CD3과 CI38, CE22, CA12를 자극하고, 여성은 신승증에서 오므로 CL3, CH3, CA5 · 6을 자극한다. 그리고 CD22, CA28을 염기 자극한다.

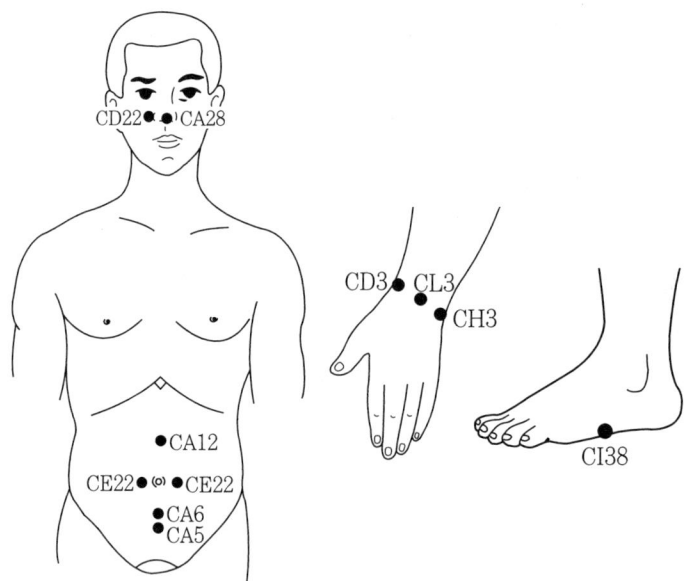

코감기는 몇 번으로 나을 수가 있으나, 코 알레르기는 수일간 계속 염기 자극하면 없어질 수 있다. 단, 신체를 차게 할수록 악화되므로 주의한다.

(9) 두통이 있을 때

건강 상태가 나빠지면 처음에는 무기력과 피로 증상이 나타난다. 머리가 맑지 못하고, 정신력은 떨어져 힘이 없고, 팔다리가 나른해진다.

여기에서 과로·스트레스·음식 부주의로 인해 피로가 심해지거나, 인체 부하가 심해지면 두통이 발생한다. 두통은 피로가 극심해지면 나타나는 증상인 것이다.

① 전두통

앞이마 부위가 아픈 것은 2가지 특징이 있다.

전두통이 있을 때 열이 있으면 감기에 의한 두통이고, 찬 증상이 있으면 음식 부주의로 인한 소화불량성 두통이다.

감기 증상에서 오는 두통은 위의 감기 치방에 CA30-1·31, CH14-3을 추가한다.

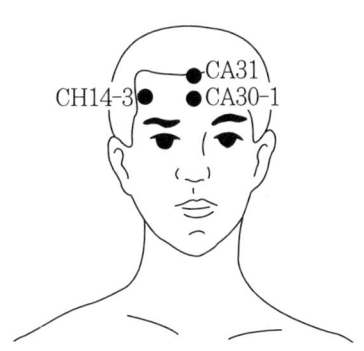

위장 증상, 소화기 계통에 이상이 있는 경우는 CE22 · 38 · 39, CD3 · 7, CA12를 자극하면서 위의 치방을 염기 자극한다.

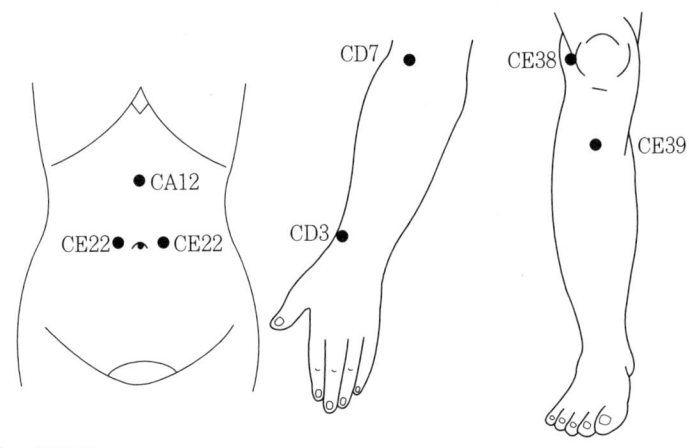

② 편두통

편두통 환자는 남성보다 여성에게 많은 것 같다.

주로 생리 이상에서 나타나는 것으로 보면 신실증 체형에 해당한다. 삼초나 소장에 이상이 있을 때이다.

그러므로 CCA5 · 6 · 8 · 10과 CH3, CL3을 염기 자극한 후에 편두통이 가장 심한 곳을 염기 자극한다.

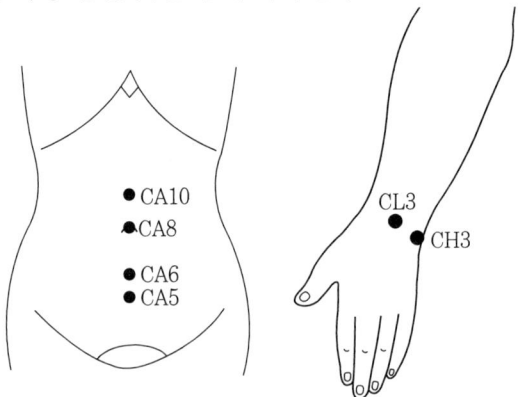

③ 후두통(긴장성 두통 - 한쪽 뒷목만 아플 경우)

후두통도 뒷목줄기, 귀 뒤쪽으로 나타나는 통증으로 흔히 긴장성 두통이라고 한다.

남성에게 많으며, 주로 좌측 후두통이 많다. 이것은 방광승이나 담승에서 많이 나타난다.

CM29, CI36 · 38을 염기 자극하고, CE22, CA12 · 16과 후두부와 가장 아픈 지점을 염기 자극한다. 한 부위마다 수지침 호흡을 1호흡 이상씩 실시한다.

스트레스와 과로로 인하여 발생하므로 주의한다.

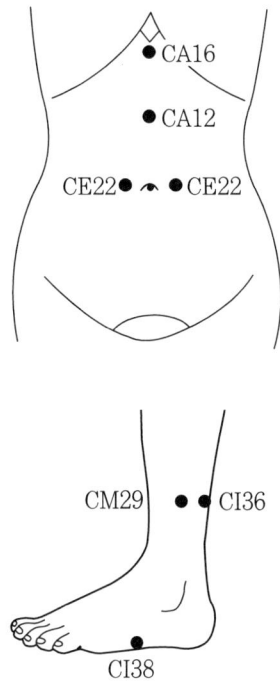

④ 두정통(머리 꼭대기가 아플 때)

두정통은 스트레스를 많이 받거나 발열, 특히 심장의 긴장이나 항진, 열이 있을 때 발생한다.

심장의 열을 다스려야 하므로 CG7·13, CA12·16과 두정통에서 제일 아픈 곳을 염기 자극한다.

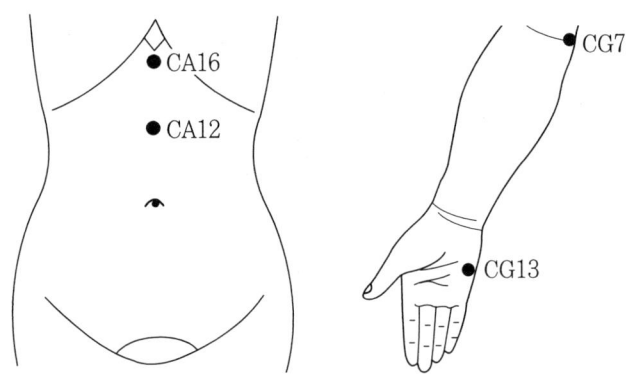

⑤ 머리 전체가 무겁고 띵하고 명랑하지 못하고 무기력할 때

머리에서 혈액순환이 원활하지 못할 때 머리 전체가 무겁고 명랑하지 못하고 무기력하다. 특히 기분이 나쁘거나 의기소침할 때 나타난다.

스트레스 해소를 위하여 여행이나 운동, 노래를 부르거나 음악 감상을 하면 좋다.

그래도 회복되지 않으면 CA8·12·16에 염기 자극하여 교감신경을 진정시키고, CE8·38, CI2, CD7, CM4·29를 염기 자극한다.

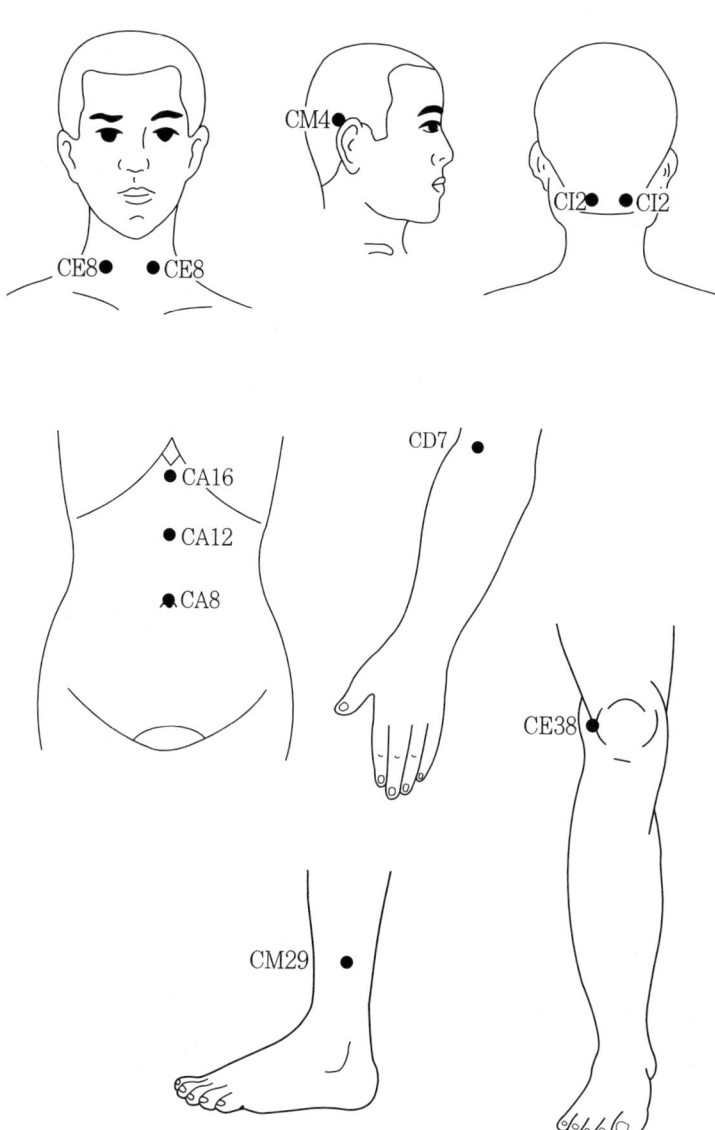

⑥ 현훈증(어지럼증)

현훈증은 주로 위장 질환에서 뇌혈관의 혈액 장애에서 일어나고, 귀의 평형 기능이 상실되어 나타난다. 이때는 CA12 · 16, CE38 · 42와 상응부위인 CM4 · 5 CH14, CL12를 염기 자극하면 없어진다. 재발을 막기 위해서는 지속적인 관리가 필요하다.

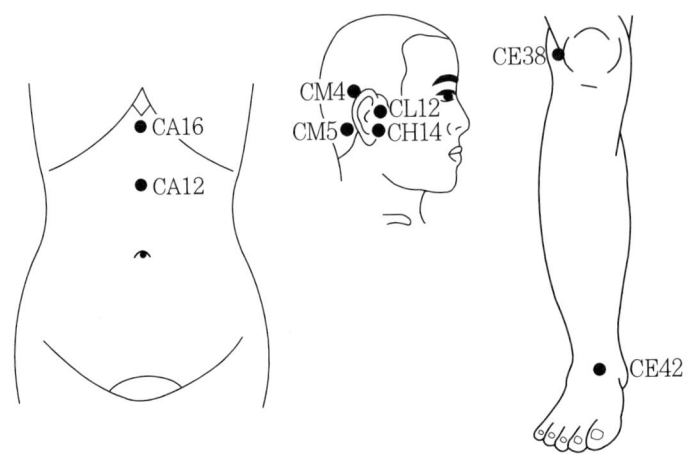

이외에도 치방이 대단히 많으나 본서에서는 생략한다.

수지침 호흡을 하면서 염기 자극을 주면 전신의 모든 질병까지 낫게 하는데 큰 도움이 된다. 각종 질병에 대한 염기 치방법은 제2권에서 소개한다.

염기 자극법을 한다고 하여 모든 질병이 다 낫는 것이 아니고 고통 증상을 완해하고 없애는 데 도움이 된다. 질병을 완전히 낫게 하기 위해서는 수지침요가법과 발지압판 운동, 온열요법인 서암뜸요법과 음식 주의와 영양 보충이 꼭 필요하다.

그리고 모든 증상을 더욱더 해소하기 위해서는 서금요법 기구들을 이용하면 더욱 좋다.

수지침요가 - 새로운 인본주의,
　　　　　새로운 건강 시대를 열어 간다

해탈을 위한 요가에서 건강을 위한 요가로 바꾸어야 한다

'수지침요가' 라는 말은 수지침 종합 건강법이라는 의미이며, 간략하게 요가라는 말을 사용했다.

필자가 요가를 알게 된 것은 1970년경부터 요가 책자를 접했고, 몇 가지의 수련법과 음식 요법 · 호흡 · 명상 등을 접했다가 그 목적 · 목표가 분명하지 않아 그만두었다.

이러한 요가를 왜 하는 것인지에 대한 분명한 내용이 부족했기 때문이다. 근자에 요가에 대한 문헌들을 살펴보니, 요가에 관한 연구가 눈부시게 발전하여 질량적인 측면에서도 대단하였다.

또한 TV 방송 등 언론에서 요가를 소개함으로써 인기가 대단하였고, 각 문화센터의 교양 강좌에서도 요가가 많이 차지하고 있으며, 또한 많은 사람들이 요가를 수행하는 것 같다.

이번에 요가의 문헌과 연원을 파악하면서 요가가 탄생한 시대적인 배경과 고대 인도 사람들이 왜 요가를 연구했었는가에 대해 파악하는 계기가 되었다.

요가가 탄생된 것은 문헌적으로는 약 2,000년 전이라고 하나, 실제 문헌이 나타나기 시작한 것은 약 1,000년 전인 것 같다.

◎ 농경시대 · 왕조시대 — 해탈의 수단으로 요가 탄생

인도에서의 약 2,000년 전은 분명히 농경 사회와 왕조시대였다. 농경 사회는 식량이 크게 부족했으므로 가난과 굶주림과 그로 인한 수많은 질병이 창궐하고, 모든 민심은 흉흉하며, 인간 관계는 극도로 악화될 수 밖에 없었고, 여기에 왕조시대로 왕의 절대 권력 앞에 백성들은 탄압 · 핍박 · 강제 노동 · 노예 · 세금 포탈 등에 시달려야 했던 상황이었다. 이처럼 시대적으로 열악한 사회 환경 속에서 백성들은 고통을 피할 수도 이겨낼 수도 없었을 것이다.

이러한 수많은 고통을 감내하기 위하여 소극적 회피의 수단을 찾을 수 밖에 없었을 것이다(모든 종교의 탄생은 열악한 사회 환경과 강력한 왕조 사회에서 많이 탄생한 것 같다). 장래의 희망을 안겨 줄 수 있는 미지의 세계상을 그리워하며 탄생된 것이 종교라고 보아진다.

대표적인 종교가 인도에서는 힌두교 · 불교이다. 힌두교 · 불교의 승려나 신자들은 현실의 고통을 이겨내면서 살아가기 위한 방법이 해탈이라는 것이다. 적극적으로 고통을 해결하려는 것이 아니라 소극적인 방법으로 해탈의 방법을 선택한 것이다.

'해탈'이라는 말을 국어사전에서 찾아보면 ① 굴레에서 벗어나는 것, ② 불, 속세의 속박 · 번뇌를 벗어나 근심 없는 편안한 심경에 이르는 것이라고 되어 있다. 해탈되다는 생로병사(生老病死)의 괴로움으로부터 벗어난다는 의미이다.

고통과 번뇌를 잊기 위해 기도하고, 뛰고, 운동하고, 명상하고, 주문이나 경전을 외우고, 단식하고, 학문을 하7   ㅔ술적인

작업을 하거나, 가무 등을 했던 것이다.

요즘으로 말하면 극심한 스트레스를 받으면 그 스트레스를 해소하기 위하여 술을 마시고, 노래하고, 뛰어다니고, 소리를 지르는 등의 행동 수단과 비유되는 행위이다.

요즘 사람들은 현대 문명을 이용해서 스트레스를 해소하고 있으나, 과거 인도인들은 당시의 요가 방법으로 온갖 스트레스를 해소하였던 것이다. 모든 고통과 번뇌를 잊기 위해 실시하는 각종 방법들이 정리되면서 각 분야별로 경전 · 운동 · 체조 · 호흡 · 명상 · 단련 · 기도 등으로 발전시킨 것이 곧 요가이다. 그래서 요가라는 말은 '종합한다'는 의미이며, 위의 모든 것을 통합할 때 요가라는 말을 쓴 것이다.

위와 같이 요가의 참 의미는 해탈에 목적이 있었던 것이며, 더욱 깊이 수련을 통해서 기인(奇人)과 같은 기적을 낳기도 하고, 각 부문에서 특출한 사람이나 방법들이 발전되어진 것이 요가라고 보아진다.

근자에 요가를 연구하면서 만병통치 형식으로 질병을 낫게 한다고 하나, 필자의 음양맥진법을 중심으로 전통 요가 방법들을 실험하거나 판단하면 건강 증진이나 질병을 낫게 하는 방법과는 거리가 멀다. 1,000~2,000년 전의 요가의 역사상 질병을 낫게 하는 구체적이고 과학적인 방법은 없다고 생각한다. 전래 요가에서 나름대로는 질병을 낫게 한다고 하나, 실제로는 근거가 미약하고, 만약 효과가 있었다면 위약효과라고 생각한다.

오늘날의 요가도 단순한 호흡 · 명상 · 체조(운동) 등을 통해서 스트레스 해소, 체형 조절과 운동을 통한 건강 관리라고 보나, 질병을 낫게 하거나 건강을 크게 증진시키는 데는 어떤 한계성이 있고, 과학적이거나 근거가 충분하지 않고, 오히려 그 방법들이 인체에 지나친 무리를 주어 건강상 위험할 수 있다고 생각한다.

◎ 해탈의 요가에서 과학적 건강 요가 필요하다

전래적인 막연한 해탈 수단의 요가 차원을 떠나서 우리의 건강 실정이나 전 세계가 처해 있는 건강 증진과 질병을 낫게 하는 데 도움을 주기 위한 과학적인 요가의 연구가 필요했다.

본서에서 보는 것과 같이 수지침요가는 고려수지침의 이론과 원리, 음양맥진법에 따라서 연구되어진 건강 증진의 방법과 질병의 예방과 질병을 낫게 하는 방법까지 소개하였다. 이러한 수지침요가는 향후 인류의 건강 증진에 크게 이용될 것이라고 믿는다.

요가를 연구하면서 종교와 결부된 말이 나왔으니, 한 가지 보충해서 종교에 대한 개선책을 제시하고자 한다.

2012년 3월 23일자 「조선일보」에 혜민 스님의 기사가 나왔는데, 그 스님의 말이 가슴에 와 닿아 소개한다.

'혼자서 도 닦는 것이 무슨 소용인가. 함께 행복해야지' 하면서 많은 사람들의 아픈 마음을 격려하고 위로하며 어루만져 주는 것이 더 좋은 생각이라는 요지이다. 참으로 옳은 말이다.

이와 같이 종교의 자세도 달라져야 한다.

21세기에는 과거 왕조 국가에서나 볼 수 있는 지나치게 권위주의적인 것은 개선해야 된다고 생각한다. 지나친 정신적·신체적·시간적·경제적으로 모든 정성을 요구하는 신앙의 방법도 바뀌어야 한다고 생각한다.

KBS1 TV에서 방영된「차마고도」를 보면 티벳불교의 순례자들이 오체투지(五體投地)하는 모습이 나온다. 오체투지는 중생들이 교만을 떨쳐 버리고 어리석음을 참회하거나, 고통을 겪으면서 수행하는 방법들로 순례자들로서는 당연하다고 생각하나, 제3자의 입장에서는 그러한 큰 고통과 시간과 정성을 들여서 해야 하는지, 좀 더 개선할 방법은 없는지 의문이 든다.

　고두배(叩頭拜)라는 것도 108번에서 몇 천 번씩 한다고 할 때 얻어지는 것이 얼마나 소중하고 큰 것인지는 몰라도, 발전적이고 생산적인 것이나, 신자들의 행복과 건강에 직접 도움되는 방법들이 있으면 더욱더 좋을 것이며, 각 종교에서의 고행도 개선이 필요하다고 생각한다.

　이처럼 신자들이 수많은 희생(?)을 하지만, 신자들에게 돌아가는 것은 내세의 약속이나, 마음의 평화나 윤리 도덕적인 유지나 참회이며, 그들만의 친목 행위 정도라고 보아진다.

　스님이 말한 것처럼 많은 사람들의 행복을 위한 적극적인 대책은 없는 것 같다.

　정신적·신체적·경제적인 희생의 요구나 끊임없는 기도·경전 읽기·암송·칭송 행위 등이 혹시 인간을 더 괴롭히는 것은 아닌지. 종교의 모든 의식·예식·기도·경전·신앙 생활을 인간의 건강이나 행복을 위한 방법으로 바꾸거나, 좀 더 과학적으로 결합시킬 수는 없는지 검토할 때가 되었다고 생각한다.

　각 종교가 얼마만큼 개인의 행복과 건강에 기여하고 있는지 곰곰이 생각해 보고, 각 종교의 신자들이 특정 종교에서 행복과 건강적으로 어느 정도 도움을 받고 있는지도 생각해 볼 때가 되었다.

◎ 종교에서도 개인의 건강과 행복 욕구에 도움 주는 방향으로 개선돼야

사람들은 정통성 있는 종교에서 참 행복과 건강을 찾지 못하자, 정신적으로 크게 방황하고 있는 것 같다. 그러므로 점집이나 동양철학하는 곳이 날이 갈수록 성황을 이루고 있다.

현재의 기독교도 내부적으로 많은 문제점을 가지고 있고 향후의 진로에 대해서 많은 자성의 목소리가 나오고 있다.

「중앙일보」, 2012년 4월 16일자에 소개된 박종화 목사와 미하엘 벨커 교수의 대담이 기사화되었다.

한국 개신교는 1960~80년대 신자 수 증가율은 20~40%인 것은 인권 운동의 형태로 사회에 기여했었으나, 90년대 들어와서는 15만 명이 크게 줄어 861만 명이며, 독일도 신자 수가 감소하고 있다고 한다.

독일의 경우 사회 엘리트층의 교회 이탈과 어린이들을 교회로 끌어들이지 못하고 한국 같은 찬양 문화가 없어 활기를 떨어뜨리고 있다는 것이다.

한국의 경우는 기독교 신자가 너무 역동적이며 교회 안팎에서 자신의 삶을 적극 나누려고 한다. 문제는 역동성이 지나쳐서 쉽게 분열되어 장로교만 해도 300개가 넘는 교단으로 나뉘어져 있다고 한다.

벨커 교수는 교회가 세상을 지배하던 시대는 지났고, 다양한 합리성(시장경제, 미디어, 자연과학, 법 등)이 서로 영향을 주고 받고 경쟁하는 현실을 직시해야 하고, 한국의 목회자의 언어는 지나치게 신학적이며, 신자들은 각계 전문가가 포진된 신자들이

공감하지 못하는 일방적 설교가 아쉽고, 여러 목소리를 포용해야 하고, 목회자도 상식을 키우고 관심을 넓혀야 한다고 하였다.

이처럼 종교 외의 사회 여건이 크게 바뀌고 있으므로 종교계에서도 개인의 건강과 행복에 도움을 주는 쪽으로 방향을 개선해야 종교계도 더욱 발전할 것이라고 생각한다.

또한 일부 종교에서 왕권 사회에서나 볼 수 있는 절대 권력을 행사하려하고 신자들에게 절대 복종을 강요하고 신자들 위에 군림하려한다는 것은 현대사회에서는 설득을 얻지 못할 것이다.

사람들은 종교에서 건강과 행복이 충족되지 못하자 신자들이 방황하는 것을 구태여 외면하거나 무조건 비판해서도 안 되며, 사람들의 욕구를 충족시켜 주는데 도움을 주는 방향의 개선이 필요하다고 생각한다.

◎ 인간이 종교를 갖는 것 자체가 남을 존경하고 배려하며
　순응하는 성격을 갖게 하는 것으로 건강에 큰 도움된다

사람은 건강과 행복을 위해서 각자가 좋아하는 종교를 갖는 것은 좋다고 생각한다. 존경하는 마음만 생겨도 아세틸콜린과 코르티솔이 생겨서 건강에 도움이 된다.

그러나 조금이라도 마음에 꺼리면 도파민·글루탐산·아드레날린이 분비되어 건강에 해가 될 수 있다. 마음에 없고, 싫어하는 것은 가급적 하지 말고, 마음에 들고 좋아하는 것을 중심으로 하는 것이 좋다. 좋은 것만 한다고 하여 쾌락으로 가는 것은 엔도르핀의 과잉 분비로 중독·습관·부작용으로 건강이 크게 훼손될 수 있다는 점을 알아야 한다.

종교나 개인은 겸손한 마음을 가지고 진심으로 상대방을 섬기며 존경하는 자세로 생활하여야 장래의 건강을 약속할 수 있고, 진정한 건강을 찾을 수 있으며 만족한 행복이 올 수 있다.

건강해야겠다는 강력한 의지의 생각을 갖고 소뇌를 움직여 실천한다면 건강은 분명히 찾아온다. 모두 건강하여 행복하기를 바란다.

그러나 건강과 행복은 스스로 찾아오는 것이 아니라 반드시 좋은 방법을 선택해서 꾸준히 실천할 때 찾아온다.

※ 참고 문헌

1. 『1.4kg의 수수께끼』, 섀넌 모페트, 신두석 역, 거름, 서울, 2007.
2. 『알고 싶었던 뇌의 비밀』, 오오키 고오스케, 박희준 역, 정신세계사, 서울, 1990.
3. 『당신의 상식 뒤집어야 건강하다』, 강성종, 김영사, 서울, 1997.
4. 『인도전통 요가 아사나백과』, 가로테, 이정훈 역, 지혜의나무, 서울, 2007.
5. 『요가 비전』, 배해수 편역, 지혜의나무, 서울, 2005.
6. 『요가학개론』, 정태혁, 동문선, 서울, 2006.
7. 『요가 호흡 디피카』, B.K.S. 아헹가, 문진희·현천공 역, 선요가, 대구, 2009.
8. 『황제내경(黃帝內經)』, 성보사, 서울, 2000.
9. 『동의보감(東醫寶鑑)』, 허준, 민중서원, 서울, 1993.
10. 『침구대성(鍼灸大成)』, 양계주, 행림서원, 서울, 1975.
11. 『의학입문(醫學入門)』, 채인식 역, 남산당, 서울, 1982.
12. 『한국의학사(韓國醫學史)』, 김두종, 탐구당, 서울, 1966.
13. 『음양맥진법(陰陽脈診法)과 보사(補瀉)』, 유태우, 고려수지침, 서울, 2010.
14. 『최신수지침』, 유태우, 고려수지침, 2012.
15. 『서금요법강좌(瑞金療法講座)』 1·2·3권, 유태우, 고려수지침, 서울, 2012.
16. 『서금요법개론』, 유태우, 고려수지침, 서울, 2011.
17. 보건신문(www.bokuennews.com), 2008.2.25, 보건신문사, 서울.
18. 『금경술강좌(金經術講座)』, 유태우, 고려수지침, 2009.
19. 『통증의 신연구(新研究)』, 유태우, 고려수지침, 2010.
20. 영국 어니스트 교수 논문, 『침술 - 체계적 비판』 (Acupuncture-a-critical analysis), 2006.
21. 『최신온열요법(最新溫熱療法)』, 유태우, 고려수지침, 서울, 2010.
22. 『월간 서금요법』 (2011.1~2012.3), 고려수지침, 서울.
23. 『언론에서 본 한방약의 진실』, 보건신문 편집부 편, 서울, 2010.
24. 『도설 대신약신서』, 음양맥진출판사, 서울, 1985.
25. 조선일보(www.chosun.com), 2012.3.23, 서울.
26. 중앙일보(www.joongang.co.kr), 2012.4.16, 서울.

著者

柳泰佑(호 : 瑞岩)

* 독자적으로 高麗手指鍼療法의 개발에 착수, 高麗手指鍼의 十四氣脈論을 발표(1971~1975년)
* 高麗手指鍼講座(1976년 初版 현재 第12版 136刊)　* 瑞金療法 硏究 發表(2006년)　* 14金經學 硏究 發表(2008년)
* 名譽醫學博士(가봉국제대 · 1982년)　* 名譽東洋醫學博士(美 골든스테이트大 · 美 사우스베일러大 · 美 유인大)
* 東洋醫學博士(美 유인大 · 2002년)　　　　　　　* 蔣英實 科學文化賞(科學先賢 蔣英實紀念事業會 · 2001년)
* 文化敎育勳章(브라질文化院 · 1995년)　　　　　* 韓國觀光大賞 優秀賞(韓國觀光公社 · 2001년)
* 高麗手指鍼學會 會長　　* 大韓瑞金療法學會長　　* 最優秀團體賞(社團法人 韓國民間資格協會 · 2002년)
* 大韓手指鍼師會 會長　　* 大韓瑞療法師會 會長　　* 大統領 表彰(2004년)
* 大韓平生資格硏究院 院長 · 月刊瑞金療法社 · (株)保健新聞社 發行人
* 前 官認 鄕軍漢藥學院 · 前 東洋漢藥學院 院長 · 前 韓國專門新聞協會長
* 前 大韓實路岩鍼灸學術院 · 前 東洋鍼灸專門學院 · 前 慶熙鍼灸學術院 · 前 陸軍○○部隊 鍼灸學 講師 歷任
* 淸州大學校 名譽 敎授

著書

- 高麗手指療法講座(원제; 高麗手指鍼과 十四氣脈論)
- 高麗手指鍼의 14氣脈論(絶版)
- てのひらツボ療法-高麗手指鍼의 原理와 應用
- KORYO HAND ACUPUNCTURE(영어판)
- LA MANUPUNCTURE COR ENNE(프랑스어판)
- DIE KOREANISCHE HANDAKUPUNKTUR(독일어판)
- LA MANOPUNTURA COREANA(스페인어판)
- Lecture on KORYO HAND THERAPY(영어판)
- 러시아어판
- 高麗手指鍼講座(일본어판)
- 포르투갈어판
- 페르시아어판
- 金絲注入鍼法
- 高麗手指鍼 十四氣脈穴位圖
- 痛症의 名鍼要訣(絶版)
- 小兒手指治法(絶版)
- 調氣療法(絶版)
- 標準圖說 鍼灸經路
- 高麗手指鍼과 自律神經系統圖
- 磁氣治療의 硏究(絶版)
- 磁氣治療 處方集 1(絶版)
- 韓國의 新鍼灸(1~5권)
- 鍼灸基礎講座
- 慈山子午流注鍼脈圖
- 許任鍼灸經(편역)
- 手指鍼의 卽效療法
- 中風의 硏究(絶版)
- 陽宅三要訣(편역)
- 運氣體質解說集
- 運氣體質早見集
- 陰陽脈診法과 補瀉
- 高麗手指鍼 臨床圖譜
- 高麗手指療法의 응급처방집
- 慈山子午流注鍼法解說
- 舍岩五行鍼解釋
- 鍼灸大成解釋
- 檀奇古史(共譯)
- 消化器病의 手指鍼治療
- 高麗手指療法硏究
- 明堂入門(共著)
- 高麗手指療法의 手指電子빔의 사용법
- 頭痛의 手指鍼治療
- 肝臟病의 手指鍼治療
- 眼病의 手指鍼治療

- 腰痛의 手指鍼硏究
- 肩痛의 手指療法硏究
- 瀉血鍼療法(絶版)
- 高麗手指鍼의 相應圖(手掌 · 手背)
- 三一體質 腹部診斷과 處方圖
- 高麗手指鍼術의 健康管理法
- 고려수지요법의 수지봉요법
- 高麗手指鍼의 家庭療法
- 고려수지요법의 뜸요법
- 中風의 手指鍼治療
- 코疾患의 高麗手指療法
- 입병의 高麗手指治療
- 高麗手指醫學의 八性穴療法
- 手指鍼入門
- 運體質總論
- 高血壓의 手指鍼療法
- 瀉血療法과 附缸療法
- 感氣의 手指鍼療法
- E.P. 테스트와 수지침의 感知療法
- 糖尿病의 手指鍼療法과 管理
- 手指鍼解說
- 手指飮食療法
- 手指鍼入門講座
- 手指鍼氣脈穴 解說
- 生活手指鍼
- 수지염파요법
- 구안와사의 수지침요법
- 손증후군의 수지침요법
- 地氣水脈療法
- 심장질환의 수지침요법
- 手指鍼健康法
- 서암봉 · 신서암봉 · T봉 · 금T봉 해설
- 虹彩學과 手指鍼處方
- 糖尿病과 手指鍼處方
- 高麗手指學講座(第10版)
- 수지침다이어트
- 肥滿疾患의 手指鍼處方 硏究
- 수지침 비만건강교실
- 手指療法의 肥滿管理學
- 肥滿管理經營
- 사이버수지침 해설
- 웰빙수지침
- 腦血管疾患의 手指鍼處方
- 手指鍼應急處方集

- 瑞金療法 槪論
- 한방약 부작용의 실상
- 瑞金療法講座(全3卷)
- 瑞金療法硏究
- 最新手指鍼
- 氣脈과 金經圖
- 金經講座
- 최신 건강법
- 최신 온열요법
- 통증의 신연구
- 金經염파요법
- 金經모형도 해설
- 아큐빔Ⅲ의 해설
- 서금요법 응급처치편
- 金經 금철 위치도
- 통증 없애는 방법 등 다수
- 동아일보, 조선일보, 중앙일보, 경향신문, 한국일보, 국민일보, 세계일보, 보건신문 등에 수많은 수지침 · 서금요법 칼럼 연재
- 중앙일보(유태우의 서금요법)에 칼럼 연재(2007~2012년 5월 연재 중)

발간서적 안내

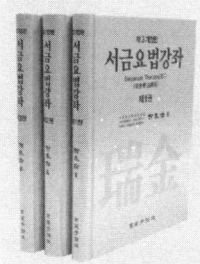

서금요법강좌(제1·2·3권)

새로운 친생명의학의 기본이론 교재인 『서금요법강좌(瑞金療法講座)』에서는 손에만 나타나는 상응요법과 14기맥의 상세한 해설과 요혈, 자극기구(금봉, 기마크봉, 서암침봉, PEM, 서암추봉, 서암뜸, 아큐빔, 침봉지압ب, 침봉반지 등)의 사용법과 각 치방을 자세히 설명하였습니다.

柳泰佑 원저/ 4X6배판/ 양장제본/ 총 1,103면/ 정가 각권 55,000원

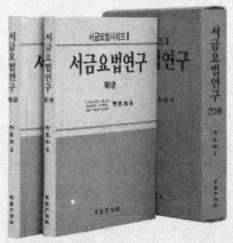

서금요법연구(제1·2권)

서금요법의 제2단계 연구 교재로 새로운 이론과 대립오활론 등의 많은 이론과 방법과 치방들이 소개되어 있습니다. 『서금요법연구』를 연구함으로써 서금요법의 원리를 더욱 깊이 연구하고 각종 질병에 대해 정확하고 신속하게 대처할 수 있습니다.

柳泰佑 저/ 4X6배판/ 양장제본/ 680면/ 정가 각권 65,000원

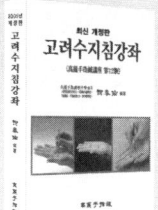

고려수지침강좌

고려수지침의 정통이론 기본교재로, 수지침의 이론, 기구, 분별, 치방 들이 수록되어 있습니다. 누구든지 쉽게 이용할 수 있는 상응요혈 해설, 장부기능을 조절하는 기맥요법 해설, 각 증상을 조절하는 요혈요법과 대증치방들, 신수지침을 사용하는 방법과 응급처치법 등 각종 증상별 치방이 수록되어 있습니다.

柳泰佑 원저/ 4X6배판/ 양장제본/ 508면/ 정가 80,000원

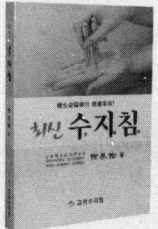

최신 수지침

신(新) 경락인 금경학(金經學)을 체계화시킨 수지침 연구의 결정판으로, 고려수지침·서금요법의 과학적 이론과 새로운 방법과 기구, 각 증상별 치방(治方) 들이 수록되어 있습니다.

柳泰佑 저/ 신국판/ 418면/ 정가 20,000원

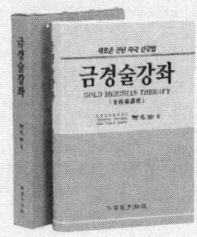

금경술강좌

새로운 14금경과 금혈(金穴)을 해설하였고, 금경술에 사용되는 자극기구들을 소개하고, 나아가 새로운 분별법과 오생방(五生方), 각 질병별 치방을 건강관리와 질병관리에 이용하도록 하였습니다.

柳泰佑 저/ 4X6배판/ 양장제본/ 583면/ 정가 100,000원

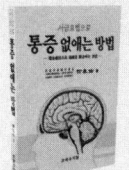
통증 없애는 방법
柳泰佑 저/ 신국판/ 394면
정가 20,000원

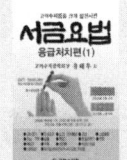
서금요법 응급처치편
柳泰佑 저/ 183면
정가 5,000원

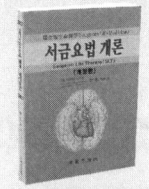
서금요법개론
柳泰佑 저/ 4×6배판/ 411면
정가 50,000원

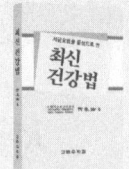
최신건강법
柳泰佑 저/ 4×6판/ 316면
정가 17,000원

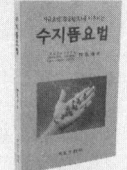
수지뜸요법
柳泰佑 원저/ 국판/ 240면
정가 15,000원

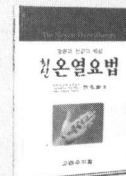
최신 온열요법
柳泰佑 저/ 4×6배판/ 양장제본
383면/ 정가 55,000원

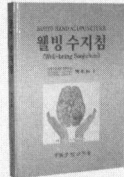
웰빙 수지침
柳泰佑 저/ 4×6배판/ 양장제본
598면/ 정가 80,000원

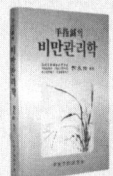
비만관리학
柳泰佑 편저/ 신국판/ 양장제본
374면/ 정가 35,000원

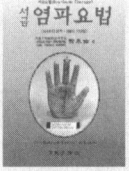
서금염파요법
柳泰佑 편저/ 신국판/ 375면
정가 15,000원

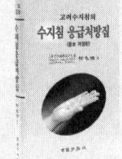
수지침 응급처방집
柳泰佑 저/ 4×6판/ 양장제본
336면/ 정가 25,000원

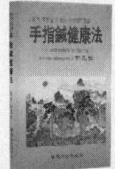
수지침건강법
柳泰佑 저/ 신국판/ 양장제본
441면/ 정가 30,000원

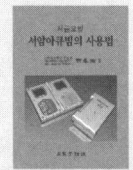
서암아큐빔사용법
柳泰佑 저/ 4×6판/ 180면
정가 20,000원

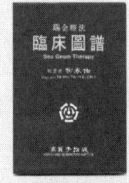
임상도보
柳泰佑 원저/ 국판변형판
86면/ 정가 12,000원

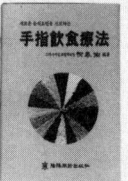
수지음식요법
柳泰佑 편저/ 양장제
본 355면/ 정가 35,000원

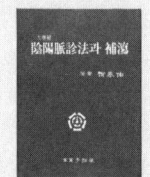
음양맥진법과 보사
柳泰佑 저/ 4×6배판/ 양장제본
598면/ 정가 80,000원)

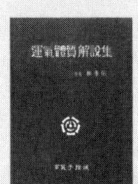
운기체형해설집
柳泰佑 저/ 4×6배판/ 양장제본
192면/ 정가 30,000원

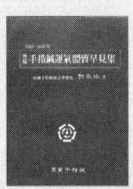
운기체형조견집
柳泰佑 편저/ 4×6배판/ 양장제
본 459면/ 정가 70,000원

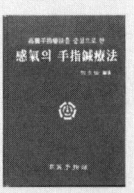
감기의 수지침요법
柳泰佑 편저/ 4×6배판/ 양장제
본681면/ 정가 80,000원

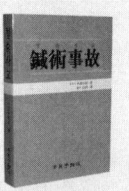
침술사고
劉玉書 저/ 신국판/ 635면
정가 35,000원

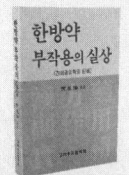
한방약 부작용의 실상
柳泰佑 편저/ 신국판/ 484면
정가 20,000원

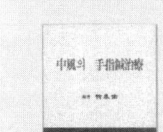
중풍의 수지침치료
柳泰佑 편저/ 신국판/ 338면
정가 20,000원

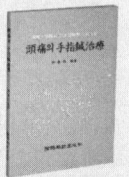
두통의 수지침치료
柳泰佑 편저/ 신국판/ 163면
정가 9,000원

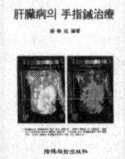
간장병의 수지침치료
柳泰佑 편저/ 신국판/ 350면
정가 18,000원

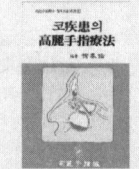
코질환의 고려수지침요법
柳泰佑 편저/ 신국판/ 180면
정가 8,000원

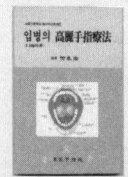
입병의 고려수지요법
柳泰佑 편저/ 신국판/ 191면
정가 8,000원

瑞金療法講座(제1·2·3권)

고통과 위험·부작용·후유증이 없는 서금요법은 효과가 매우 우수합니다. 서금요법을 연구해서 자신과 가족, 그리고 자원봉사에 널리 이용하십시오. 고통 없이 부작용 없으면서 효과가 우수한 시술법이 서금요법입니다.
〈柳泰佑 原著/ 4X6배판/ 양장제본/ 총 1,103면/ 정가 각권 55,000원〉

高麗手指鍼講座(第12版)

고려수지침과 서금요법은 유태우 박사가 한국에서 유일하게 개발한 새로운 의술로서 전세계적인 호평을 받으며 연구되고 있습니다. 본서에는 고려수지침 이론과 응급처방, 난치성 처방 및 각종 증상에 따른 처방과 수지침·신수지침·T침·사혈침에 대한 설명이 되어 있습니다.
〈柳泰佑 原著/ 4X6배판/ 508면/ 양장제본/ 정가 55,000원〉

瑞金療法硏究(제1·2권)

『고려수지요법연구』를 혁신적으로 보완·수정하여 서금요법의 기본이론 체계를 확립하였습니다. 대단히 많은 이론과 체계를 요약·집대성한 시술방법과 치방들을 서금오활론의 입장에서 재정립하였습니다. 본서는 제2단계 중급과정의 교재로 질병의 원인, 분별, 치방과 시술방법 등을 다각도로 연구 시술함으로써 질병의 시술을 보다 더 넓게 하여 발전하게 하였습니다.
〈柳泰佑 著/ 4X6배판/ 양장제본/ 680면/ 정가 각권 65,000원〉

瑞金療法 槪論

서금의학이란 고려수지침(수지침)과 서금요법을 말하며, 친생명의학입니다. 수지침 외의 모든 방법과 기구를 이용하는 것이 서금요법입니다. 새로이 개발된 침봉의 사용법, 각종 통증, 운동 통증, 허리디스크 통증 등의 처방을 자세히 수록했습니다.
〈柳泰佑 著/ 4X6배판/ 411면/ 정가 50,000원〉

웰빙 수지침

웰빙시대의 각종 질병처방들을 소개하였습니다. 특히 생활습관성 질병인 고혈압, 당뇨, 고지혈증, 동맥경화, 심장병, 퇴행성 질병, 암의 처방법과 회복법들을 요점적으로 해설·소개하고, "이침법"이 왜 위험한가를 분석하고, 각종 대체요법들의 문제점까지 소개하였습니다.
〈柳泰佑 著/ 4X6배판/ 양장제본/ 379면/ 정가 50,000원〉

金經術講座

새로운 14금경과 금혈(金穴)을 해설하였고, 금경술에 사용되는 자극기구들을 소개하고, 나아가 새로운 분별법과 오생방(五生方), 각 질병별 치방을 건강관리와 질병관리에 이용하도록 하였습니다.
〈柳泰佑 著/ 4X6배판/ 양장제본/ 583면/ 정가 100,000원〉

陰陽脈診法과 補瀉

병의 상태를 진단하는 脈法 가운데 특히 음양맥진법은 동양의학의 四診法인 望診, 聞診, 問診, 切診 등을 자세히 해설하였고, 五行鍼法과 새로운 학설을 해설한 것입니다.
〈柳泰佑 著/ 4X6배판/ 598면/ 정가 80,000원〉

最新 手指鍼

신(新) 경락인 금경학(金經學)을 체계화시킨 수지침 연구의 결정판으로, 고려수지침·서금요법의 과학적 이론과 새로운 방법과 기구, 각 증상별 치방(治方)들이 수록되어 있습니다.
〈柳泰佑 著/ 신국판/ 418면/ 정가 20,000원〉

念派療法

인체에 고통을 주지 않으면서 시·공간을 초월, 광범위하게 활용할 수 있는 수지침요법의 '염파요법'에 대해 연구·집대성한 책으로, '수지 염파요법'의 위력을 확인해 보시기 바랍니다.
〈柳泰佑 編著/ 신국판/ 386면/ 정가 15,000원〉

手指鍼應急處方集

수지침을 처음 연구하는 초심자와 오랫동안 연구한 분들을 위하여 각종 응급질환의 수지침 처방법을 자세히 해설하였습니다. 응급시 당황하지 마시고 이 책을 펼쳐 보시기 바랍니다.
〈柳泰佑 著/ 4×6판/ 양장제본/ 336면/ 정가 25,000원〉

瑞金健康法

서금요법으로 건강하고 아름답게 장수하는 비결을 자세하게 해설하고 있습니다. 각종 노인성 질환을 예방·관리·치료하는 데 많은 도움을 줍니다.
〈柳泰佑/ 신국판/ 양장제본/ 441면/ 정가 30,000원〉

腦血管疾患의 手指鍼處方

본서에서는 뇌혈관질환의 원인·분류·예방·치료법·처방 등을 자세하게 해설하였습니다.
〈柳泰佑 著/ 4×6배판/ 고급인쇄/ 228면/ 정가 35,000원〉

肥滿管理學

저자가 집중적으로 연구한 『수지침요법의 비만관리학』은 체계적이고 과학적이면서 후유증·부작용 없이 체중감량에 성공할 수 있습니다. 『비만관리학』을 연구하여 정상체중을 회복, 유지하기 바랍니다.
〈柳泰佑 編著/ 신국판/ 양장제본/ 374면/ 정가 35,000원〉

瑞金療法 臨床圖譜

수지침·서금요법에서 가장 기본적인 기맥·요혈·오치 처방과 적응증 등이 수록되어 있습니다.
〈柳泰佑 原著/ 국판변형판/ 고급인쇄/ 90면/ 정가 12,000원〉

구안와사의 수지침요법

본서는 구안와사의 원인·증상과 진단법 및 여러 가지 치료법들을 해설하고, 수많은 임상사례를 제시, 구안와사 치료에 큰 도움이 되도록 구성되어 있습니다. 특히 구안와사의 병인(病因)을 동양의학·서양의학·수지의학별로 설명하여 이해하기 쉽고, 처방에 간편하게 활용할 수 있습니다.
〈柳泰佑 編著/ 신국판/ 200면/ 정가 12,000원〉

上古文化 檀奇古史

고구려가 망한 후에 후고구려의 발해왕은 동생 대야발을 시켜 만주, 중족 중동에까지 기록된 모든 문서와 금석문(金石文)을 살펴서 단제, 기자조선의 역대임금의 치적(治蹟)을 엮은 책으로서, 우리의 고대사를 살펴볼 수 있게 되었습니다.
〈申采浩 原著/ 柳泰佑·鄭海佰 共譯/ 국판/ 299면/ 정가 20,000원〉

手指飮食療法

건강법·건강식은 많으나 정확한 지식과 직접 실험 확인할 수 있는 건강식법은 없었습니다. 본서에서는 최고의 건강을 위한 각종 식품지식과 한방음식해설, 정확한 음식을 먹기 위한 진단법과 실험확인법, 그리고 새로운 처방에 의한 '수지음식요법'을 소개하였습니다.
〈柳泰佑 編著/ 신국판/ 고급인쇄/ 372면/ 정가 35,000원〉

질병을 이기자 (제1·2·3·4·5권)

각종 질병의 원인과 증상을 분류하고, 그 예방법과 치료법을 양·한의학적, 수지의학적 측면에서 다루고 있습니다. 1권 관절염~빈혈편, 2권 우울증~치매편, 3권 생리통~주부습진, 4권 언청이~통풍편, 5권에는 탈모증~잇몸질환편으로 분류하였습니다.
〈보건신문사 編著/ 신국판/ 각권 160면 내외/ 정가 각권 10,000원〉

수지봉요법

침을 찔러서 치료하는 것이 아니라 간단하게 '압봉'을 붙임으로써 큰 효과반응을 볼 수 있는 압봉요법의 해설서입니다. 인체의 각 부위별 상응요법과 오장육부의 虛實을 따라서 五治方을 처방·해설한 중요 처방집입니다.
〈柳泰佑 原著/ 국판/ 268면/ 정가 15,000원〉

許程 敎授의 世界傳統醫學 紀行

구소련의 카자흐스탄, 우즈벡공화국으로부터 외몽고, 내몽고, 신강자치구, 청해성, 티벳은 물론, 베트남과 라오스, 그리고 관주성 및 운남성의 여러 소수민족들이 아직도 활용하고 있는 전통의학을 분석하여 저자 특유의 활기 넘치는 문체로 서술하고 있습니다.
〈許程 著/ 신국판/ 고급인쇄/ 398면/ 정가 30,000원〉

手指뜸療法

'서암뜸요법'은 가장 효과반응이 있는 부위인 '수지침혈(手指鍼穴)'에 뜸을 떠서 통증을 해소하는 가장 우수한 뜸법입니다. 본서에서는 서암뜸을 뜨는 방법을 자세하게 해설하였습니다.
〈柳泰佑 原著/ 국판/ 353면/ 정가 15,000원〉

運氣體型解說集

조견집에서 좌우의 허실을 구별할 수 있었다면 본서에서는 맥상과 허실, 체질, 증상, 수지침 방법 등을 자세하게 제시하였습니다.
〈柳泰佑 編著/ 4×6배판/ 192면/ 정가 30,000원〉

漢方藥 副作用의 實相

전 세계 학자들과 국내의 기관·학자들이 밝힌 부작용 내용들, 조선왕조 선조, 효종, 소현세자 등 한약 먹다 사망한 사건들, 본 학회 자체 설문조사 결과 부작용 90%, 동물실험 수준에 그친 한의약 석·박사 학위논문들, 감초에서부터 한방약 얼마나 위험한가를 밝히고, 한약 실험방법인 수지력테스트·음양맥진법을 자세히 소개했습니다.
〈柳泰佑 編著/ 신국판/ 484면/ 정가 20,000원〉

糖尿病과 手指鍼處方

본서는 당뇨병의 각종 증상·질환·원인별로 수지침처방을 제시·소개하였습니다. 당뇨병과 수지침처방을 잘 연구한다면 당뇨병을 완전하게 회복시키는 데 자신감을 갖게 될 것입니다.
〈柳泰佑 編著/ 4×6배판/ 양장제본/ 244면/ 정가 50,000원〉

糖尿病의 手指鍼療法과 管理

당뇨병은 완치하기 어려운 병으로 효과적인 예방과 관리가 필요합니다. 본서에서는 종래의 각종 식이·약물·주사요법 등에서 한 차원 높여 수지요법의 예방·관리·회복법을 밝혀 놓았습니다.
〈柳泰佑 編著/ 4×6배판/ 564면/ 정가 80,000원〉

오링테스트와 高麗手指療法

고려수지요법을 다년간 연구한 히다 박사가 오링테스트의 창시자 오무라 박사의 특별지도하에 수지요법의 장점과 신비한 효과반응을 오링테스트로써 확인한 문제의 저작입니다.
〈肥田和彦 著/ 吳昌學 譯/ 신국판/ 고급인쇄/ 220면/ 정가 18,000원〉

간질환을 극복하는 사람들

수지침요법에서는 꾸준한 자극요법으로 병원에서 포기한 간질환을 해소한 사례가 많이 있습니다. 직접 간질환을 앓았거나 앓고 있는 이들의 생생한 체험담이 간질환 투병자들에게 많은 도움이 될 것입니다.
〈보건신문사 編著/ 신국판/ 224면/ 정가 10,000원〉

1901~2043年 增補 運氣體型早見集

환자의 생년월일만 알면 좌우의 허실을 명확히 알 수 있습니다. 본서는 유태우식의 좌우병과 명백한 허실을 중심으로 풀이된 조견집입니다.
〈柳泰佑 編著/ 4×6배판/ 460면/ 정가 70,000원〉

運氣體型總論

동양의학의 가장 큰 특징인 운기체질을 구체화시켜 완성한 것으로 운기체질 계산법, 처방법, 공식을 간단·명료하게 재정리하여 한약 사용법을 밝히는 의학의 신서입니다.
〈柳泰佑 編著/ 4×6배판/ 618면/ 정가 60,000원〉

感氣의 手指鍼療法

감기바이러스의 종류 및 상기도(上氣道)에만 감기바이러스가 많이 감염되는 원인에 대한 체질적·환경적 요인을 살펴보고, 감기바이러스에 감염된 후의 증상과 치료법을 소개하고 있습니다. 특히 수지침요법적인 병리학 이론체계를 세우고 진단과 처방법 등을 상세하게 해설하였습니다.
〈柳泰佑 編著/ 4×6배판/ 682면/ 정가 80,000원〉

高麗手指療法 臨床針叢書 ①
코疾患의 高麗手指鍼療法

코의 해부생리에 대한 소개와 아울러 질병별 치료법을 소개하고, 『임상경험집』에서 발췌한 임상사례를 추가하여 코질환 치료에 도움이 되도록 하였습니다.
〈柳泰佑 編著/ 4×6배판/ 190면/ 정가 8,000원〉

高麗手指療法 臨床針叢書 ②
입병의 高麗手指鍼療法

구순(口脣)·구내(口內)·혀·치아는 남녀노소를 막론하고 질환이 많은데, 이들 질환에 대한 해부생리학적·수지의학적인 견해와 진단, 병리학적 소견과 고려수지요법의 임상사례를 발췌하여 구치질환을 해소하는 데 큰 도움이 되도록 하였습니다.
〈柳泰佑 編著/ 신국판/ 192면/ 정가 8,000원〉

腰痛의 手指鍼療法研究

본서에서는 요통을 일으키는 해부학적인 소견, 골격·신경과의 관계 및 치료법을 소개하고, 특히 수지침을 통한 해소법과 체계적인 처방을 제시함으로써 요통극복의 새로운 전기가 되도록 하였습니다.
〈柳泰佑 編著/ 4×6배판/ 366면/ 정가 40,000원〉

虹彩學과 手指鍼處方

홍채는 눈의 조리개로서 사물을 볼 때 가장 예민하게 움직이는 말초부위로, 인체 어느 부위에든지 질병이 있으면 홍채부위에서는 무늬·색깔·요철(凹凸)·함몰(陷沒) 등의 형상으로 나타난 모양들을 관찰하여 질병의 부위를 진단하는 것으로, 질병을 진단할 때 진단된 결과에 따라서 해부학적 설명과 수지침 처방을 제시하였습니다.
〈柳泰佑 編著/ 4×6배판/ 고급컬러인쇄 양장제본/ 298면/ 정가 80,000원〉

鍼術事故

2006년 중국 출판사와 번역 출판계약을 맺고 1년간 심혈을 기울여 출판하였습니다. 본서에는 중국에서 257건의 침술사고와 부작용, 사망 사례들을 수록하였고, 중국이 약 100년간 침술을 중지하게 된 이유는 비과학적인 내용과 사고, 사망 사례가 많았기 때문이라고 본서에서 밝히고 있습니다.
〈리우위슈 著/ 본사 편집부 譯/ 신국판/ 635면/ 정가 35,000원〉

增補 瀉血療法과 附缸療法

본서는 수지침요법에 입각한 사혈법의 원리와 처방에 대해 자세하게 해설하고 있습니다. 각종 인사불성·경련·졸도 및 갑작스런 타박·어혈·급성통증시의 응급처치로서 사혈법을 익혀 두면 많은 도움이 됩니다.
〈柳泰佑 著者/ 신국판/ 202면/ 정가 15,000원〉

肝臟病의 手指鍼治療

본서는 간장병에 대한 고려수지침술의 과학적 점검작업의 소산으로서, 제1편은 간장병의 예방과 치료, 제2편은 고려수지침술의 간장병 치료, 제3편은 수지침치료의 임상례로 분류되어 있습니다.
〈柳泰佑 編著/ 신국판/ 358면/ 정가 18,000원〉

中風의 手指鍼治療

중풍의 원인을 현대의학적으로 자세히 분석하고, 예방법과 회복·처치법을 쉽게 설명했으며, 또 동양의학의 중풍론과 수지의학에서의 이론 및 자세한 예방·치료·응급처치법과 『임상경험집』에 발표된 중풍 극복사례를 모아 소개했습니다.
〈柳泰佑 編著/ 신국판/ 380면/ 정가 20,000원〉

傳統 鍼灸經絡

경락의 유주(流注)와 병증을 설명하고, 경혈 하나하나를 그림으로 정확히 표시하고, 기경팔맥(奇經八脈)과 치료법을 전체적으로 해설하였습니다.
〈柳泰佑 編著/ 4×6배판/ 580면/ 정가 70,000원〉

E.P. TEST와 手指鍼의 感知療法

이제는 손의 감각을 이용하여 건강관리와 기능을 조절하는 시대입니다. 수지침을 개발한 유태우 박사의 또 하나의 신개발 학설인 '감지요법'은 건강을 지키는 데 필수적입니다.
〈柳泰佑 原著/ 국판/ 268면/ 정가 15,000원〉

頭痛의 手指鍼治療

오늘날 현대인들이 많이 시달리고 있는 두통을 수지침요법으로 극복하기를 바라는 마음으로 간행되었습니다.
〈柳泰佑 編著/ 신국판/ 164면/ 정가 9,000원〉

高血壓의 手指鍼療法

고혈압에 대한 조절방법들이 많으나, 좀더 체계적이고 구체적으로 관리하고 조절할 수 있도록 수지침요법에 입각하여 각종 원인분석과 조절·예방·관리방법을 해설하고, 아울러 사례를 소개하였습니다.
〈柳泰佑 編著/ 4×6 배판/ 신국판/ 350면/ 정가 40,000원〉

舍岩五行鍼解說

정격(正格)·승격(勝格)·한격(寒格)·열격(熱格)과 각종 비방들은 신의 경지에 들어간 사암도인의 결정체를 편주(編註) 해설하여 그 진가를 알 수 있게 되었습니다.
〈舍岩道人 原著/ 柳泰佑 編解說/ 4×6배판/ 402면/ 정가 60,000원〉

消化器病의 手指鍼療法

40여 종의 모든 소화기 계통의 질환들에 대하여 각 증상 및 처방을 자세히 해설하였으며, 약 120건의 각종 소화기병의 임상경험례를 총정리하여 집대성한 역서입니다.
〈柳泰佑 編著/ 4×6배판/ 양장제본/ 395면/ 정가 50,000원〉

眼病의 手指鍼治療

눈의 구조와 기능 그리고 발달과정에서의 병리와 여러 가지 눈병의 종류와 증상 및 진단·치료법이 총괄적으로 알기 쉽게 해설되어 있습니다. 특히 동양의학분야의 고전적 학술이론과 수지침 처방법을 제시함으로써 눈병 치료의 필수적인 안내서가 되도록 하였습니다.
〈柳泰佑 編著/ 4×6배판/ 287면/ 정가 30,000원〉

鍼灸大成解釋 (上卷)

『내경(內經)』이후 명나라 때까지 1,500년간에 수많은 중국의 역대 침구학자가 저술한 훌륭한 침구학을 총정리하여 집대성한 역서입니다.
〈楊繼洲 原著/ 柳泰佑 編譯/ 4×6배판/ 304면/ 정가 60,000원〉

解剖生理學의 要點

수지침을 통해 제대로 성과를 보기 위해서는 각 부위의 해부학적 소견과 생리적 기능을 알아야 합니다. 본서는 어려운 해부생리학에 쉽게 접근할 수 있도록 편찬하였습니다. 해부·생리학의 영역을 구분하지 않고 한데 통합하여 요점을 알기 쉽게 전반적으로 간추려 놓았습니다.
〈李明馥 編著/ 국판/ 380면/ 정가 15,000원〉

慈山子午流注鍼法 解說

어떤 병이든지 신기(神氣)의 유주(流注)에 따라 개혈(開穴)되면 침을 놓고, 신기가 지나가면 개혈되어 찌를 수 없는 것입니다. 그 방법을 자세히 해설한 책자입니다.
〈柳泰佑 編著/ 국판/ 180면/ 정가 12,000원〉

肥滿疾患의 瑞金療法 治方 硏究

비만이 질병의 원인이 되어 나타나는 많은 질환을 알아보고, 그 질환에 대한 수지침 처방을 소개하였습니다.
〈柳泰佑 著/ 4×6배판/ 양장제본/ 251면/ 정가 65,000원〉

增補 明堂入門

『증보 명당입문』은 1986년에 발간된 초판을 대폭 개선하여 초심자들이 이해하기 쉽도록 재구성하였습니다. 음택편(陰宅篇)과 양택편(陽宅篇)으로 구분, 일일이 실례를 들어가며 명당에 대한 자세한 해설을 하였습니다.
〈柳泰佑 著/ 신국판/ 426면/ 정가 30,000원〉

肩痛의 手指鍼療法硏究

견주변 기구(肩周邊 機構)의 기능해부학과 질병이 많이 발생되고 있는 부위를 상세히 설명하였고, 특히 내장질환이 어깨에 미치는 반사점 관계를 살펴 수지침요법으로 해소하는 원리를 자세히 밝혀 놓았습니다.
〈柳泰佑 編著/ 신국판/ 300면/ 정가 10,000원〉

地氣水脈療法

수맥은 건강에 최고로 좋은 지점입니다. 수맥이 좋은 이유와 찾는 방법, 양택이론·온기요법과 수맥대체요법의 수지침도요법, 수맥지점을 실험하는 방법들을 자세하게 수록하였습니다.
〈柳泰佑 著/ 신국판/ 376면/ 정가 15,000원〉

第1~20回 韓日瑞金療法 (高麗手指鍼) 學術大會 學術發表論文集 〈總 20卷〉

국내에서 수천 명씩 참석을 하고 훌륭한 연구논문 및 임상사례 연구논문 등이 출간되었습니다.
〈本學會 編著/ 4×6배판/ 정가 각권 15,000~60,000원〉

高麗手指鍼療法 臨床經驗集 〈總 106卷〉

수지침을 연구하고 실제 임상에서 경험한 생생한 기록이며, 대단히 중요한 자료입니다.
〈本學會 編著/ 4×6배판/ 정가 각권 6,000~13,000원〉

心臟疾患의 手指鍼療法

심장질환을 수지침요법으로 치료하고 예방하는 방법을 설명·제시하고 있으며, 처방을 자세히 수록하였습니다.
〈柳泰佑 著/ 신국판/ 305면/ 정가 20,000원〉

陳太極拳 入門

본서에서는 진태극권의 본질이 최대한 이해되도록 진태극권의 사상과 이론, 준비자세와 수련원칙, 간단한 투로(套路)인 19식(式)을 자세히 설명하였습니다.
〈蘇廣樺 編著/ 4×6배판/ 137면/ 정가 20,000원〉

수지침다이어트

각종 다이어트의 이론과 수지침요법으로 부작용·위험·후유증 없이 성공할 수 있는 방법들을 자세하게 설명하였습니다.
〈柳泰佑 編著/ 4×6배판/ 양장제본/ 306면/ 정가 65,000원〉

서금요법기구 및 고려수지침기구 취급품목

(1) 金經術 器具類
  ① 서암추봉 ···················· 80,000원
  ② 서암부항추봉 세트 ············ 130,000원
  ③ 서암부항추봉부속품 ·········· 100,000원
  ④ 금추봉 ······················ 70,000원
  ⑤ 서암침봉(금색) ··············· 26,000원
     서암침봉(은색) ··············· 17,000원
  ⑥ 서암PEM(금색) ··············· 50,000원
     서암PEM(은색) ··············· 45,000원
  ⑦ 금봉 금색(大: 2개) ··········· 33,000원
     금봉 금색(中: 3개) ··········· 33,000원
     금봉 금색(小: 5개) ··········· 33,000원
  ⑧ 금봉 은색(大: 2개) ··········· 58,000원
     금봉 은색(中: 3개) ··········· 58,000원
     금봉 은색(小: 5개) ··········· 58,000원
  ⑨ 보급형 금봉(大: 2개) ········· 28,000원
     보급형 금봉(中: 3개) ········· 28,000원
     보급형 금봉(小: 5개) ········· 28,000원
  ⑩ 수지침 볼펜(고급) ············· 5,000원
     수지침 볼펜(보통) ············· 2,000원
     수지침 볼펜 ····················· 500원

(2) 瑞岩기마크鋒 種類
  ① 기마크봉(뉴서암봉 大: 금색) ··· 12,000원
     기마크봉(뉴서암봉 大: 은색) ···· 6,000원
     특제기마크봉(특제뉴서암봉 大: 금색) ··· 13,000원
     특제기마크봉(특제뉴서암봉 大: 은색) ···· 7,000원
  ② 기마크봉(뉴서암봉 中) ········· 5,800원
     특제기마크봉(특제뉴서암봉 中) ··· 7,000원
  ③ 기마크봉(뉴서암봉 小) ········· 6,200원
     특제기마크봉(특제뉴서암봉 小) ··· 6,700원

(3) 瑞岩鋒 種類
  ① 구암봉(금색) ················ 20,000원
     구암봉(은색) ················ 15,000원
  ② 특제지압봉 ·················· 32,000원
  ③ 침봉지압봉 ·················· 25,000원
  ④ 구암지압봉 ··················· 7,000원
  ⑤ 이온지압봉 ··················· 4,000원
  ⑥ 쌍지압봉(大) ················· 7,000원
     쌍지압봉(小) ················· 4,000원
  ⑦ 이온발지압판(B형) ············ 50,000원
  ⑧ 황금색발지압판(B형) ·········· 60,000원
     황금색발지압판(C형) ·········· 60,000원
  ⑨ 서암등산운동발판(금색) ········ 75,000원
     서암등산운동발판(은색) ········ 65,000원
  ⑩ 서암온열발지압판 ············· 89,000원

(4) 뜸(灸) 種類
  ① 황토서암뜸(200개) ············ 7,700원
     황토서암뜸(1,000개) ·········· 38,500원
  ② 특상황토서암뜸(200개) ········ 11,000원
     특상황토서암뜸(1,000개) ······· 55,000원
  ③ 서암뜸(200개) ················ 8,600원
  ④ 서암뜸(1,000개) ·············· 43,000원
  ⑤ 서암뜸(2,000개) ·············· 86,000원
  ⑥ 특상서암뜸(200개) ············ 13,000원
  ⑦ 특상서암뜸(1,000개) ·········· 66,000원
  ⑧ 특상신서암뜸(800개) ·········· 43,000원
     특상신서암뜸(150개) ············ 8,600원
     보통신서암뜸(200개) ············ 6,400원
  ⑨ 더블신서암뜸(80개) ············ 8,800원
     더블신서암뜸(400개) ··········· 44,000원
  ⑩ 구암봉구뜸 ··················· 7,000원
  ⑪ 구점지(1갑) ·················· 2,000원

(5) 電子治療器具
  ① 사이버수지침 ··············· 550,000원
  ② 서암아큐빔Ⅲ(금경빔) ········ 620,000원

(6) 磁氣治療器具
  ① 1호 자석(50개) ··············· 5,000원
  ② 10호 자석(20개) ·············· 5,000원
  ③ 패철 ······················· 85,000원

(7) 斑指器具
  ① 신서암반지(大) ·············· 35,000원
  ② 서암이온반지(大) ············ 52,000원
  ③ 골무반지(大) ················ 45,000원
     골무반지(小) ················ 41,000원
  ④ 서암침봉반지 ················ 65,000원
  ⑤ 신침봉반지(大) ·············· 79,000원
     신침봉반지(小) ··············· 75,000원

(8) 핫백 種類
  ① 수지뜸질핫백(特大) ·········· 200,000원
     수지뜸질핫백(中) ············ 150,000원
     수지뜸질핫백(小) ············ 100,000원
  ② 서암찜질백 ·················· 15,000원
  ③ 서암에어클리너 ············· 190,000원

(9) 베개 種類
  ① 구암베개(금색) ·············· 70,000원
     구암베개(은색) ··············· 65,000원
  ② 금경도자기베개 ·············· 29,000원

(10) 診斷器具
  ① 압진기 ······················ 6,000원
  ② 진동자 ····················· 12,000원
  ③ 수지력테스트기 ··············· 8,000원
  ④ 기마크 ····················· 10,000원

(11) 附缸器具
  ① 서암부항기(1대) ············· 80,000원
  ② 수지부항기 ·················· 25,000원

(12) 瑞岩食 種類
  ① 서암식Ⅱ(과자형) ············· 72,000원
  ② 서암식Ⅲ(가루형) ············· 78,000원
  ③ 군왕식Ⅰ ···················· 58,000원
     군왕식Ⅱ ···················· 69,000원
  ④ 군왕식Ⅰ(大) 세트 ··········· 172,000원
     군왕식Ⅱ(大) 세트 ··········· 207,000원
  ⑤ 군왕식Ⅰ(中) 세트 ··········· 115,000원
     군왕식Ⅱ.(中) 세트 ··········· 138,000원

⑥ 군왕골드 ···················· 230,000원
⑦ 상왕식 가루형 Ⅲ ················ 86,000원
　　상왕식 과자형 ················· 79,000원
⑧ 군왕매생이(120봉지) ············ 100,000원
　　군왕매생이(60봉지) ·············· 53,000원
(13) 팔찌 · 목걸이 種類
　① 신황금(팔각)수지침팔찌(남) ····· 122,000원
　　신황금(팔각)수지침팔찌(여) ····· 107,000원
　② 신백금(팔각)수지침팔찌(남) ····· 148,000원
　　신백금(팔각)수지침팔찌(여) ····· 133,000원
　③ 원암오색팔찌(남) ·············· 230,000원
　　원암오색팔찌(여) ·············· 200,000원
　④ 서암파워팔찌(大) ·············· 240,000원
　　서암파워팔찌(中) ·············· 210,000원
　　서암파워팔찌(小) ·············· 170,000원
　⑤ 금경팔찌(특대) ················ 350,000원
　　금경팔찌(大) ·················· 320,000원
　　금경팔찌(中) ·················· 290,000원
　　금경팔찌(小) ·················· 250,000원
　⑥ 신형돌팔찌(大) ················ 150,000원
　　신형돌팔찌(中) ················ 120,000원
　　신형돌팔찌(小) ················ 100,000원
　⑦ 서암음양석 팔찌(남) ············ 200,000원
　　서암음양석 팔찌(여) ············ 170,000원
　⑧ 수지침목걸이(황금) ············ 170,000원
　　수지침목걸이(백금) ············ 200,000원
　⑨ 원암돌목걸이(장) ·············· 140,000원
　　원암돌목걸이(단) ·············· 100,000원
　⑩ 신형돌목걸이(大) ·············· 150,000원
　　신형돌목걸이(中) ·············· 120,000원
　　신형돌목걸이(小) ·············· 100,000원
　⑪ 서암음양석 발찌(남녀 공용) ····· 170,000원
(14) 瑞岩化粧品
　① 금경모샴푸 ···················· 26,000원
　② 금경모린스 ···················· 26,000원
　③ 서암크림(大) ·················· 65,000원
　　서암크림(小) ·················· 23,000원
　④ 서암아토슈어크림(小) ·········· 28,000원

⑤ 서암기맥에센스(여) ············· 89,000원
⑥ 서암스킨에센스포맨 ············· 41,000원
⑦ 서암스킨(여) ·················· 41,000원
　서암로션(여) ·················· 48,000원
⑧ 서암영양크림 ·················· 48,000원
⑨ 서암수딩워터 ·················· 35,000원
⑩ 서암올스킨워시 ················ 19,000원
(15) 鍼筒 種類
　① 신수지침케이스 ················ 4,200원
　② 침고르기 ······················ 2,000원
　③ 수지침자외선소독기 ··········· 38,000원
(16) 鍼管 種類
　① 신수지침관 ··················· 12,000원
　② 신수지침관 ···················· 5,000원
　③ 신수지침자동침관 ············· 60,000원
　　신카트리지 ···················· 1,500원
　　신카트리지 세트 ··············· 15,000원
　　자동침관 캡 ···················· 3,000원
　④ 신구암수지침관 ················ 7,000원
　⑤ 서암출혈침관 ················· 15,000원
　⑥ 원암투명구 ···················· 5,000원
　　서암투명구 ···················· 3,000원
(17) 手指鍼 種類
　① 보급형 수지침 ·················· 2,000원
　② 소프트 수지침 ················· 3,500원
　③ 금수지침(100개) ··············· 8,000원
　④ 신수지침(100개) ··············· 3,800원
　⑤ 원암니들침(50개) ·············· 3,300원
　⑥ 자석금침파스 ················· 30,000원
　⑦ 자석침파스 ··················· 25,000원
(18) 기타 器具
　① 암타이스링 ··················· 20,000원
　② 수지벨트(남) ················· 60,000원
　　수지벨트(여) ················· 55,000원
　③ 애니케어 ····················· 25,000원

※ 위의 가격은 2012년 5월 현재의 시세로 약간의 변동이 있을 수 있습니다.

물 품 구 입 안 내

1. 본사로 직접 오십시오
　※ 매월 『月刊서금요법』이 발행되고 있사오니 오시면 드립니다.
2. 지방에서 구입하는 방법
　• 각 지방의 가까운 지회를 이용하시기 바랍니다. 그리고 가급적 본 학회의 물품을 많이 이용하셔야 수지침 · 서금요법이 발전할 수 있고, 회원에게 많은 학술을 제공할 수 있으며, 본 학회의 제품이 아닌 것을 이용하면 아무런 도움이 안 됩니다.
3. 통신판매 안내 ① 구입할 품목을 먼저 선택한 다음
　　　　　　　　② 특별 통신판매부로 전화 연락 후
　　　　　　　　③ 지정된 은행에 대금을 입금하면
　　　　　　　　④ 본사에서 입금을 확인한 후 물품을 발송해 드립니다.

• 홈페이지 : seokeum.com
　　　　　　soojichim.com
• 통신연락처
　TEL : (02)2233-0841~2, 2233-2811~2 FAX : (02)2233-6758
• 통신판매부 은행계좌
　국민은행 : 205701-04-144764　　(주)고려수지침
　농　협 : 1141-01-055468　　(주)고려수지침
　신한은행 : 100-023-272893　　(주)고려수지침

※ 국민 · 외환 · BC카드로 구입하실 수 있습니다.

版權所有
複寫不許

수지침요가
정가 20,000원

서기 2012년 6월 5일 인쇄
서기 2012년 6월 15일 발행

저　　자 : 유태우(柳泰佑)
발 행 인 : 유태우(柳泰佑)
발 행 처 : (주)고려수지침
주　　소 : 서울특별시 종로구 숭인동 1433번지 (BYC빌딩 2·3층)
　　　　　TEL: 2231-3000(대표), 2231-8012, FAX: 2234-5444
　　　　　http://seokeum.com, soojichim.com
　　　　　ISBN 978-89-91894-62-4 03510
등록년월일 : 1977년 8월 4일(제1-310호)
서신연락처 : 서울 동대문우체국 사서함 제26호

※ 불법복사 신고전화 : 출협 733-8401, 본사 2253-1250
※ 파본은 즉시 교환하여 드립니다.